社会福祉士シリーズ 14

障害者福祉制度
障害者福祉サービス

障害者に対する支援と障害者自立支援制度

[第4版]

福祉臨床シリーズ編集委員会編
責任編集＝峰島 厚・木全和巳・冨永健太郎

弘文堂

はじめに

　本書は、社会福祉士養成課程の諸科目のテキスト、弘文堂・社会福祉士シリーズの1つであり、社会福祉士養成課程科目「障害者に対する支援と障害者自立支援制度」用のテキスト・第4版として編集している。
　初版の出版後7年以上を経て、障害者福祉の事態は大きく変化してきている。
　障害者自立支援法違憲訴訟団と厚生労働大臣との「基本合意」（2010〔平成22〕年）で、国は「障害者の声を十分に聞かなかったことを反省し」「応益負担を速やかに廃止し」「障害者自立支援法を廃止して」「谷間のない総合的な福祉法を制定する」ことを約束した。そして障害当事者、その家族および障害者に関する事業者のほぼすべての全国団体が参加した障がい者制度改革推進会議では、今後の法制度のあるべき姿「骨格提言」（2011〔平成23〕年）を、政府に諮問した。
　さらに国際的にも、「私たち抜きに私たちのことを決めないで」というスローガンに応えた障害者権利条約が国連で採択（2012〔平成24〕年）されるに至った。
　しかし新たに制定された障害者総合支援法（2012年施行）は、残念ながら「骨格提言」を踏まえた、障害者権利条約を充分に具体化するものではなく、基本的には障害者自立支援法の延長法でしかなかった。さらに、日本政府も障害者権利条約を批准するために障害者基本法の改定（2012年）、障害者差別解消推進法（障害者差別解消法）の制定（2012年）等をするが、いずれも障害者・関係団体の要望等に応えきれず、見切り発車のように権利条約を批准（2014〔平成26〕年）することとなった。
　そして今、障害者総合支援法の「3年見直し」の改定内容が具体化されようとしている。障害者権利条約批准後の第1回となる履行状況の検証が国連で行われようとしている。そして、にもかかわらず悲惨な相模原事件があったのもこの時期である。さらに、こうした事態の推移があっても、障害福祉も含めて「福祉のパラダイムを転換する」ことを意図した安倍内閣の「我が事・丸ごと」地域共生社会政策が動き出してきている。
　こうした事態の変化に即して抜本改定したのが本書・第4版である。残念ながら、国は、障害者抜きに事態を進めたことへの反省をしたにもかかわらず、障害者抜きに政策を展開している。したがって、現在ある社会福祉士養成に関する厚生労働省の基準等における、科目名称やシラバス例示内容、国家試験の出題基準・合格基準の項目内容、等々に疑義や議論が生

じてもやむを得ない事態なのである。
　本書は、国家試験に必要な知識は可能な限り網羅して説明している。しかしそれらをどのような立場でどのように見るのか、「骨格提言」を踏まえた、障害者権利条約を具体化したものになっているのか等々、各著者の見解も展開している。とくにぜひ受講生で話し合ってほしいと、「考えてみよう」という問題提起もしている。現在ある障害者のニーズに応えたものか、国際的に確かめられてきた権利保障に即した理念、その具体化が図られているのか、現行の制度や実態に対する批判的な問題意識を醸成しながら学んでいくことを期待する。

　2018年2月

編者代表　峰島　厚

社会福祉士シリーズ　第14巻　障害者に対する支援と障害者自立支援制度［第4版］

目次

はじめに ………………………………………………………………………………… iii

第1章　障害の概念と理念 ……………………………………………………… 1
1. 障害とは、障害者とは ……………………………………………………… 2
　　A. 障害の概念 ……………………………………………………………… 2
　　B. 国際的な障害概念の動向 ……………………………………………… 4
　　C. 日本における法制度の対象概念 ……………………………………… 7
2. 障害者の人権保障と福祉の理念 …………………………………………… 10
　　A. 障害者福祉に関する社会思想と理念 ………………………………… 10
　　B. 障害者福祉に関係する主な理念と思想 ……………………………… 14
　　C. 障害者福祉における制度理念の転換 ………………………………… 21
　（コラム）「新型出生前診断」にひそむ「命の選別」という問題 ……… 24
　（コラム）「相模原障害者殺傷事件」の本質は ………………………… 25

第2章　障害者の生活実態・ニーズと課題 ………………………………… 27
1. 障害者人口から見た課題 …………………………………………………… 28
　　A. 障害者人口の変遷 …………………………………………………… 28
　　B. 障害者施策に求められる課題 ……………………………………… 30
2. 障害種別の障害定義、生活実態・ニーズと課題 ………………………… 32
　　A. 身体障害者 ……………………………………………………………… 32
　　B. 知的障害者 ……………………………………………………………… 39
　　C. 精神障害者 ……………………………………………………………… 43
　　D. 発達障害者 ……………………………………………………………… 47
　　E. 難病者 …………………………………………………………………… 50
3. 制度の谷間、利用契約になじまないニーズと障害者問題 ……………… 54
　　A. 障害者の暮らしの場と家族への依存 ………………………………… 54
　　B. 在宅障害者問題 ………………………………………………………… 56
　　C. 高齢障害者問題 ………………………………………………………… 58
　　D. 障害児者の性・恋愛、結婚問題 ……………………………………… 60

　　　　E. 余暇活動 …………………………………………………… 62
　　　　F. 谷間の障害 ………………………………………………… 63
　　　　G. 累犯障害者問題 …………………………………………… 63
4.「我が事・丸ごと」地域共生社会と障害者問題 …………………… 64
　　　　A. 福祉(施策)のパラダイムを転換 ………………………… 64
　　　　B.「我が事・丸ごと」施策と障害者問題 …………………… 65

第3章　国連・障害者の権利条約と障害者権利保障の歴史 …… 67
1. 国連・障害者権利条約 ………………………………………………… 68
　　　　A. 国際的な権利保障の発展過程 …………………………… 68
　　　　B. 障害者権利条約の意義と内容 …………………………… 71
　　　　C. 権利条約実施状況の検証 ………………………………… 75
2. 日本における障害者福祉のあゆみ …………………………………… 77
　　　　A. 戦前 ………………………………………………………… 77
　　　　B. 戦後の草創期 ……………………………………………… 78
　　　　C. 高度経済成長期とその後 ………………………………… 79
　　　　D. 1990年代後半から現在 …………………………………… 81
　　コラム　戦争関連法と障害者 ……………………………………… 83

第4章　障害者福祉の法 ……………………………………………… 85
1. 障害者基本法と障害者福祉の法体系 ………………………………… 86
　　　　A. 障害者基本法 ……………………………………………… 86
　　　　B. 障害者福祉の法体系 ……………………………………… 91
2. 対象別の法 ……………………………………………………………… 94
　　　　A. 身体障害者福祉法 ………………………………………… 94
　　　　B. 知的障害者福祉法 ………………………………………… 96
　　　　C. 精神保健福祉法 …………………………………………… 98
　　　　D. 発達障害者支援法 ………………………………………… 102
　　　　E. 医療観察法 ………………………………………………… 106
　　　　F. 難病者および小児慢性特定疾病児に関する法 ………… 108
3. 差別の禁止、差別是正措置の法 ……………………………………… 114
　　　　A. 障害者虐待防止法 ………………………………………… 114
　　　　B. 障害者差別解消法 ………………………………………… 118

第5章　障害者の福祉サービス(障害者総合支援法と障害者支援) ……… 121

1. 障害者総合支援法までの経緯 ……………………………………………… 122
A. 障害者自立支援法制定までの経緯 ………………………………… 122
B. 障害者自立支援法の特徴［⇒障害者総合支援法の特徴］ ……… 122
C. 障害者自立支援法の課題と「特別対策」、「緊急措置」 ………… 124
D. 障害者自立支援法違憲訴訟と「基本合意」、「骨格提言」 ……… 124
E. 「つなぎ法」による障害者自立支援法の改正 …………………… 125
F. 障害者総合支援法への名称変更 …………………………………… 126
G. 「骨格提言」にみる日本の障害者福祉の課題 …………………… 126
コラム　障害者総合支援法3年見直し …………………………………… 126

2. 障害者総合支援法の概要 …………………………………………………… 128
A. 目的と対象者など …………………………………………………… 128
B. 障害福祉サービスの全体像 ………………………………………… 130

3. 介護給付と訓練等給付 ……………………………………………………… 133
A. 介護給付の種類 ……………………………………………………… 133
B. 訓練等給付の種類 …………………………………………………… 135

4. 障害福祉サービスの支給決定、障害支援区分、利用者負担 …………… 137
A. 障害者福祉サービスの支給決定と支給決定プロセス …………… 137
B. 障害支援区分と認定プロセス ……………………………………… 139
C. 利用者負担 …………………………………………………………… 140

5. 自立支援医療 ………………………………………………………………… 142
6. 補装具 ………………………………………………………………………… 144
7. 相談支援 ……………………………………………………………………… 146
8. 地域生活支援事業 …………………………………………………………… 148
A. 市町村地域生活支援事業 …………………………………………… 149
B. 都道府県地域生活支援事業 ………………………………………… 149

9. 苦情解決と審査請求 ………………………………………………………… 150
A. 苦情解決・第三者評価・不服申立て ……………………………… 150
B. 制度に不服がある場合の審査請求・行政訴訟の実践例
　　　　―障害者自立支援法違憲訴訟 ………………………………… 151

10. 障害者総合支援法と他法との適用関係 ………………………………… 152
A. 総合支援法と他法との調整規定 …………………………………… 152
B. 障害者総合支援法と介護保険法の適用関係 ……………………… 152
C. 障害者総合支援法と生活保護法、介護保険法の適用関係 ……… 153

第6章　障害者の福祉と労働 ……………………………………………………… 155
1. 障害者の就労実態とニーズ ……………………………………………………… 156
A. 働くことの意味 ……………………………………………… 156
B. 障害者の就労実態 …………………………………………… 156
2. 労働保障の制度 …………………………………………………………………… 157
A. 障害者雇用促進法 …………………………………………… 157
B. 障害者優先調達推進法 ……………………………………… 158
C. ハローワーク等における支援 ……………………………… 158
D. 障害者職業センター等における支援 ……………………… 159
E. 障害者総合支援法に基づく就労支援とその課題 ………… 160
F. 学校卒業後の進路保障 ……………………………………… 161
3. 福祉と労働の統一的保障 ………………………………………………………… 161
A. 福祉と労働の分断 …………………………………………… 161
B. 障害者権利条約と残された課題 …………………………… 162
C. 新たな就労形態の検討 ……………………………………… 162
D. 福祉と労働の融合へ ………………………………………… 163
（コラム）日本の障害者雇用政策は国際条約に違反している！ ……………… 164

第7章　障害者の所得保障 ………………………………………………………… 165
1. 障害者の低所得性と所得保障の課題 …………………………………………… 166
A. 不安定就労・低所得な障害者 ……………………………… 166
B. 所得保障の課題 ……………………………………………… 167
2. 所得保障、経済的負担軽減の制度 ……………………………………………… 168
A. 障害基礎年金・障害厚生年金と特別障害給付金など …… 168
B. 障害児者に関する社会手当（根拠法：特別児童扶養手当等の
　　支給に関する法律、略称「特別児童扶養手当法」）……………… 171
C. 労働者災害補償保険制度による障害（補償）給付と傷病（補償）年金
　　（根拠法：労働者災害補償保険法）………………………………… 172
D. 生活保護（根拠法：生活保護法）………………………………… 173
E. 税制による負担軽減措置 …………………………………… 174
F. 各種の負担軽減措置 ………………………………………… 174
（コラム）無年金障害者問題とは ……………………………………………… 176

第8章　障害者の社会生活参加 ……………………………………………177

1. 障害者の社会参加実態とニーズ ……………………………………………178
A. 国連・障害者権利条約における社会参加の理念 …………………178
B. 障害者の社会参加実態 ……………………………………………178
C. 障害者の社会参加における制度上の課題 …………………………179

2. 市民の障害理解と差別・偏見の実態とニーズ ……………………………181
A. 差別禁止と偏見 ……………………………………………………181
B. 世論の障害理解の実態 ……………………………………………182
C. 典型的な偏見事例と課題 …………………………………………183

3. バリアフリー環境の整備 ……………………………………………………184
A. バリアフリー ………………………………………………………184
B. ユニバーサルデザイン ……………………………………………184
C. バリアフリー新法の成立のプロセス ……………………………185
D. 日本の行政の情報バリアフリー整備の取り組み―字幕を中心に …………185
E. 高等教育のバリアフリー・ユニバーサルデザイン ………………186
F. これからの環境整備 ………………………………………………187
コラム　自動車運転の欠格条項 ……………………………………………188

第9章　障害児の福祉サービス ……………………………………………189

1. 子ども期の特徴と障害児支援 ………………………………………………190
2. 2つの権利条約と障害児支援 ………………………………………………191
A. 児童の権利に関する条約 …………………………………………191
B. 障害者の権利に関する条約 ………………………………………191
3. 障害の早期発見と早期対応 …………………………………………………192
A. 母子保健法と乳幼児健診 …………………………………………192
B. 乳幼児健診の現状と課題 …………………………………………192
4. 障害児の福祉サービス ………………………………………………………193
A. 障害児福祉計画 ……………………………………………………195
B. 在宅の障害児のための福祉サービス ……………………………196
C. 入所施設 ……………………………………………………………197
D. 学校教育（特別支援教育） ………………………………………198

第10章　障害福祉の整備計画と障害者運動 ……199

1. 障害者・関係団体の法参加、整備計画参加 ……200
- A. 国連・障害者権利条約と日本の到達点 ……200
- B. 障害福祉サービス利用における国、事業者の責務と障害者の運営参加 ……200
- C. 整備計画における国の責務と障害者・関係団体参加 ……203

2. 障害者総合支援法等の国・自治体の役割と障害者参加 ……206
- A. 障害者基本法における国・地方公共団体の役割 ……206
- B. 障害者総合支援法における国・地方公共団体の役割 ……208

3. 障害者基本法の障害者計画と障害者総合支援法の障害福祉計画 ……209
- A. 障害者基本法による障害者計画 ……209
- B. 障害者総合支援法による障害福祉計画・障害児福祉計画 ……210

4. 自立支援協議会（地方公共団体の「協議会」） ……211

コラム　浅田訴訟が求める介護とは ……212

第11章　障害者福祉現場で働く職員 ……213

1. 障害者福祉における実践 ……214
- A. サービスごとの職員配置基準 ……214
- B. 障害福祉サービスごとの職員種別内訳 ……215
- C. 労働条件の実態 ……215
- D. 今なお続く厳しい事業運営と求められる運動の広がり ……216

2. 障害者支援に関わる専門職の役割 ……217
- A. 相談支援専門員 ……217
- B. サービス管理責任者 ……219
- C. サービス提供責任者 ……220

3. 障害者福祉における国家資格とその社会的役割 ……221
- A. 資格制度化の背景 ……222
- B. 資格取得の要件 ……223
- C. 社会的役割と社会的使命 ……223

4. 多職種連携とネットワーク ……225
- A. 多職種の連携・協働 ……225
- B. 国際生活機能分類（ICF）の活用 ……227
- C. ネットワーキング ……228
- D. 今後の課題 ……230

| コラム | 労働組合の役割　仲間がいるって嬉しいね！ | 232 |

第12章　障害者相談支援の臨床事例 ……………………………… 233
　　　事例1 ……………………………………………………………… 234
　　　事例2 ……………………………………………………………… 238
　　　事例3 ……………………………………………………………… 242
　　　事例4 ……………………………………………………………… 246

　　　年表1　障害者問題を巡る国際的な動き ……………………… 250
　　　年表2　日本における障害者福祉の動向 ……………………… 251

国家試験対策用語集 ……………………………………………………… 252

索引 ………………………………………………………………………… 272

障害者に対する支援と障害者自立支援制度 (30時間)〈シラバスと本書との対応表〉

シラバスの内容　ねらい

- 障害者の生活実態とこれを取り巻く社会情勢や福祉・介護需要（地域移行や就労の実態を含む。）について理解する。
- 障害者福祉制度の発展過程について理解する。
- 相談援助活動において必要となる障害者総合支援法や障害者の福祉・介護に係る他の法制度について理解する。

シラバスの内容 含まれるべき事項	想定される教育内容の例		本書との対応
①障害者の生活実態とこれを取り巻く社会情勢、福祉・介護需要	○障害者の生活実態とこれを取り巻く社会情勢		第1章、第2章
	○障害者の福祉・介護需要（地域移行や就労の実態を含む。）	●障害者の福祉・介護需要の実態 ●障害者の地域移行や就労の実態 ●その他	第2章 第6章1 第7章、第8章、第9章1〜3
②障害者福祉制度の発展過程	○障害者福祉制度の発展過程		第3章
③障害者総合支援法	○障害者総合支援法の概要	●障害者総合支援法の目的、障害支援区分判定の仕組みとプロセス、支給決定の仕組みとプロセス、財源、障害福祉サービスの種類、障害者支援施設の種類、補装具・住宅改修の種類、自立支援医療、地域生活支援事業、苦情解決、審査請求、障害者自立支援制度の最近の動向 ●その他	第5章、第9章4
④障害者総合支援法における組織及び団体の役割と実際	○国の役割		第10章
	○市町村の役割		
	○都道府県の役割		
	○指定サービス事業者の役割		
	○国民健康保険団体連合会の役割		国家試験対策用語集
	○労働関係機関の役割	●ハローワーク ●その他	第6章2、3
	○教育機関の役割	●特別支援学校 ●その他	第9章4
	○障害者自立支援制度における公私の役割関係		第10章1、2
⑤障害者総合支援法における専門職の役割と実際	○相談支援専門員の役割		第11章1〜3
	○サービス管理責任者の役割		
	○居宅介護従業者の役割		
⑥障害者総合支援法における多職種連携、ネットワーキングと実際	○医療関係者との連携	●連携の方法 ●連携の実際 ●その他	第9章3 第11章4 第12章 第5章4 第6章2 第9章4
	○精神保健福祉士との連携		
	○障害支援区分判定時における連携		
	○サービス利用時における連携		
	○労働関係機関関係者との連携		
	○教育機関関係者との連携		
⑦相談支援事業所の役割と実際	○相談支援事業所の組織体系		第11章2
	○相談支援事業所の活動の実際		第12章
⑧身体障害者福祉法	○身体障害者福祉法の概要	●身体障害者福祉手帳、身体障害者福祉法に基づく措置 ●その他	第2章2A、第4章2A
⑨知的障害者福祉法	○知的障害者福祉法の概要	●療育手帳、知的障害者福祉法に基づく措置 ●その他	第2章2B、第4章2B
⑩精神保健及び精神障害者福祉に関する法律	○精神保健及び精神障害者福祉に関する法律の概要	●精神保健福祉手帳、精神保健及び精神障害者福祉に関する法律に基づく措置入院 ●その他	第2章2C、第4章2C
⑪発達障害者支援法	○発達障害者支援法の概要	●発達障害者支援センターの役割 ●その他	第4章2D
⑫障害者基本法	○障害者基本法の概要		第4章1
⑬心神喪失等の状態で重大な他害行為を行った者の医療及び観察等に関する法律	○心神喪失等の状態で重大な他害行為を行った者の医療及び観察等に関する法律の概要		第4章2E
⑭高齢者、障害者等の移動等の円滑化の促進に関する法律	○高齢者、障害者等の移動等の円滑化の促進に関する法律の概要		第8章2
⑮障害者の雇用の促進等に関する法律	○障害者の雇用の促進等に関する法律の概要		第6章2

注）この対応表は、厚生労働省が発表したシラバスの内容が、本書のどの章・節で扱われているかを示しています。
　　全体にかかわる項目については、「本書との対応」欄には挙げていません。
　　「想定される教育内容の例」で挙げられていない重要項目については、独自の視点で盛り込んであります。目次や索引でご確認ください。

第1章 障害の概念と理念

　障害者に接し支援していくにはどうしたらよいのか、さまざまな態度そして技法がある中で、自分はどのようにしていくのか、選び決めていかねばならない。先人や先輩たちから学んで、自分が依って立つ考え方、哲学のようなものを身につけていくことが要請される。

　さらに、選び決めていくときには、「このようにしなさいと言われた」「このようにするしかなかった」などのさまざまな圧力や制約がある。どのような立場で、どのようなことを目指して現実に向かっていくのか、先人や先輩たちに学んで、自分なりの立場、理想のようなものを築いていくことも要請される。本章では、障害者に接し支援していく基本的な理念について、先人たちがどこまで到達してきたのかを学習する。

1

　第1節では、障害、さらに障害がある人をどのように見たらよいのか、障害という概念や障害者という概念についての到達点を学習する。見方を変えることで、支援の態度、支援の内容も大きく変わってくる。

2

　第2節では、障害者支援の理念について、先人たちのものを俯瞰しつつ到達点を学習する。現代では、障害者は救済すべき対象ではなく、人権保障の担い手であり、その支援の考え方、目指すべき姿のあり方が求められる。しかしそれでも批判されるべき過去のものも残っている。人権保障の考え方がそれらをどのように批判・克服してきたのかを学習する。

1. 障害とは、障害者とは

A. 障害の概念

　障害の概念については、1つに、たとえば病気との違いが議論されるように、障害がある状態・人と、障害がない状態・人との関係が問われる。これは支援のあり方においても、異質で特殊なものなのか、普遍的なもののうえにプラスアルファーの専門的なものがあるのかと問われる。これらは学術的あるいは専門的な課題であるが、身近な国民の理解でいえば、たとえば"差し障り""害"のある状態・人なのかなど、呼称問題として問われる（ここでは現行の法制度上の用語"障害"を使う）。

　2つに、現実的な課題として、障害者への法制度上のサービスにおけるサービス利用資格あるいはサービスの内容や量の判定の概念として問われる。

　A. では人権保障という視点から、**B.** では主に支援のあり方という視点から、**C.** では法制度上のサービス利用における視点から、障害の概念定義を展開する。

[1] 異質な存在なのか

　障害は、「不治の病」と言われ、病気との違いがある。その時代の医療技術では治癒が不可能な状態であり、障害者はそれを患っている人となる。ただし医学上のレベルからだけで状態・人を概念規定してよいのであろうか。

　この概念規定では、人間の生理学的な機能や形態の一部の「不治」であるにもかかわらず、それが一生続くあるいはあらゆる行動に関係してくることをもって、ずっと補ってもらわねばならない人、ずっと厄介を必要とする人、という異質な人間像になりかねない。

　さらにこの概念規定は、その時代が要請する支配的な人物像、たとえば戦争時の軍人に必要な体力と規律、現代の弱肉強食の競争社会に生き残れる人などにそぐわない「不治」があると、障害者を異質な存在として抹殺する思想と行動を合理化するものにもなりかねない。ファシズム下における優生思想とそれによる障害者抹殺は現実にあったが、現代でも「パーソン論」として安楽死法や臓器提供などで生きている。

呼称問題
差別用語の撤廃だけではなく、適切な用語にしていく課題もある。精神が薄弱なのではなく知的障害に、分裂症ではなく統合失調症に、などである。

優生思想
人間の諸能力や障害は遺伝するという考えのもとに劣等な遺伝子とそれを持つ人を排除していくという思想である。ナチスがこの思想から障害者を抹殺したと記録されている。日本でも人体実験をした731部隊の記録がある。

パーソン論
1970年代から唱えられた考えで、植物状態など重篤な患者には、理性や人格がないとするもの。合法的な死の助助や安楽死、家族への臓器提供の圧力となる。日本でも安楽死法案は議論されているが、世界ではこれらが制度化されているところもある。

不治の病を患っていようとも、同じ人間としての存在、生命の価値には変わりない。

[2] 能力差別と区別

不治の病は能力低下として現れる。しかし現代社会はメリットクラシー（業績主義あるいは能力主義）であり、業績で評価は区別される。障害者はその評価で常に「下」でよいのであろうか。不治の病で現れる能力のレベルで障害を概念規定する、たとえばテスト等で「できる・できない」を測定し、その出来具合で「適正」な進路を選ぶことになるが、「下」にいかざるを得ないのが障害者となる。

しかし障害者も、業績以上に評価せよと言っているのではない。障害者だけ現行社会で業績主義の特別扱いすることもよくない。業績による競争の激化で、同じように参加するのを排除すること、競争でも同じ出発点に立つための是正措置や個々の合理的配慮措置がとられていないことが問題（差別）なのである。さらに社会的に誰にもと承認されてきた生存権保障に基づく所得保障を障害者は願っているのである。

不治の病による能力低下があろうとも、同じように社会貢献する主人公には変わりない。

> メリットクラシー
> イギリスで封建社会後の民主主義として唱えられた思想。市民制社会においては、業績のみによって人間は評価されるべきとした。それは業績以外、性や門地、経済、さらに障害などで差別すべきではないという積極的な提起でもあったが、後者は十分に評価されていない。

[3] 障害があろうと活動し参加する主体

障害の概念定義は、医学レベルだけではなく、能力レベルだけではなく、社会レベルでも総合的に捉えていく必要があると到達したのが、B. で紹介するICF（国際生活機能分類）である。これまで述べてきたように、同じ人間としての存在の尊重、人権保障を具体化する概念定義として創設されたものである。この概念定義を、障害者の人権保障、市民理解の普及、障害者への支援内容の科学化、障害者に関する支援制度充実で具体化することが要請されている。

なおここでは、人間存在と活動面を主に取り上げたが、社会参加の制約すなわち「社会的障壁」（2012〔平成24〕年新障害者基本法で盛り込まれた概念）の除去を障害の概念定義にどのように具体化するのか、これはむしろ今後の課題となっている。脳の微細な損傷のため、活動面では困難が少ないと言われる人たち、発達障害者等にとっては重要な課題である。また、排除する意識はないが、「過度な負担となる」「どうしたらよいのかわからずに」などの私人間の障壁における公的責任のあり方も問われている。障害による困難度合への具体化だけではなく、実質的に権利保障していく概念として具体化していく必要がある。

B. 国際的な障害概念の動向

[1] ICIDH（国際障害分類）から ICF（国際生活機能分類）へ

1980年、WHO が提唱した ICIDH（国際障害分類）は、「機能・形態障害」、「能力障害」、「社会的不利」という障害の3つのレベルを定義した。

図1-1-1　ICIDH（国際障害分類）モデル（1980）

疾患・変調　→　機能・形態障害　→　能力障害　→　社会的不利

> 「機能・形態障害」等の訳は、上田敏『ICFの理解と活用』（きょうされん編、萌文社、2005）に示された訳を採用した。「機能障害」ともいう。

ICIDH では「疾患・変調」の結果として、「機能・形態障害」が起こり、機能面・形態面が制約された結果、「能力障害」が起き、能力障害がもたらす結果として、「社会的不利」が生じるとした。また機能・形態障害から直接、社会的不利に伸びている矢印は、機能・形態障害があることで、たとえ能力障害がなくても社会的不利が生じる場合があることを示している。ICIDH は、世界で初めて障害に3つのレベルがあることを定義し、障害が社会的不利を生む可能性について言及した。

機能・形態障害があっても、能力障害を解決することはできる、能力障害があっても、社会を変えることで、社会的不利を解決することができるという障害の概念は1981年、「国際障害者年世界行動計画」の基本概念として採用され、その後の障害者権利保障に大きな影響を与えることとなった。

しかし ICIDH は、機能・形態障害を背景とした能力障害や社会的不利を捉えることに重点を置いたことで、障害のマイナス面を強調する結果となっていた。その不十分さを指摘する声が上がり、2001年、WHO は ICIDH を改定したものとして、ICF（国際生活機能分類）を提起するに至った。

> **ICIDH の改定**
> 1993年に始まった改定の作業には、専門家だけでなく、障害当事者を含む、世界中の多くの関係者が参加した。
>
> **心身機能／身体構造**
> 体の働きや体の一部の構造を指し、生物的レベルで命を維持する機能。
>
> **活動**
> 一連の動作からなる生活行為（ADL、IADL、余暇活動など）。
>
> **参加**
> 社会とかかわり、役割を果たす機能。
>
> **分類コード**
> 図1-1-2の生活機能（心身機能／身体構造、活動、参加および環境因子の下位概念として、およそ1500項目の分類コードが存在する。

[2] ICF の目的と特徴

(1) 障害の構造と要素

ICF は心身機能／身体構造、活動、参加で構成される3つの生活機能すべてについて、プラスとマイナスの両面を捉える。この生活機能に健康状態、環境因子、個人因子を加えた6つの要素で【人が生きることの全体像】を捉えるという目的がある。これは ICF が障害者だけでなく、すべての人を対象とした分類コードとして機能することを示している。

さらに ICF では、「障害」を生活機能全体の中に位置づけ、マイナス面だけでなく、プラス面も含めて捉えることを可能にした（図1-1-2）。

図 1-1-2 ICF（国際生活機能分類）モデル（2001）

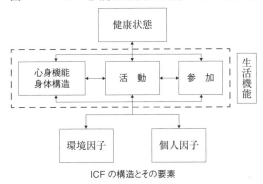

ICF の構造とその要素

なお生活機能（心身機能／身体構造・活動・参加）は、健康状態（疾患／変調／ケガ／加齢／妊娠／ストレスなど）と背景因子（個人因子と環境因子）と相互に作用しあう関係にある。

(2) 生活機能低下＝障害の3つのレベル

ICF では生活機能全体（プラス）の中に障害（マイナス）を位置づけた。そして「障害」を次の3つのレベルに分類した。

①「心身機能／身体構造」に問題が生じている「機能・形態障害（構造障害含む）」、②「活動」に問題が生じている「活動制限」、③「参加」に問題が生じている「参加制約」、ICF ではこの3つを統合し「障害（disability）」と捉えている。

(3) 生活機能に影響を与える因子

ICF では、生活機能に影響を与える因子として「健康状態」、背景因子としての「環境因子」、「個人因子」の3つを挙げた。

①健康状態

ICIDH では「疾患・変調」（病気やけが、その他の異常）が「生活機能の低下（障害）の原因」として捉えられてきたが、ICF では「健康状態」として、加齢や妊娠、ストレス状態など幅広い概念をも含むようになった。個人の「生活機能の低下」をもたらすあらゆる変化を「健康状態」の状況として捉える。

②環境因子（environmental factors）

ICF では「生活機能に外的な影響を与えるもの」として「環境因子」を定義した。「環境因子」はおよそ3つの種類に分かれている。

- 物的（物理的）環境—個人の生活に影響を与える「物」
- 人的環境—個人の生活に影響を与える「人」
- 社会的環境—個人の生活に影響を与える「社会・制度・サービス」

③個人因子（personal factors）

障害（disability）
ICIDH では「能力障害」を（disability）と訳していた。ICF では「生活機能低下（マイナス面）」の全体を示す包括概念として「障害（disability）」とした。

因子
原因となる要素

環境因子
「環境因子」の中で、個人の生活機能に対してプラスの影響を与える因子を「促進因子（facilitator）」、マイナスの影響を与える因子を「阻害因子（barrier）」と呼ぶ。

個人因子
個人因子は他の因子に比べ多様であるため、まだ詳しい分類はなく、現在も検討過程にある。そこでは、個人の「主観的体験」（悩み、喜び、希望、愛情など）を含めようとする動きがあり、客観的次元の ICF にとって、主観的次元を補うものとして「個人因子」は期待されている。

「個人因子」とはその人固有の特徴。年齢、性別、民族、生活歴（生育歴、学歴、職業歴、家族歴など）、価値観、ライフスタイル、コーピング・ストラテジー（困難に対処する術）などを含む。「個性」と説明されることもある。

(4) 統合モデルとして「生活機能」を捉える

【人が生きることの全体像】を捉えることを目的としたICFは「統合モデル」とも言われる。従来からあった「医学モデル」と「社会モデル」は障害の原因の捉え方が異なることから対立するモデルとして考えられてきた。ICFは両極端の2つのモデルを統合し、「統合モデル」を提唱した。

表1-1-1　医学モデルと社会モデル

- 医学モデル…「問題志向型」障害の原因は個人にある
  ⇒個人に働きかけること（治療／リハビリ／指導）で、個人が変化する
  ICFでいう「健康状態」や「心身機能／身体構造」の改善を重視
- 社会モデル…「目標志向型」障害の原因は社会（環境）にある
  ⇒社会に働きかけること（人的・物的環境の改善）で、社会が変化する
  ICFでいう「参加」や「環境因子」の改善を重視

表1-1-2　統合モデルの特徴

① ICF各要素のすべてのレベルを重視する
  ⇒図1-1-2で示したICFの6つの要素すべてを重視する
② ICF各要素の相互作用を重視する
  ⇒「生活機能」の「心身機能・身体構造」、「活動」、「参加」の3つのレベル、「健康状態」背景因子の「環境因子」、「個人因子」の相互作用を重視する
③ 「プラス面」を重視する
  ⇒「プラス面」から出発し、「マイナス面」も「プラス面」の中に位置づける

「統合モデル」は従来の「医学モデル」と「社会モデル」のアプローチを活かしながら、全く違った視点での「統合モデル」としてのアプローチも可能となることを示した。

> 「統合モデル」としてのアプローチ
> 「医学モデル」で治療やリハビリを行う、「社会モデル」で環境の阻害因子を取り除く。それ以外にも「活動」、「参加」のプラス面に直接働きかけることや「個人因子」に働きかけることも可能である。

[3]「共通言語」としてのICF ─その意義と課題

ICFは「共通言語」であると言われる。それは医療・保健・福祉・行政などのサービスの場面で、専門職間および利用者・家族と専門職間の相互理解と連携のツールとして用いることができるということを指す。またICFを活用することで【人が生きることの全体像】について、共通のものの考え方・捉え方ができるようになるという意味も含まれている。こうしたツールとしてのICFの普及は今後も引き続き課題となっていくであろう。

参考文献
- 上田敏『ICFの理解と活用』きょうされん編，萌文社，2005.
- 黒澤貞夫編『ICFをとり入れた介護過程の展開』建帛社，2007.

C. 日本における法制度の対象概念

本節では、法制度上のサービス利用対象という視点から障害の概念定義を考え、課題を検討する。

[1] 障害者基本法の障害定義にみる制限・列挙方式

障害者基本法は、障害者法体系において最も重要な根本法として位置づけられる。したがって日本の法制上の障害定義の考え方は同法の変遷で明らかにされる。

表1-1-3の通り、1970（昭和45）年法制定当時には、主に身体障害の種別が列挙され、しかも機能・形態障害の視点からしか取り上げられていない。知的障害も取り上げられているが、精神障害は法対象に含まれていなかった。また生活上の困難度合についても、「長期に」、「相当な」ときわめて厳しい制限を設けていることがわかる。

しかし、1980年代以降、国連を中心とした世界的な障害者人権運動が日本の障害者福祉法制度に大きな影響をもたらした。

まず、1993（平成5）年に心身障害者対策基本法が障害者基本法に名称の変更がなされ、法の対象に精神障害が含まれた。また同法改定時の付帯決議において、てんかん、自閉症、難病に起因する障害も3種別の障害に含まれる形で法対象に加えられた。

次に2004（平成16）年の改正では、障害の「長期にわたり」が「継続的に」と変更された。さらに2011（平成23）年の改正によって発達障害と「その他の心身の機能障害」も取り上げられ、かつ「社会的障壁」が障

社会的障壁
障害者基本法によれば、社会的障壁とは、「障害がある者にとつて日常生活又は社会生活を営む上で障壁となるような社会における事物、制度、慣行、観念その他一切のものをいう。」（2条）。

表1-1-3　障害者基本法における「障害・障害者」の定義変化

年	法律名	条文
1970（昭和45年）	心身障害者対策基本法	この法律において「心身障害者」とは、肢体不自由、視覚障害、聴覚障害、平衡機能障害、音声機能障害若しくは言語機能障害、心臓機能障害、呼吸機能障害等の固定的臓器機能障害又は精神薄弱等の精神的欠陥があるため、長期にわたり日常生活又は社会生活に相当な制限を受ける者をいう（2条）。
1993（平成5年）	障害者基本法	この法律において「障害者」とは、身体障害、精神薄弱又は精神障害があるため、長期にわたり日常生活又は社会生活に相当な制限を受ける者をいう（2条）。
2004（平成16年）	同上	この法律において「障害者」とは、身体障害、知的障害又は精神障害があるため、継続的に日常生活又は社会生活に相当な制限を受ける者をいう（2条）。
2011（平成23年）	同上	障害者　身体障害、知的障害、精神障害（発達障害を含む。）その他の心身の機能の障害がある者であつて、障害及び社会的障壁により継続的に日常生活又は社会生活に相当な制限を受ける状態にあるものをいう（2条）。

害に大きく影響し、障害者の日常生活や社会生活に困難を及ぼすと初めて確認された。

一方、前掲B.節において既に言及したように、国際生活機能分類（ICF）において障害者も含めたすべての人間の生活機能は、機能形態・活動・参加という3つのレベルにおいて個人因子と環境因子から総合的、構造的そして科学的に捉えることが重要だと提起されてきている。それに対して障害者にかかる日本の法制度を通観してみれば、法対象は確かに拡大してきているが、①障害者手帳制度における申請主義が依然残されており、②障害定義は機能・形態の列挙にとどめられ、③活動や参加における困難状況も「継続的に」、「相当な」という非合理的な制限が改正されておらず、④「社会的障壁」の文言がようやく加わったにもかかわらず、内容が具体化できていないという問題点が顕著に見受けられる。

以下、障害者福祉にかかる代表的な法制度における障害定義を紹介する。そのいずれも障害者基本法の障害定義の影響を受けていると言える。

[2] 福祉関係諸法の障害定義

(1) 身体障害者福祉法

身体障害者福祉法4条別表では、視覚障害、聴覚または平衡機能の障害、音声機能、言語機能またはそしゃく機能の障害、肢体不自由、心臓、じん臓または呼吸器の機能の障害、その他政令で定める障害を法対象としている。「心臓、じん臓または呼吸器の機能の障害、その他政令で定める障害」を一般には「内部障害」と称している。

同法の制定当時（1949〔昭和24〕年12月26日）は、傷痍軍人の職業更生を主たる目的として、障害や障害者の定義は職業能力の損傷状況（4条）を基軸としていたが、その後に削除された。それ以降、1967（昭和42）年に「心臓およびそしゃく機能の障害」、1972（昭和47）年に、「じん臓機能障害、脳性まひ等の運動性障害」、「乳幼児期以前の非進行性の機能病変による運動機能障害」を「肢体不自由」内に新設、追加され、1984（昭和59）年にぼうこう・直腸の機能障害、1986（昭和61）年に小腸機能障害、1998（平成10）年には、ヒト免疫不全ウイルスによる免疫機能の障害、さらに、肝機能障害も追加され、法対象が拡大された。

確かに障害の法制度における対象の拡大は評価されるが、定義をめぐる諸々の機能・形態の列挙方式では、すべての障害を網羅しきれないため、制度の公正性をいかに担保できるかが問われることになる。

(2) 知的障害者福祉法

身体障害者福祉法と違って、知的障害者福祉法は制定当初から現在に至

るまで「精神薄弱」や「知的障害者」の概念定義がなされていない。手帳制度は1973（昭和48）年9月に「療育手帳制度について」および「療育手帳制度の実施について」の通知で定められたものしかない。そもそも一部の都道府県（政令指定都市）が国の遅れた対応に先立って、独自で障害認定を行い、手帳を発行し、国がその後追いをした経緯がある。

したがって障害定義や認定基準、手帳の名称に全国的なばらつきが生じており、またそれに伴って福祉サービスの受給資格と受給量に地域格差をもたらしている。1995（平成7）年に前記「通知」が改正されて、「精神薄弱」の定義が、「知的機能の障害が発達期（おおむね18歳まで）にあらわれ、日常生活に支障が生じているため、何らかの特別の援助を必要とする状態にあるもの」と規定されたものの、障害の定義は依然として厳密になされていない。

(3) 精神保健福祉法

精神保健福祉法は、精神障害者を「統合失調症、精神作用物質による急性中毒又はその依存症、知的障害、精神病質その他の精神疾患を有する者をいう」（5条）と定義するが、手帳制度は1995（平成7）年の改正（45条）によってようやく発足された。

手帳取得に伴う社会的障壁を危惧して、その取得率は依然として低いものの、精神障害者の自立支援医療（手帳所持を受給要件としない精神科通院公費負担制度）を利用している人が多くいるため、今後法制度の対象規定を抜本的に拡大し、精神障害に対する理解をより広げていくことが急務だと言える。

(4) 障害者総合支援法

2005（平成17）年11月7日に制定され、2014（平成26）年6月25日に最終改正された同法には、「障害者」とは、既存の身体障害者、知的障害者、精神障害者（4条）の定義の援用となるが、難病（18歳以上で治療方法が未確立の疾病や特殊な疾病であって、政令で定める障害の程度が厚生労働大臣が定める程度に該当する者をいう）が新たに加えられた。しかし病名列挙方式であり、すべての難病を含むものではない。

参考文献 ●佐藤久夫『障害者福祉論（第2版）』誠信書房，1998．

2. 障害者の人権保障と福祉の理念

理念はイデーであり、思想はイデオロギーである。実践や運動を導く思想を理論とも言う。理論は、実践によって検証される。社会制度や政策は、実践を枠付け、条件付ける。運動により、制度や施策は改革される。

A. 障害者福祉に関する社会思想と理念

[1] 社会思想・理念と制度政策と障害者福祉実践・運動との関係

現代の障害者福祉実践と障害者運動に影響を与えている社会思想と理念を取り上げる。民主主義、平和、人権、社会契約、愛などの理念は、社会思想という知識と価値が結びついている、まとまりのある考え、すなわち思想の結晶とも言える概念である。こうした思想と理念は、障害者福祉を実践するときの支えとなり、障害者運動を行うときの導きとなってきた。また、こうした思想と理念は、さまざまな施策を実現しつつ、制度を改革する社会運動を導いてきた。そして、理念と思想そのものも発展させてきた。障害者福祉実践を支える主な理念とこうした理念のもとになっている思想としては、障害者権利条約に結実している基本的人権をも土台にして、ノーマライゼーション、ソーシャル・インクルージョン、リハビリテーション、発達保障、自立生活、リカバリー、レジリエンス、エンパワメント、アドボカシー、バリアフリー、ユニバーサルデザインなどがある（図1-2-1）。

障害者権利条約
➡ p.68
第3章1節参照。

図1-2-1 障害者福祉を支える主な社会思想とその理念

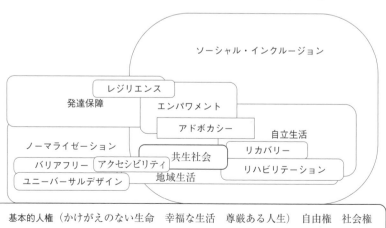

[2] 障害者と基本的人権

(1) 基本的人権の思想

　基本的人権とは、すべての人間が人間であるかぎりにおいて持っている権利である。だれかから与えられたものではなく、国家や憲法に先立って存在する、自然権であり、政府の権力によってはもちろんのこと、法律や憲法改正によっても、これを侵害することは許されない。近代の自然法論者が唱えたものである。アメリカ独立宣言（1776 年）やフランス革命（1789 年）などを経て、自由権的基本権（思想、良心、学問、表現の自由など）を確立し、政治的基本権（選挙権、請願権など）を保障し、次いで、20 世紀になるとワイマール憲法（1919 年）などにより、社会経済的基本権（生存権的勤労権、団結権など）という考え方が生じた。日本国憲法（1946 年）においても、平等権、自由権、社会権、請求権、参政権に分類でき、条文だけでも 10 条から 40 条までの合計 31 条が基本的人権に関する記述である。

　国際的には、8000 万人を超えると言われる死者を出した第 2 次世界大戦の悲惨な体験をふまえ、国連憲章（1945 年）、世界人権宣言（1948 年）、国際人権規約（社会・自由）（1966 年）などにより、基本的人権が普遍的人権として確認されていく。世界人権宣言の第 1 条は、「すべての人間は、生まれながらにして自由であり、かつ、尊厳と権利とについて平等である」と書かれているが、その後、具体的な個々の対象や事案の人権侵害を克服していくめに、人種差別撤廃条約（1995 年）、女性差別撤廃条約（1979 年）、拷問等禁止条約（1984 年）、子どもの権利条約（1989 年）、障害者権利条約（2006 年）などの人権条約が国連で採択されていった。

　障害者の権利については、世界人権宣言では社会保障生存権規定のみであった。子どもの権利条約のときに初めて障害による差別の禁止規定が設けられた。障害者の権利は、1971 年「知的障害者権利宣言」、1975 年「障害者権利宣言」、1980 年「国際障害者年行動計画」、1981 年「国際障害者年」、1993 年「障害者の機会均等化に関する標準規則」などを経て、2006 年にようやく条約化された。日本では、権利条約の批准のために改正された障害者基本法（2011〔平成 23〕年）において、「全ての障害者が、障害者でない者と等しく、基本的人権を享有する個人としてその尊厳が重んぜられ、その尊厳にふさわしい生活を保障される権利を有する」と確認されている。

(2) 障害者の人権と対立する思想

①人権侵害という差別

　基本的人権を侵害する最も著しい行為が、差別である。障害者権利条約では、「障害に基づくあらゆる区別、排除又は制限であって、政治的、経

日本国憲法 11 条
「国民は、すべての基本的人権の享有を妨げられない。この憲法が国民に保障する基本的人権は、侵すことのできない永久の権利として、現在及び将来の国民に与へられる。」

障害者基本法 1 条
「全ての国民が、障害の有無にかかわらず、等しく基本的人権を享有するかけがえのない個人として尊重されるものであるとの理念にのつとり、全ての国民が、障害の有無によつて分け隔てられることなく、相互に人格と個性を尊重し合いながら共生する社会を実現するため…（以下略）。」

済的、社会的、文化的、市民的その他のあらゆる分野において、他の者との平等を基礎として全ての人権及び基本的自由を認識し、享有し、又は行使することを害し、又は妨げる目的又は効果を有するもの」と差別を定義した。そして、合理的配慮を提供しないことも含め機能障害を理由とするあらゆる形態の差別を禁止した。日本では、これを受けて、2012（平成24）年に出された「障害を理由とする差別の禁止に関する法制」についての差別禁止部会の意見では、直接差別、間接差別、関連差別の3つの類型を不均等待遇とし、この不均等待遇と合理的配慮の不提供を合わせて、「障害に基づく差別」とした。

こうした差別は、具体的には、障害者施設の建設に対する住民による反対運動、精神障害者に対する飛行機搭乗拒否、就業規則におけるマイカー通勤禁止規定、「あなたが車いすを使っているからうちのお店の利用は困ると言っているだけで、あなたに障害があるからという理由で拒否はしていません」という言い訳などが挙げられる。

②優生思想

優生学とは、ダーウィンの従弟であるゴールトンが1883年に作り出した言葉で、ギリシア語の〈よい種（たね）〉に由来する。この優生学のもとになっている「不良な遺伝子を持つ者を排除し、優良な国民のみを残して繁栄させるという思想」が優生思想である。社会的ダーウィニズムとも呼ばれる。機能障害に関する遺伝要因を重視し、優良遺伝子を持つものを繁栄させ、劣等遺伝子を持つものを減少させるという政策につながる。具体的には、不妊手術、婚姻の禁止、出生前診断などが挙げられる。こうした思想は、20世紀初め、アメリカなどで断種法として政策化された。1933年には、ナチスドイツでは遺伝病子孫予防法が施行された。ナチスドイツでは、多くの障害者がT4計画の中で収容所に送られた。日本においては、戦前1940（昭和15）年の国民優生法、戦後も受け継がれた1948（昭和23）年制定の優生保護法が、1996（平成8）年に母子保護法に改正され、「優生条の見地から不良な子供の出生を防止する」という項目はやっと削除された。しかし、科学技術の発展により簡便に遺伝子検査が行われるようになり、出生前診断における機能障害のある可能性による中絶の是非が社会的倫理的な問題となっている。

③社会防衛思想

社会防衛思想とは、治安を優先して、健全で健康な国民の生活を守るためには、精神障害や知的障害のある障害者や感染する疑いのある病者などを、社会から隔離や排除することは当然であるという思想である。この思想を理屈づけるために、「公共の福祉」という概念がよく使用されている。

合理的配慮の不提供の類型
障害者に他の者と平等な、権利の行使または機会や待遇が確保されるには、その者の必要に応じて現状が変更されたり、調整されたりすることが必要であるにもかかわらず、そのための措置が講じられない場合。

直接差別の類型
障害を理由とする区別、排除、制限等の異なる取扱いがなされる場合。

間接差別の類型
外形的には中立の基準、規則、慣行ではあってもそれが適用されることにより結果的には他者に比較し不利益が生じる場合。

関連差別の類型
障害に関連する事由を理由とする区別、排除、制限等の異なる取扱いがなされる場合。

優生学
優生学には、結婚制限、断種、隔離等により望ましくない遺伝因子を排除しようとする消極的優生学と、税制優遇や法的強制により望ましい遺伝因子を持つ人間の多産や早婚を奨励する積極的優生学がある。

遺伝学の用語の変更
日本遺伝学会は、メンデルの遺伝学の訳語として使われてきた「優性」「劣性」には、優れている、劣っているという語感があり、誤解されやすいので、「優性」は「顕性」、「劣性」は「潜性」と言い換えた。他にも、「バリエーション」の訳語の一つだった「変異」は「多様性」、色の見え方は人によって多様だという認識から「色覚異常」や「色盲」は「色覚多様性」とした。

日本においても、公衆衛生分野においては、1996（平成8）年に廃止された「らい予防法」、1998（平成10）年に感染予防法に改正された伝染病予防法やエイズ予防法などの対応の発想となっていた。特に「らい予防法」は、戦前の帝国憲法下における富国強兵政策の一貫として制定された1931（昭和6）年の「らい予防法」による隔離政策が、敗戦後、日本国憲法下においても、有効な治療薬が発見された後も半世紀にわたり続けられた人権侵害の施策であった。らい予防法下では、子どもを産むことも禁止されており、優生保護法による堕胎も行われた。

　精神障害者施策においても、社会防衛思想に基づく対策が続いていた。精神病者監護法（1900〔明治33〕年）においては、親族が監護義務者として規定されており、私宅監置が認められていた。こうした状況を憂いた呉秀三は、新しい法律の制定を求め、1919（大正8）年、精神病院法ができた。しかしながら、財政的理由もあり、病院建設は進まず、私宅監置は続いた。敗戦後、1950（昭和25）年に精神衛生法ができ、私宅監置は終わった。この後、精神病院は著しく増加していく。1964（昭和39）年アメリカ大使ライシャワーへの傷害事件がおき、精神衛生法の一部改正がなされた。措置入院、同意入院という本人の意思によらない入院が増加、精神科は人件費を抑えて、入院者に他の入院者の世話をさせるなどのケアや看護師による虐待事件（宇都宮病院事件）などもおき、1987（昭和62）年に精神保健法が制定された。同法は、地域ケアを重視した保健施策を中心としており、これまでよりも人権に配慮した法律であった。1993（平成5）年には、障害者基本法も改正され、精神障害も身体障害、知的障害と同様な社会福祉施策を整備する根拠ができ、1995（平成7）年には、精神保健福祉法が制定された。一方で、2003（平成15）年には、池田小学校事件の影響も受けて、心神喪失等を理由に無罪・執行猶予あるいは不起訴となったものを直ちに「鑑定入院」という名目で拘禁し、そして裁判官と精神科医の合議による審判により、特別施設に強制的に収容したり、通院を強制したりする処分が決定されることになる心神喪失者等医療観察法も制定され、保安処分として批判された。また、2014（平成26）年になっても精神病院の病床を生活施設にそのまま変更する提案がなされるなど、現在においても地域生活の理念は実現されていない。

　2016（平成28）年7月26日未明、神奈川県相模原市の「津久井やまゆり園」で、19人の障害者が殺害、職員を含む27人が重軽傷を負った事件があった。「相模原障害者殺傷事件」と呼ばれている。容疑者が精神病院に措置入院していたこともあり、前項の優生思想とともに、社会防衛思想の課題も社会に突きつけた。

ダーウィン
Darwin, Charles Robert
1809～1882

ゴールトン
Galton, Francis
1822～1911

公共の福祉
「すべて国民は、個人として尊重される。生命、自由及び幸福追求に対する国民の権利については、公共の福祉に反しない限り、立法その他の国政の上で、最大の尊重を必要とする」（憲法13条）。国連の自由権規約委員会は、1998年「公共の福祉」を根拠として制限が課されうることに対する懸念を表明している。憲法上の解釈は、私人間の権利の衝突の調整に使用される概念であって、「公益、公の秩序」ではない。

呉秀三
1865～1932

ライシャワー
Reischauer, Edwin Oldfather
1910～1990

相模原障害者殺傷事件
➡ p.25
コラム参照。

B. 障害者福祉に関係する主な理念と思想

[1] ノーマライゼーションの理念

　ノーマライゼーション（normalization）は、1940年代、第2次世界大戦中に、スウェーデンで使われ始めた。その後、1950年代、デンマークにおいて、バンク-ミケルセンにより、1959年の障害者福祉法に結実した。同時期、スウェーデンにおいても、ニィリエが、影響を受けて、実践的にも理論的にも深め、1980年の社会サービス法として実現されていった。北欧に留学して、ニィリエに影響を受けたヴォルフェンスバーガーは、北米において、この理念を適応させ、プラグマティックに再定義していった。現在では、北欧の流れと北米の流れが混在しつつ、全世界に広がっている。このために、本来の思想の核心が薄まり、安易に使われる傾向がある。障害者福祉のみならず、他の領域においても強い影響を与えている。

> スウェーデン社会庁報告書
> 『ある程度生産労働に従事することができる人たちのための検討委員会』
> 1946年

(1) バンク-ミケルセンのノーマライゼーション思想

　バンク-ミケルセンは、第2次世界大戦後、社会省担当官となり、隔離的保護的で劣悪な環境の巨大施設に収容されている知的障害児者の処遇の実態に心を痛めた。1951年に発足した知的障害者の親の会の活動に共鳴し、そのスローガンが法律として実現するように尽力した。1959年法は、ノーマライゼーションという言葉が世界で初めて用いられた法律となった。

　バンク-ミケルセンによるノーマライゼーションの定義は、「障害のある人たちに、障害のない人たちと同じ生活条件をつくり出すこと。障害がある人を障害のない人と同じノーマルにすることではなく、人々が普通に生活している条件が障害者に対しノーマルであるようにすること。自分が障害者になったときにして欲しいことをすること」なのである。社会運動家であり、実務家であったため、体系化された思想や厳密な定義は行っていない。

> バンク-ミケルセン
> Bank-Mikkelsen, Neils Erik
> 1919～1990

(2) ニィリエのノーマライゼーション思想

　ニィリエは、スウェーデン知的障害児者連盟（FUB）の事務局長のとき、デンマークの1959年法前文にある「知的障害者ができるだけノーマルな生活を送れるようにする」という言葉に出会い、施設の状態を批判する文書で引用した。ノーマライゼーションを8つの原理に整理するとともに、「知的障害者にとってとりまく地域社会の態度や環境や活動などの条件全体が満足できる程度に正常化すること」と1970年に定義をした。

　その後、定義を発展させつつ、1993年には「ノーマライゼーションの原理は、知的障害やその他の障害をもつ全ての人が、彼らがいる地域社会や文化の中でごく普通の生活環境や生活方法を得られるように、権利を行使すること」と定義をしている（図1-2-2）。

> ニィリエ
> Nirje, Bengt
> 1924～2006

図 1-2-2　ニィリエのノーマライゼーションの 8 つの原理

① 1 日のノーマルなリズム
② 1 週間のノーマルなリズム
③ 1 年間のノーマルなリズム
④ ライフサイクルにおけるノーマルな発達的経験
⑤ ノーマルな個人の尊厳と自己決定権
⑥ その文化におけるノーマルな性的関係
⑦ その社会におけるノーマルな経済的水準とそれを得る権利
⑧ その地域におけるノーマルな環境形態と水準

(3) ヴォルフェンスバーガーのノーマライゼーション思想

ヴォルフェンスバーガーは、ノーマライゼーションを「可能な限り文化的に通常である身体的な行動や特徴を維持したり、確立するために、可能な限り文化的に通常となっている手段を利用すること」と再定義した。そして、「少なくとも平均的な市民と同じ生活状態（収入、住居、保健サービスなど）を可能にするために、また、障害のある人の行動（技能や能力など）をできるだけゆたかにしたり、高めたり、また支持したりするために、文化的の通常となっている諸手段（なじみのもので価値のある技術、道具、方法）を利用すること」に注目をした。「社会的役割の実現」の重視である。具体策として、PASS という達成水準を測定する評価項目を提案した。その後、PASSING に発展させている。髪型などを社会に適応をさせる項目がある。

ヴォルフェンスバーガーは、障害者は社会的逸脱者の 1 つであり、このようにラベリングされた人たちであると理解するラベリング理論の立場から理論展開をしていった。入所施設研究で著名な社会学者ゴッフマンの影響を強く受けている。1984 年には、自らの理論をノーマライゼーションからソーシャルロールバロリゼーション（社会役割の有価化）に変更し、「可能な限り文化的に価値のある手段による、人々、ことに価値の危機に瀕している者たちのために、価値のある社会的な役割の可能性、確立、増進、維持ないし防衛」することと定義した。

(4) 国際的動向との日本への影響

ニィリエの尽力で、1971 年に知的障害者の権利宣言が国連で採択され、さらに 1975 年には、対象を障害者全般にも拡大した障害者の権利宣言が採択された。1981 年には、ノーマライゼーションの実現のために「完全参加と平等」をテーマに国連で「国際障害者年」が定められるなど、国際的にも広がりをみせていった。国内的には、たとえば、1995（平成 7）年の「障害者プラン」では、副題を「ノーマライゼーション 7 か年戦略」と

ヴォルフェンスバーガー
Wolfensberger, Wolf
1934 ～ 2011

PASS: Program Analysis of Service System
ノーマライゼーション目標履行に関するプログラム分析。

ゴッフマン
Goffman, Erving
1922 ～ 1982

ソーシャルロールバロリゼーション（Social Role Valorization）

国際的な障害者権利保障の歩み
➡ p.67
第 3 章参照。

するなど、また、2002(平成14)年の「新障害者プラン」では、「『リハビリテーション』と『ノーマライゼーション』の理念を継承するとともに、障害の有無にかかわらず、国民誰もが相互に人格と個性を尊重し支え合う『共生社会』の実現を目指して」と書かれている。ノーマライゼーション理念は、地域生活と脱施設化の社会運動に多大な影響を与えた。近年は、社会的排除の反対語であるソーシャル・インクルージョンという理念に、発展している。

> **ソーシャル・インクルージョン**
> 「全ての人々を孤独や孤立、排除や摩擦から援護し、健康で文化的な生活の実現につなげるよう、社会の構成員として包み支え合う」という理念。

[2] 発達保障

発達保障の理念と思想は、1960年代初頭、日本において、障害児者の人権保障の実践と社会運動において生まれ、発展してきた。知的障害児施設近江学園の実践と運動から、糸賀一雄は、「この子らを世の光に」という有名なことばを紡ぎ出した。このことばには、障害児者も含め、すべての人間の人格的発達の保障と、そのための人権の保障を社会的に創造していくことが含まれていた。そして、糸賀は、より機能障害が重度な重症心身障害児のための施設、びわこ学園を創設していった(図1-2-3)。

近江学園で指導係長をしていた田中昌人は、発達保障の実践と権利保障の運動の中で、発達心理学の方法論を検討し、社会の変革を目指す系統的で組織的な実践とを結びつけ、発達保障の思想の理論化を進めた。発達保障論は、ヴィゴツキーの最近接発達領域などの成果を取り入れながら人間発達を科学として追求しつつ、かつ歴史学など社会科学の成果にも学びな

> **糸賀一雄**
> 1914~1968
>
> **田中昌人**
> 1932~2005
>
> **ヴィゴツキー**
> Vygotsky, Lev Semenovich
> 1896~1934

図1-2-3 糸賀一雄の発達保障の思想

> 重症児が普通児と同じ発達のみちを通るということ、どんなにわずかでもその質的転換期の間でゆたかさをつくるのだということ、治療や指導はそれへの働きかけであり、それの評価が指導者との間に発達的共感をよびおこすのであり、それが源泉となって次の指導技術が生みだされてくるのだ。そしてそういう関係が、問題を特殊なものとするのでなく、社会の中につながりをつよめていく契機になるのだということ。そこからすべての人の発達保障の思想の基盤と方法が生まれてくるのだということをつかんだのである。……この子らはどんなに重い障害をもっていても、だれともとりかえることのできない個性的な自己実現をしているものなのである。人間とうまれて、その人なりの人間となっていくのである。その自己実現こそが創造であり、生産である。私たちのねがいは、重症な障害をもったこの子たちも、立派な生産者であるということを認めてもらえる社会をつくろうということである。「この子らに世の光を」あててやろうというあわれみの政策を求めているのではなく、この子らが自ら輝く素材そのものであるから、いよいよみがきをかけてそれを輝かそうというのである。「この子らを世の光に」である。この子らが、うまれながらにしてもっている人格発達の権利を徹底的に保障せねばならぬ。

出典)糸賀一雄『福祉の思想』日本放送出版協会,1967.

がら社会の発展の法則をも視野に入れ、発展していった。この理論の特徴は、人間の発達を「社会への適応の過程」ではなく、個々人の内面の理解と発達の可能性に着目した働きかけにより、人格の発達と諸能力をわがものにしていく「獲得の過程」としたことである。

田中昌人らは、「障害者の権利を守り、その発達を保障するために、障害別をこえ、思想、信条、階層のちがいをこえて統一し、おたがいが平等の立場で教えあい、学びあって真実にせまる研究組織」(「よびかけ文」)として、全国障害者問題研究会を1967(昭和42)年に結成していく。発達保障論は、1970年代に入ると、学校に行くことができなかった重度の子どもたちの教育権保障運動と結びつきつつ、さらに発展をしていった。こうした実践と運動が、1979(昭和54)年の養護学校義務制の実施につながっていった。なお、義務制については、共生教育、解放教育を推進する立場から、隔離と差別につながるという批判となり、論争となった。

全国障害者問題研究会

[3] リハビリテーション

リハビリテーション(Rehabilitation)は、語源としては、ラテン語のre(再び)とhablis(適する)とが結びついたことばであり、ガリレオの名誉回復や犯罪からの更生の意味でも使われている。日本の現実は、社会復帰率のみを形式的に評価する点など未だに「リハビリテーション」を「医学的機能回復訓練」と捉える傾向にあるが、WHOや身体障害者福祉審議会答申の定義にあるように、「社会的統合を達成する手段」であり、「全人間的復権を目指す技術的および社会的総合体系」である。

リハビリテーションの実践には、主に①医学的リハビリテーション(医師、理学療法士、作業療法士など主に医療スタッフによる心身機能の回復

図1-2-4　リハビリテーションの定義

WHO1981年のリハビリテーションの定義
　リハビリテーションは、能力低下やその状態を改善し、障害者の社会的統合を達成するためのあらゆる手段を含んでいる。リハビリテーションは障害者が環境に適応するための訓練を行うばかりでなく、障害者の社会的統合を促す全体として環境や社会に手を加えることも目的とする。そして、障害者自身・家族・そして彼らの住んでいる地域社会が、リハビリテーションに関するサービスの計画と実行に関わり合わなければならない。

身体障害者福祉審議会答申「57年答申」(1982〔昭和57〕年)の定義
　リハビリテーションは、障害をもつが故に人間的生活条件から阻害されている者の全人間的復権を目指す技術的及び社会的政策的総合的体系である。(その基調は、主体性、自立性、自由といった人間本来の生き方であって、その目標は必ずしも職業的自立や経済的自立のみではない)

など)、②社会的リハビリテーション(社会福祉施設の職員、ソーシャルワーカーなどによる社会への参加支援など)、③教育的リハビリテーション(特別支援学校などにおける人格と心身の発達支援など)、④職業的リハビリテーション(職業カウンセラー、ジョブコーチなどによる就労支援)の4つの分野がある。最近では、工学分野も重視されるようになった。

社会的リハビリテーションについては、国際リハビリテーション協会は、1986年に「社会生活力を高めることを目的としたプロセス」であり、「機会均等」が重要であると定義している。こうした考え方は、地域リハビリテーションとして展開していく。

時代とともにリハビリテーションの概念も発展してきた。当初は、病気やけがが治っても日常生活の自立が困難な人に機能回復訓練を行う日常生活の動作(ADL:Activities of Daily Living)の意味合いが強かったが、残存機能を最大限に発揮して、地域社会の中で、最大限に生活の質(QOL:Quality of Life)を高めることに発展していった。さらに、自立生活運動の影響も受け、リハビリテーション活動の主体は、専門家ではなく利用者であり、リハビリテーションは一生行うものではなく、目標を定め期間を限定した活動であるという考え方が広まり、リハビリテーションの最終目標はリカバリーであると言われるようになってきた。また、虐待や災害などで心的外傷(PTSD)を受けた人たちの回復力を示す用語として、レジリエンス(resilience)という理念が「極度の不利な状況に直面しても、正常な平衡状態を維持することができる能力」という意味で使われるようになった。1980年代に、この全人間的復権という概念を提唱した上田敏は、各分野の垣根をなくしていく総合リハビリテーション、さらには、最高のQOLの実現と新しい人生の創造を目指した目的指向的リハビリテーションを提唱していった(図1-2-4)。

[4] 自立生活

自立生活(Independent Living)の理念は、キング牧師ら黒人の公民権運動や第1次フェミニズム運動などの影響を受け、1960年代のカリフォルニア州で、当時の重度の機能障害のある大学生による抗議運動から始まった自立生活運動(Independent Living Movement)が源流である。この社会運動の中心を担ったのが、エド・ロバーツである。

自立生活の代表的な定義としては、「障害者が他者の手助けをより必要とする事実があっても、その障害者がより依存的であることには必ずしもならない。他人の助けを借りて15分かかって衣類を着て、仕事に出かけられる人間は、自分で衣類を着るのに2時間かかるため家にいるほかない

地域リハビリテーション
障害のあるすべての人々のリハビリテーション、機会の均等、そして社会への統合を地域の中において進めるための作戦(ILO,WHO、ユネスコ、1994)。

リカバリー(Recovery)
人が精神疾患からもたらされた破局的な状況を乗り越えて成長するという、その人の人生における新しい意味と目的を発展させること。リカバリーの構成要素:①自己決定②本人中心で個別的③エンパワメントの過程④個別で全体的⑤経過は非直線的⑥ストレングス(強み)に注目⑦仲間の支え⑧尊厳が重要な要素⑨自分の人生に責任をとる⑩希望の存在が最も重要な要素(全米リカバリー勧告団、2004)。

上田敏
1932～

エド・ロバーツ
Roberts, Edward V.
1939～1995

図1-2-5　自立生活センター（JIL）の3つの理念と事業体の原則

〈3つの理念〉
①障害者のニーズとその満たし方を最もよく知るものは障害者自身である
②障害者のニーズは、各種多様なサービスを提供する総合的プログラムによって、最も効果的に満たされる
③障害者はできるだけ地域社会に統合されるべきである
〈事業体の原則〉
①運営委員の51％は障害者であること
②重要な決定を下す幹部の1人は障害者であること
③職員の1人は障害者であること
④総合的なサービスを提供すること

人間より自立している」がある。こうした思想は、これまで絶対視されていたADL（日常生活動作）の「自立」を相対化したのみならず、関連して重視されていた経済的自活論をも相対化していった。そして、QOL（生活の質）という社会生活そのものを充実させていくことを「自立」とした。

自立生活思想の源流には、①市民権運動（The civil rights movement）、②消費者運動（consumerism）、③自助運動（The self-help movement）、④脱医療（demedicalization）、セルフケア運動、⑤脱施設（deinstitutionalization）、ノーマライゼーションやメインストリーム（本流化）の運動がある。特徴としては、当事者本人の自己決定権と選択権を何よりも尊重することにある。そのため、担い手は、重い知的障害や精神疾患にある重度の機能障害の人たちではなく、知的機能に遅れがない身体障害の人たちが中心であった。こうした思想は、次第に軽度の知的障害のある当事者にも影響を与え、ピープルファーストの運動として広がった。

自立生活運動は、実践的には、自立生活を可能にするための独自のサービス事業体を持ち、当事者によるピアカウンセリングを行いながら、個別の自立生活プログラムを作成しつつ実行している。

アメリカにおいては、1990年に成立した差別の禁止と合理的配慮を明記した障害をもつアメリカ人法に結びついていった。日本においても、1970年代の中頃から、自立生活運動が始まり、活発になっていった。

[5] エンパワメント

パワー（power）とは、政治的な権力の意味であり、エンパワー（empower）は、「能力や権限を与える」という意味である。この概念が、アメリカの公民権運動の影響を受けて、ソーシャルワークの手法や考え方として登場したのは、1976年、ソロモンによる『黒人のエンパワメント—抑圧されている地域社会によるソーシャルワーク』においてであった。

ピープルファースト
1973年、アメリカのオレゴン州で開催された会議でなされた、「障害者であるまえに人間だ」という「知的障害者」というレッテルを拒んだことによる発言をきっかけに、『自己決定』から始まった当事者運動と組織。

サービス事業体

ピアカウンセリング

自立生活プログラム

障害をもつアメリカ人法
ADA: Americans with Disabilities Act
目的は、機会の平等、完全参加、自立生活、経済的自足の保障。①雇用②公共交通③サービス④通信。障害者の公民権法。あらゆる分野での差別の禁止と機会平等を保障。

エンパワメント
「ソーシャルワーク専門職は、人間の福祉（ウエルビーイング）の増進を目指して、社会の変革を進め、人間関係における問題解決を図り、人びとのエンパワメントと解放を促していく」（国際ソーシャルワーカー連盟，2001）

ソロモン
Solomon, Barbara

ソロモン（1976）の定義
エンパワメントとは、スティグマ化されている集団の構成メンバーであることによって加えられた否定的な評価によって引き起こされたパワーの欠如状態を減らすことを目指して、クライエントもしくはクライエント・システムに対応する一連の諸活動にソーシャルワーカーが関わっていく過程である。

ダート
Dart, Justin
1930～2002

セルフヘルプ・グループ

ストレングスモデル

意思決定支援
厚生労働省（2017）「障害福祉サービス等の提供に係る意思決定支援ガイドライン」では、意思決定支援は、障害者への支援の原則は自己決定の尊重であることを前提として、自ら意思を決定することが困難な障害者に対する支援を意思決定支援として、「意思決定支援とは、自ら意思を決定することに困難を抱える障害者が、日常生活や社会生活に関して自らの意思が反映された生活を送ることができるように、可能な限り本人が自ら意思決定できるよう支援し、本人の意思の確認や意思及び選好を推定し、支援を尽くしても本人の意思及び選好の推定が困難な場合には、最後の手段として本人の最善の利益を検討するために事業者の職員が行う支援の行為及び仕組み」と定義している。

アドボカシー

先住民運動、女性運動などで「政治的権利の獲得」「社会的地位の向上」という意味で使われていく。障害者運動への具体化では、ADAの制定に尽力したダートが関わった「障害者の権利とエンパワメントに関する調査委員会」と言われている。

エンパワメントは、個人や集団や社会が自分の人生の主人公となれるように力をつけて、自分自身の生活や社会環境をよりコントロールできるようにしていくことである。エンパワメントの根底にあるのは、能力や権限は本来持っているもので、それが社会的制約によって力のない状態におかれており、本人が力を発揮できるようにするためには、教育学習条件も含めあらゆる社会資源を再検討し、条件整備を行っていく必要があるという見方である。これは、自立生活運動、セルフヘルプ・グループの活動、ストレングスモデル（本人の資源として長所や強さの側面を見るという考え方）、意思決定支援、本人自身が自らの生活問題を解決していくための権利擁護活動（アドボカシー）などにもつながっている。

なお権利擁護（アドボカシー）は、北欧のオンブズパーソンの実践の影響も受けている。大きく、①セルフアドボカシー（当事者たちの活動）、②市民アドボカシー（市民オンブズの活動）、③法的アドボカシー（弁護士などによる活動）に分けられる。具体的な方法としては、①権利に関する広報・啓発、②権利侵害の被害者の援助・救済、③権利に関する監視・検証、④改善のための働きかけなどがある（図1-2-6）。

図1-2-6　アドボカシーの定義（北野誠一）

> アドボカシーとは、権利の擁護と代弁に関する活動であり、個人や集団やコミュニティーがエンパワメントすることを支援する技術や方法のひとつであり、特に社会的法的な権利に関わる諸問題に関して、①侵害されている、あるいは脅かされている本人（集団、コミュニティー）の権利性を明確にすることを支援すると共に、②その権利性を侵害する阻害要因との対決を支援し、③それらの問題を解決する力や、様々な支援を活用する力を高めることを支援する方法と技術の総体

出典）「自立生活国際フォーラム日本語版資料」当事者支援と権利擁護
www.dinf.ne.jp/doc/japanese/conf/z20/z20001/z2001025.html
第5分科会資料：当事者運動と権利擁護（アドボカシー）

[6] バリアフリーとユニバーサルデザイン

障害のある人たちが、「社会を構成する一員として社会、経済、文化その他あらゆる分野の活動に参加する機会が確保されること」は、障害者基本法で確認された権利である。しかしながら、さまざまな機能障害がある人たちが、地域で生活を営み、社会に参加していくときには、現在の社会環境においては、活動の制約や参加の制限を受ける。バリアとは、社会的障壁のことであり、障害者基本法では、「障害がある者にとつて日常生活

又は社会生活を営む上で障壁となるような社会における事物、制度、慣行、観念その他一切のもの」と定義している。しかし社会的障壁を事後的に解消しようとする対策が、バリアフリーである。こうした事後的対策は消極的であるという批判もされていく。障害者権利条約では、4条（一般的義務）1項（f）において、すべての人が使用することのできる製品、サービス、設備および施設であって、「障害者に特有のニーズを満たすために可能な限り最低限の調整及び最小限の費用を要するものについての研究及び開発を実施し、又は促進する」とユニバーサルデザインの考え方が重視されている。ユニバーサルデザインは、事前対策、一般対策である。権利条約20、21条では、情報収集（通信インフラ）や移動（交通インフラ）などをはじめ、さまざまな社会福祉支援サービスが身近にあり、利用しやすいように配慮すること、特に一般住民向けの地域社会のサービスを平等に利用できるようにすることを求めている。これをアクセシビリティという。

[7] 地域生活と共生社会

障害者権利条約19条では、「全ての障害者が他の者と平等の選択の機会をもって地域社会で生活する平等の権利を有することを認める」ことを締約国に課しており、またそのための適切な措置をとることを義務づけている。これを受けて改正された障害者基本法では、1条（目的）に「障害の有無によって分け隔てられることなく、相互に人格と個性を尊重し合いながら共生する社会を実現するため」と記し、3条（地域社会における共生等）において、「どこで誰と生活するかについての選択の機会が確保され、地域社会において他の人々と共生することを妨げられないこと」と規定した。

ノーマライゼーション、自立生活など、ここで取り上げたいくつかの大切な理念とその理念を裏づける思想は、誰もが安心して豊かに暮らせる、という地域生活の理念と、こうした地域生活を営むためにともに生きる社会の実現をめざす共生社会の理念に集約され、そしてこれらは、基本的人権を保障するために欠かせない理念となっている。

C. 障害者福祉における制度理念の転換

[1] 「措置制度」から「利用契約制度」へ

第2次世界大戦の敗戦後、主な障害者福祉サービスは、日本国憲法25条の理念に基づき、「措置制度」のもとで、国家の責任のもと、必要な社会福祉サービスを「現物」として、提供し続けてきた。対して「利用契約制度」では、サービス利用者が社会保険や税金の補助を受けつつ、福祉サ

共生社会
学術会議・精神障害者との共生社会特別委員会「精神障害者との共生社会の構築をめざして」（2003）では、共生社会を「生物学的には片方だけが利益を受ける「片利共生」を含むが、ここでは日常語として「共生社会」という言葉が使われる際の通念に従って、当事者双方が利益を受ける「相利共生」の社会という意味で「共生社会」という言葉を用いる」としている。また、「生物種としてのヒトは遺伝子構成に多様性を維持することによって種としての存在を確保する。100％の平均的遺伝子保有者だけが生きるのではなく、多様な遺伝子が集団内に浮動することによって、ヒトという種の進化は営まれる。多様な人々の社会内での共生を求めるということは、きわめて科学的な希求であり、それを妨害している社会通念の誤りは、科学の立場からもより正しい理解によって是正されるべきことである」と優生思想を批判している。

ービスという「商品」を購入する仕組みである。市場化、規制緩和、民営化のかけ声のもと、営利を目的とする株式会社の参入も認められるようになった。そして、悪徳事業者が入り込まないように、第三者評価も導入された。あくまでも賢い消費者として、自己責任で選ぶことが前提である。いのちに関わることでも、不祥事は、起こってから淘汰されることになる。

　社会福祉サービスの分野で「利用契約制度」が先行して本格的に導入されたのは、2000（平成12）年の「介護保険」からである。障害者福祉分野は、少し遅れて、2003（平成15）年に施行された「支援費制度」、そして、2006（平成18）年の「自立支援法」の施行と続く。おおもとは「社会福祉基礎構造改革」と呼ばれている。1997（平成9）年11月に、中央社会福祉審議会の「社会福祉構造改革分科会」が設置され、翌年6月には「中間まとめ」が、そして12月に「追加意見」が出された。結局、「最終報告」が出されることもなく、この路線が進行していく。2000年6月に、「社会福祉事業法」が「社会福祉法」に改正され、社会福祉の根幹を形成している「福祉八法」のすべてが、この路線となり、現在まで続いていく。

　この「中間まとめ」では、①国民が自らの生活を自らの責任で営むことが基本、②自らの努力だけでは自立した生活を維持できない場合に社会連帯の考えに立った支援、③個人が人としての尊厳を持って、家庭や地域の中でその人らしい自立した生活を送れるよう支えると、「理念」が要約されている。

[2] ポスト「福祉国家」の「新自由主義」、「新保守主義」の具体化

　1997（平成9）年当時は、第2次橋本内閣。行政改革、財政構造改革、社会保障構造改革、経済構造改革、金融システム改革、教育改革からなる「六大改革」が提唱された。2001（平成13）年からの小泉内閣は、これを引き継いで、郵政事業の民営化をはじめとする「聖域なき構造改革」を推し進めていく。この「構造改革」の発想は、「市場原理主義」に基づく、「新自由主義経済派」の「小さな政府論」である。政府による公共サービスを民営化などにより削減し、「市場にできることは市場に」いわゆる「官から民へ」、同時に、「中央から地方へ」を改革の柱としていた。「市場化」「民間化」の路線である。

　この「社会福祉基礎構造改革」のさらにもとをみていくと、1995（平成7）年に出された社会保障制度審議会勧告「社会保障体制の再構築」に突き当たる。この勧告では、「社会保障制度は、みんなのためにみんなでつくり、みんなで支えていくものとして、21世紀の社会連帯のあかしとし

介護保険

新自由主義（ネオリベラリズム）
neoliberalism
国家による福祉・公共サービスの縮小（小さな政府、民営化）と、大幅な規制緩和、市場原理主義の重視を特徴とする経済思想。

新保守主義
社会民主主義や自由主義に代わり1980年代に登場。国防・安全保障に重点を置き、軍事力を整え、経済面では競争原理に基づく自由市場を保ち、社会的には、伝統的価値観、社会規律の復活を目指す政治経済路線。日本では、防衛費増額、社会保障費削減、「教育勅語」の復活など伝統的な家族主義を主張。

なければならない。これこそ今日における、そして21世紀における社会保障の基本理念である」という、憲法25条の生存権保障の国家責任を免罪した「理念」とはいえない「理念」が堂々と宣言されている。「自助・共助・互助・公助」というスローガンもこの頃から使われるようになる。

[3]「我が事・丸ごと」の「福祉観」

こうした「臨調・行政改革路線」は、1980年代の中曽根内閣に端を発する。続いて、橋本「六大改革」、小泉構造改革と続く。こうした新自由主義の諸政策に格差が広がり貧困が増大する中、「反貧困」の社会運動が広がりをみせ、民主党政権も誕生する。2011（平成23）年の東日本大震災後、自公政権に戻る。

その後、発足した第2次安倍内閣では、「一億総活躍」のプランと同時に、審議会を経ず官僚組織が創り上げこれまでの「自助」という「自己責任」と「家族責任」に加え、「我が事・丸ごと」（地域共生社会実現本部）という「地域の助け合い」を前面に打ち出した互助、共助を理念とする政策が出されてきた。

「地域共生社会実現本部」の「地域共生社会」の「我が事」とは、地域の福祉の課題を我が事（自分のこと）としてとらえる。なぜこうなったのかという原因を追及することなく、地域住民として、障害者、子ども、高齢者をお互い支え合う「互助」が基本と書かれている。また、「丸ごと」とは、分野別の横断的な支援を指している。これまでの各分野の垣根をなくして、一人の職員がどの分野も支援できるようにするために、介護や保育士の養成課程の基礎科目の共通化を図るなどしている。

「自助」という本人と家族の自己責任で進められてきた施策がうまくいかず、今度は、「地域」で助け合いをという考え方である。行政の「公助」としての「公的責任」は「後方支援」とされる。2017（平成29）年5月には、こうした政策を推し進めるための「地域包括ケアシステムを強化するための介護保険等に一部を改正する法」が制定された。

「地域共生社会」の目指すもの
『地域共生社会』の実現に向けて（当面の改革工程）」（2017〔平成29〕年2月7日）では、「『地域共生社会』とは、制度・分野ごとの『縦割り』や『支え手』『受け手』という関係を超えて、地域住民や地域の多様な主体が『我が事』として参画し、人と人、人と資源が世代や分野を超えて『丸ごと』つながることで、住民一人ひとりの暮らしと生きがい、地域をともに創っていく社会を目指すものである。厚生労働省においては、『地域共生社会』の実現を基本コンセプトとして、今後の改革を進めていく」とある。
➡ p.64
第2章4節参照。

参考文献
- 中村満紀男『優生学と障害者』明石書店，2004．
- 花村春樹『「ノーマリゼーションの父」N. E. バンク-ミケルセン』ミネルヴァ書房，1994．
- ニィリエ，B. 著／河東田博他訳『ノーマライゼーションの原理』現代書館，1998．
- ヴォルフェンスベルガー，W. 著／中園康夫訳『ノーマリゼーション』学苑社，1982．
- 糸賀一雄『福祉の思想』日本放送協会出版部，1968．
- 定藤丈弘・岡本英一・北野誠一編『自立生活の思想と展望』ミネルヴァ書房，1993．

● リバーマン,R. P. 著／西園昌久監修／SST普及協会訳『精神障害と回復』星和書店, 2011.

 「新型出生前診断」にひそむ「命の選別」という問題

　出生前診断とは、胎児の異常の有無の判定を目的として、妊娠中に実施する一群の検査のこと。遺伝子異常、染色体異常、代謝異常、形態異常、胎児機能の検査などが実施されている。日本では、2013（平成25）年から妊婦の血液に含まれるDNA断片を分析し、胎児の3種類の染色体異常の有無を高い精度で判別できる新型出生前診断が導入された。

　病院グループが、日本医学会の認定を受けて実施している国内37医療機関の実績を集計した結果、診断を受けて胎児に異常が見つかった妊婦の97％が人工妊娠中絶を選んでいた（2014〔平成26〕年6月28日報道各紙）。この診断を推進する人たちは、「出生前診断によって、赤ちゃんが持っている病気が生まれる前にわかることがある。病気がわかれば、妊婦さんに大学病院へ入院してもらい、産科と小児外科の医師があらかじめスタンバイします。帝王切開で生まれた赤ちゃんをそのまま隣のオペ室で手術をすることができる」という。反対する人たちは、「新型出生前診断という言葉はかっこよく聞こえるが、『ダウン症中絶検査法』だ。ダウン症だったら中絶したいといって検査を受ける。これは『命の選別』につながる」と。

　確かに「産む産まないはわたしが決める」は、歴史的に主体性をもちえなかった女性たちが社会運動の中で獲得してきた権利である。経済的理由、暴行など「中絶」は、母性を保護するためには、必要な手立てである。しかしながら、人工妊娠中絶は女性にとって苦痛を伴うもの。特に、ダウン症の子どもを生まなかったという選択は、ずっと心に残り続ける。父親の方には、ここまでの苦悩はうまれない。

　現実には、社会資源の不足、障害への偏見などにより、障害児や障害児の家族は孤立しがちだ。産み育てることを決めたのであれば、すべての子どもにとって生きやすい社会、誰もが安心して産み育てることができる社会でないと、こうした「選択」はいつも個人の責任に帰せられてしまう。これから産む人たちにとって非常に衝撃が大きい検査であり、この問題を誰もが避けて通れない。

（日本福祉大学社会福祉学部　木全和巳）

「相模原障害者殺傷事件」の本質は

　2016（平成28）年7月26日未明、神奈川県相模原市の「津久井やまゆり園」で、19人の障害者が殺害、職員を含む27人が重軽傷を負った事件があった。「相模原障害者殺傷事件」と呼ばれている。

　①戦後最悪の大量殺人事件であったこと、②被害者が「重度知的障害者」だったこと、③報道の際に被害者の名前が伏せられたこと、④加害者がこの施設で働いていた職員であったこと、⑤加害者が事件前に精神病院に「措置入院」をしていたこと、⑥事件前事件後に加害者が書いた手紙の内容が「優生思想」を肯定する内容であったこと、⑦事件後の「建て替え」を議論する際に「脱施設」や「地域移行」の問題が問われたことなど、これまで「障害者」の「人間の権利」に関する課題について目を背けてきた日本社会に、大きな衝撃を与えた。

　議論すべきことは多々あるが、この事件の本質を「ヘイトクライム（憎悪犯罪）」として捉え、考えてみたい。「ヘイトクライム」とは、ある属性（国籍・民族・肌の色・性別・宗教・機能障害の有無・出身地や居住地など）をもつことを理由に、それらに対する憎悪や排除意識から、こうした属性をもつ人たちを標的にした犯罪行為・迫害行為である。

　たとえば、事件前加害者が衆議院議長に宛てた手紙には、「目標は重複障害者の方が家庭内での生活、及び社会的活動が極めて困難な場合、保護者の同意を得て安楽死できる世界」であり、「障害者は不幸を作ることしかできません」と書かれていた。また、事件後、マスコミ関係者と交わした手紙にも、重度知的障害者を殺傷したことに対する反省はなく、「意思疎通がとれない人間を安楽死させます。また、自力での移動、食事、排泄が困難になり、他者に負担がかかると見込まれた場合は尊厳死することを認めます」と、経済と家族のためと称して、自分の行為を正当化し続けている。確信的な「優生思想」に基づく犯行であり、重度知的障害者に対する憎悪をともなう「ヘイトクライム」である。そこには、「優生思想」と「社会防衛思想」が重なり合った強固な「差別意識」が横たわっている。

　こうした犯行について、ネット空間の中では、「考えてみてほしい。知的障害者を生かしていて何の得があるか。まともな仕事もできない、そもそも自分だけで生活することができない。もちろん愛国者であるはずがない。日本が普通の国になったとしても敵と戦うことができる

わけがない。せいぜい自爆テロ要員としてしか使えないのではないだろうか。つまり平時においては金食い虫である」という言葉にみられる「匿名の本音」が拡散するなどして、日本社会の中にある「ヘイトクライム」への同調意識と「人権意識」のもろさをあぶりだした。

こうした思想や行動は、現代の日本社会に巣くう「新自由主義的な人間観」に強く影響されている。この人間観は、労働力の担い手としての経済的価値や能力で人間を序列化する社会であり、人間の尊厳や生存の価値を否定する日本社会の中に根深く巣くっている。

加害者は、「軍隊を設立します。男性は18歳から21歳の間に1年間訓練することを義務づけます」とも提案しており、ここには、「国家主義的な人間観」も色濃く出ている。軍備拡大の予算の確保のためには、重度障害者のための予算は不要という考え方である。歪んだ愛国心、自国中心主義の発露が垣間見られる。さらに、「女性の過度の肥満を治す為に訓練施設を設立します。また美は善行を産みだす理由から、初期の整形手術費の一部を国が負担します」という女性を外見で判断する「女性蔑視」の考え方ももっている。また、「カジノ産業に取り組む」「大麻を合法化する」という提案もしていて、ギャンブルや薬物に親和的でもある。

こうした加害者の考え方は、格差が広がり貧困層が増える中で、希望が見出せず「生きづらさ」を抱える若者たちの一部にも共通している心性でもある。同時に日本国政府が推し進めようとしてきた社会施策を一定反映していること、こうした政策の背景にある考えが、日本社会の中に根深くはびこり、浸透している内容であったことが、事件を社会問題化させた。　　　　（日本福祉大学社会福祉学部　木全和巳）

考えてみよう

- 障害は個性なのでしょうか。
- 障害は迷惑？　障害は迷惑！　障害は迷惑じゃない！　なのでしょうか。いずれもあなたの隣席に障害者がいて、ともに勉強していると仮定し、考え話し合ってください。

第2章 障害者の生活実態・ニーズと課題

　障害者の生活や人権が、保障されるべきことはいうまでもない。そのために、何らかの社会的な支援を行おうとしても、その前提として、障害者が社会の中で、どのくらい存在して、どのような生活を送り、また何に困って、いかなる要求をもっているのかを知る必要がある。また、その課題や要求は、障害種別によって異なるものもあるし、あるいは共通するものもある。
　本章では、障害者やその家族の生活実態やニーズを、以下の4つの視点から把握するとともに、その課題について考えてみたい。

1

　第1節は、本章の総論であり、障害者に共通、あるいは総体としての課題に着目する。障害者人口の現状と動態を把握して、そこから日本の障害者範囲の矮小化、障害者の高齢化、重度化と軽度化の同時進行などの特徴を理解する。あわせて、生活の場や高齢化、雇用・就労などの課題について学習する。

2

　第2節では、障害種別ごとの生活実態やニーズに着目する。すなわち、身体障害者、知的障害者、精神障害者、発達障害者、難病者など、障害種別ごとの定義や手帳制度を理解するとともに、最新人口を抑えつつ、生活実態とニーズ、そして今後の課題などを学ぶ。

3

　第3節では、課題別に障害者に生じている問題に着目する。自立生活と家族依存、地域生活と制度のあり方、高齢障害者の生活と生命、性・恋愛と結婚、余暇活動等々である。ここでは、障害当事者や家族の率直な生活ニーズと課題を明示した。真摯に受け止めて考えることが重要である。

4

　第4節では、「我が事・丸ごと」地域共生社会と障害者問題の関連に着目する。福祉政策を「パラダイム転換」するという政策である。言葉にごまかされず、障害当事者の視点で、政策動向と政策内容を見極める必要がある。

1. 障害者人口から見た課題

A. 障害者人口の変遷

[1] 障害者人口の現状

　総務省統計局によると、日本の総人口は2008（平成20）年の1億2808万人をピークに下降線をたどり始め、2017年（平成29）年1月現在の確定値で1億2682万2000人となっている。また国立社会保障・人口問題研究所は、2065年の総人口は9490万人、高齢化率が35.6％になるとしている（2017〔平成29〕年推計）。障害者人口に関わる諸課題の検討においても、こうした人口減少・高齢化の進行を踏まえることが重要となる。

　障害者のうち、身体障害者、知的障害者、精神障害者の人口の推計値は2011（平成23）年現在、表2-1-1の通りとなっている。このうち65歳以上の占める割合は、身体障害者69％、知的障害者9％、精神障害者36％とされており、障害者総数の中の実に50％が65歳以上となっている（厚生労働省「平成23年生活のしづらさなどに関する調査」）。

> **高齢化率**
> 総人口に占める65歳以上人口の割合

表2-1-1　障害者数（推計）

		総数	在宅者	施設入所者
身体障害児・者	18歳未満	7.8万人	7.3万人	0.5万人
	18歳以上	383.4万人	376.6万人	6.8万人
	年齢不詳	2.5万人	2.5万人	
	合計	393.7万人（31人）	386.4万人	7.3万人
知的障害児・者	18歳未満	15.9万人	15.2万人	0.7万人
	18歳以上	57.8万人	46.6万人	11.2万人
	年齢不詳	0.4万人	0.4万人	
	合計	74.1万人（6人）	62.2万人（5人）	11.9万人（1人）
		総数	外来患者	入院患者
精神障害者	20歳未満	26.9万人	26.6万人	0.3万人
	20歳以上	364.5万人	333.6万人	30.9万人
	年齢不詳	1.0万人	1.0万人	0.1万人
	合計	392.4万人（31人）	361.1万人（28人）	31.3人（2人）

注）（ ）内数字は、総人口1000人あたりの障害者数（平成22年国勢調査人口による）
出典：平成28年版「厚生労働白書」

> **OECD**
> 経済協力開発機構。本部はパリにおかれている。先進国間の自由な意見交換・情報交換を通じて、①経済成長、②貿易自由化、③途上国支援を目的に活動している。2017（平成29）年現在、日本を含む35か国が加盟している。

　一方、障害者人口を見る際には、日本における「障害者」の範囲が極めて限定的であることにも目を向ける必要がある。OECDが2004（平成

16）年に取りまとめた「20〜64歳人口に占める障害者割合」では、スウェーデン20.5％を筆頭に、回答を寄せたOECD19か国平均が14.0％となっているのに対して、日本は4.4％との推計値に留まっている[1]。

［2］手帳取得状況に見る障害児者数の推移

身体障害者手帳、療育手帳、精神障害者保健福祉手帳の交付台帳登録数の推移は図2-1-1、図2-1-2、図2-1-3の通りである。

身体障害の18歳未満児童は、1973（昭和48）年度の12万8775人をピークになだらかに減少を続け、2015（平成27）年度には10万3969人となっている。一方18歳以上の身体障害者は、右肩上がりに増加を続けていたが、2013（平成25）年度の514万5781人をピークに、2015年度には509万504人へと減少傾向に転じた。これは、高齢化の進展とともに加齢に伴う疾病・受傷を原因とした障害者が増加する一方、全体の人口減が障害者人口に反映したものと言える。障害発生時の年齢分布では40歳代以降の発生が6割強を占めるとともに、65歳以上の発生も24％にのぼっている（内閣府「平成25年版障害者白書」）。

知的障害については、児・者ともに増加傾向が顕著となっている。とりわけ18歳未満児は、1994（平成6）年度までは重度者・中軽度者ともにゆるやかな増加であったが、同年以降2015年度までの21年間で、中・軽度者が5万9685人から18万3474人へと、重度者の増加率の2.5倍の勢いで急増することとなった。また18歳以上でも、同年比で中・軽度者の増加が重度者を超える1.4倍の伸びとなっている（厚生労働省「福祉行政報告例」）。知的障害は概ね18歳までの発達期における障害と規定されて

身体障害者手帳
都道府県知事・指定都市市長・中核市市長が、身体障害者福祉法に定める身体上の障害がある者に対して交付する手帳。

療育手帳
都道府県知事・指定都市市長が、知的障害と判定した者に発行する手帳。

精神障害者保健福祉手帳
都道府県知事が、精神障害のため長期にわたり日常生活または社会生活への制約がある者に発行する手帳。

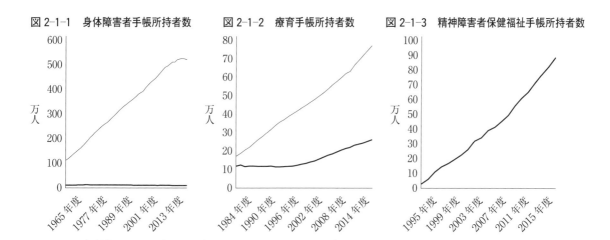

図2-1-1　身体障害者手帳所持者数　　図2-1-2　療育手帳所持者数　　図2-1-3　精神障害者保健福祉手帳所持者数

―― 18歳未満　　―― 18歳以上　（図2-1-1、図2-1-2について）

出典）図2-1-1、図2-1-2厚生労働省「福祉行政報告例」、図2-1-3厚生労働省「衛生行政報告例」．

いることから、今後とも中・軽度者の増加傾向が継続する見込みだ。

精神障害については、1995（平成7）年に創設された精神障害者保健福祉手帳の所持者は、1995年度に約3万人にとどまっていたが、2015（平成27）年度には86万3649人と29倍を上回る伸びとなった。精神・行動障害による入・通院者数の推計値が増加した（1996〔平成8〕年48万2000人→2014〔平成26〕年52万3200人・厚生労働省「平成26年患者調査の概況」）ことや、立ち遅れていた精神障害者への福祉施策が徐々に拡充されてきたこと、2005（平成17）年4月から「発達障害者支援法」が施行されたことなどが、手帳取得拡大の要因となっているものと思われる。

[3] 重度化と軽度化

この30数年間で少子化も急速に進行してきた。15歳未満人口は1980（昭和55）年には2750万人を超えていたが、2017（平成29）年には1571万人と42.9％にものぼる減少となった。（総務省統計局　各年「国勢調査報告」）。

しかし障害のある児童数は、身体障害で12万2204人から10万3969人（▽15％）と微減となっているものの、知的障害では1985（昭和60）年の12万2300人から2015（平成27）年の25万4929人へと2倍以上も増大した（18歳未満・手帳登録数）。これは医療技術の発展や障害児教育の拡充などによって、重度障害を有していても命を長らえ、さまざまな社会的支援を得ながらその人らしく生きていく可能性が広がってきている側面とともに、社会環境の変化等により障害が軽度であっても、社会の中での受け止めが困難となり、さまざまな福祉的支援を必要とする人たちが増えてきたこと、つまり障害の重度化と軽度化が同時に進行している結果として捉えることができる。

B. 障害者施策に求められる課題

[1] 障害者の暮らしの場についての課題

障害者の日常の暮らしの場については**表2-1-1**が示すように、身体障害者の2％、知的障害者の16％が「福祉施設」で、また精神障害者の8％が「病院」で生活している。2007（平成19）年段階での施設入所者数と比較すると、身体障害者では▽11.7万人（▽61％）と大幅に減少したにもかかわらず、知的障害で▽0.9万人（▽7％）、精神障害▽4万人（▽10％）の微減となっており、知的障害・精神障害の地域移行の課題が大きいことがわかる。また、在宅障害者に「今後の暮らしの希望」をたずねる

発達障害者支援法
発達障害を早期に発見するとともに、発達障害者への生活全般への支援を行うことを目的に2004（平成16）年に制定された法律。

と、65歳未満世代の75％、65歳以上世代の85％が「今までと同じように暮らしたい」と回答している（厚生労働省「平成23年生活のしづらさなどに関する調査」）。

こうしたことから障害者の暮らしの場について、施設入所者の地域移行と合わせ、在宅生活者への暮らしの継続を図るための施策を整えていくことが重要であることがわかる。とりわけ中山間部における高い高齢化率（総務省「人口推計」）、都市部との間の社会資源の偏在、一人暮らし世帯率の増加（総務省統計局「国勢調査」）などにも注目しつつ、孤立や貧困化への対応を含めた多様で重層的な地域福祉施策の展開のために、行政がしっかりと役割を果たすことが求められている。

［2］障害者の高齢化にかかわる課題

身体障害者の72.9％が60歳以上となっている今（2015〔平成27〕年版障害者白書）、障害者の高齢化に対する対応も急務となっている。とりわけ介護サービスについては、65歳を境に障害者制度から介護保険制度への移行が求められる。このことによって、障害者が使い慣れたサービスから切り離されてしまうことがあってはならない。また、障害者の居住の場として期待が寄せられているグループホームにおいては平日日中は就労先等に出向いていることが前提となっているため、退職等で日中の居場所がなくなった際の利用継続は困難となる。「今までと同じように暮らしたい」との障害者の切実な願いに応えるためにも、障害者施策と高齢者施策の連携と関係調整を進めるとともに、双方を抜本的に拡充することが課題となっている。

［3］就労・所得保障の課題

障害者の1か月当たりの平均収入は「6万円以上9万円未満」の割合が65歳未満で24.3％、65歳以上で15.9％と最も高い（厚生労働省「平成23年生活のしづらさなどに関する調査」）。また、低年金、無年金のまま放置されている障害者も少なくない。

一方、民間企業に雇用されている障害者数は47万4374人で実雇用率は1.92％となっている。障害者を1人も雇用していない企業（0人雇用企業）が法定雇用率未達成企業に占める割合が58.9％にのぼる（厚生労働省「平成28年　障害者雇用状況の集計結果」）。

就労をめぐっては、現在まん延している長時間過密労働や不安定就労などの問題をそのままにするのではなく、すべての人々が人間らしく働ける労働環境づくりを進めながら、その中に障害者を迎えていく視点が重要で

介護保険制度
障害者が65歳以上となることなどで介護保険と障害者施策の双方から同様の介護サービスが提供される場合は、介護保険からのサービス提供が優先される。ただし、介護保険のメニューにないサービスや、介護保険では必要量が確保できない場合等には障害者施策によるサービスが提供される。こうした適用関係について厚生労働省は、上記の基準を示しつつ市町村の判断で柔軟に対応するよう事務連絡を発出している。（障企発第0328002号・障障発第0328002号）

グループホーム
障害者が共同生活を行う住居。日常生活上の援助や介護等が提供される。

実雇用率
企業が雇用する常用労働者に占める身体・知的・精神障害を持つ雇用者の割合。算定にあたっては、重度障害者は2人、短時間労働者は0.5人としてカウントする。

法定雇用率
国が示す障害者の雇用割当目標。2014（平成26）年度で一般事業主2.0％、国・地方公共団体・特殊法人2.3％、都道府県におかれる教育委員会等2.2％となっている。法定雇用率は今後2021年3月末までに一般事業主2.3％、国・地方公共団体・特殊法人2.6％、都道府県教育委員会等2.5％への引き上げが予定されている。

あろう。障害者が豊かに生きていくために、就労機会を広げるとともに、所得保障を拡充していくことが課題となっている。

注）
(1) 勝又幸子「国際比較からみた日本の障害者政策の位置づけ」『季刊社会保障研究』国立社会保障・人口問題研究所，2008．なお，日本はこのOECDの調査には参加していない．

2. 障害種別の障害定義、生活実態・ニーズと課題

A. 身体障害者

[1] 定義

身体障害者福祉法の4条で、「この法律において、『身体障害者』とは、別表に掲げる身体上の障害がある18歳以上の者であつて、都道府県知事から身体障害者手帳の交付を受けたもの」と定められている。同法施行規

身体障害者手帳

表 2-2-1　身体障害者福祉法による障害と身体障害者手帳等級

		1級	2級	3級	4級	5級	6級	7級
視覚障害		○	○	○	○	○	○	/
聴覚又は平衡機能の障害	聴覚障害	/	○	○	○	/	○	/
	平衡機能障害	/	/	○	/	○	/	/
音声・言語・そしゃく機能障害		/	/	○	○	/	/	/
肢体不自由	上肢	○	○	○	○	○	○	○
	下肢	○	○	○	○	○	○	○
	体幹	○	○	○	/	○	/	/
	乳幼児期以前の非進行性の脳病変による運動機能障害	○	○	○	○	○	○	○
内部障害	心臓	○	/	○	○	/	/	/
	じん臓	○	/	○	○	/	/	/
	呼吸器	○	/	○	○	/	/	/
	膀胱または直腸	○	/	○	○	/	/	/
	小腸	○	/	○	○	/	/	/
	ヒト免疫不全ウィルスによる免疫障害	○	○	○	○	/	/	/
	肝臓	○	○	○	○	/	/	/

出典）厚生労働省「身体障害者福祉法施行規則」別表5号を参照に、筆者作成

則別表第5号において、障害の種類と、それぞれの種類ごとに障害程度の範囲が示され、障害の程度が最も重い1級から7級に区分されている（表2-2-1）。最重度の1級から軽度の6級までが身体障害者手帳の交付対象となる。7級の障害は2つ以上重複している場合のみ交付対象となる。なお、別表第5号にみる障害の種類は、「視覚障害」「聴覚又は平衡機能の障害」「音声機能、言語機能又はそしゃく機能の障害」「肢体不自由」「内部障害」等に分類されている。

[2] 身体障害者手帳制度

身体障害者は、「障害者総合支援法」に基づく障害福祉サービスを利用する際には、身体障害者手帳の交付が前提とされる。厚生労働省の「平成28年度福祉行政報告例結果の概況」によれば、平成28年度の交付台帳登載数は518万8082人で、前年度と比較して4万6391人（0.9％）減少している。

申請の手続きは、都道府県知事（指定都市市長または中核市市長を含む）が指定した医師の診断書（意見書を含む）を添えて居住地の市町村が設置する福祉事務所の長を経由して都道府県知事等に交付申請する。審査の結果、身体障害者手帳等級のいずれかに該当すると認定されれば、本人に手帳が交付される。身体障害者手帳は、その障害が永続することを前提とした制度であるので、基本的に有効期限はない。ただし、障害の部位や程度によっては再認定が必要な場合がある。というのも、医療の進歩や機能回復訓練の実施、または発育等により、身体障害者の障害程度が変化する事例が増加してきているためである。

> 障害者総合支援法
>
> 福祉行政報告例結果の概況

[3] 身体障害児者の生活実態

(1) 障害者白書から

日本にはどのくらいの数の身体障害者がいるのだろうか。表2-2-2をみると、2011（平成23）年の身体障害者数は393万7000人で、2006（平成18）年より約27万人増加している。年齢層別にみると、65歳以上が7割近くを占め、2006（平成18）年と比較すると、6.9％増加している。一方で、18歳未満は0.7％減少している。このことから、身体障害者数は、高齢化とともに増加傾向にあることがわかる。また、在宅の障害児者は、386万4000人で全体の約98％を占めており、身体障害者の多くは在宅者であることが読み取れる。

> 身体障害者
> 身体機能になんらかの障害を有する人の総称。

表 2-2-2　身体障害者数（2011 年、推計）

	総数	在宅者数	在宅者の年齢構成	施設入所数
18 歳未満	7.8 万人	7.3 万人	1.9%	0.5 千人
18 歳以上				
18 歳～64 歳	383.4 万人	376.6 千人	98.1%	6.8 千人
65 歳以上				
不詳	2.5 千人	2.5 千人	0.6%	
合計	393.7 千人	386.4 千人	100.0%	7.3 万人

出典）内閣府編　「平成 26 年度版　障害者白書」より筆者作成

（2）平成 23 年生活のしづらさなどに関する調査（全国在宅障害児・者等実態調査）結果から

厚生労働省はこれまで、障害者に関する実態調査として、「身体障害児・者等実態調査」および「知的障害児・者等実態調査」（5 年に 1 度）を実施してきた。2011（平成 23）年からはこの 2 つの調査を統合・拡大し、在宅の障害児・者等（これまでの法制度では支援の対象とならない人も含む）の生活実態とニーズを把握することを目的とし、「生活のしづらさなどに関する調査」が実施された。それによれば、わが国の在宅の身体障害者手帳所持者の人数は 386 万 4000 人である。年齢階級別にみると、65 歳以上が 6 割以上と最も高くなっている。男女別でみると、65 歳未満の男性が 65 万 1200 人（55.0％）、女性が 53 万 300 人（44.8％）、65 歳以上は男性が 129 万 5500 人（48.3％）、女性が 136 万 8200 人（51.0％）となっている（表 2-2-3）。

表 2-2-3　身体障害者手帳所持者数、性別

（65 歳未満）　　　　　　　　　　（単位：人）

性	身体障害者手帳所持者	
総数	1,183,400	100.0%
男性	651,200	55.0%
女性	530,300	44.8%
不詳	2,000	0.2%

（65 歳以上および年齢不詳）　　　（単位：人）

性	身体障害者手帳所持者	
総数	2,680,400	100.0%
男性	1,295,500	48.3%
女性	1,368,200	51.0%
不詳	16,700	0.6%

出典）厚生労働省社会・援護局障害保健福祉部編「平成 23 年　生活のしづらさなどに関する調査（全国在宅障害児・者等実態調査）」結果を参照に筆者作成

身体障害の等級別に見ると、1・2 級の障害を有する身体障害者は、65 歳未満では、55 万 1900 人で総数の 46.7％を占めており、65 歳以上では、18 万 5100 人で総数の 40.5％を占めている（表 2-2-4）。

身体障害の種類はいくつかあるが、その中でも、65 歳未満、65 歳以上のいずれも肢体不自由が最も多くなっている。次いで内部障害、視覚障害、聴覚・言語障害と続く。

表 2-2-4　身体障害者手帳所持者数、身体障害の種類・障害等級別

(65歳未満) (単位：人)

	総数	1級	2級	3級	4級	5級	6級	不詳
総数	1,183,400 100.0%	345,000 29.2%	206,900 17.5%	187,700 15.9%	17,400 14.7%	60,400 5.1%	43,200 3.7%	166,100 14.1%
視覚障害	90,900	35,900	25,100	10,300	6,900	9,800	2,900	―
聴覚・言語障害	80,100	2,500	32,400	14,700	10,800	―	19,700	―
聴覚障害	66,800	2,000	32,400	7,400	5,400	―	19,700	―
平衡機能障害	1,500	―	―	1,500	―	―	―	―
音声・言語・そしゃく機能障害	11,800	500	―	5,900	5,400	―	―	―
肢体不自由	590,200	138,100	146,500	123,400	111,600	50,100	20,600	―
肢体不自由（上肢）	239,300	71,300	82,100	42,800	25,100	10,800	7,400	―
肢体不自由（下肢）	250,100	21,100	38,800	61,900	85,500	30,000	12,800	―
肢体不自由（体幹）	75,700	31,900	19,700	15,700	―	8,400	―	―
肢体不自由（脳原性運動機能障害・上肢機能）	18,700	9,300	3,900	2,900	1,000	1,000	500	―
肢体不自由（脳原性運動機能障害・移動機能）	6,400	4,400	2,000					―
内部障害	255,100	17,100	2,500	38,300	43,200	―	―	―
心臓機能障害	125,800	80,600	500	27,500	17,200	―	―	―
呼吸器機能障害	7,900	2,900	1,500	2,900	500	―	―	―
じん臓機能障害	85,000	81,100	―	2,000	2,000	―	―	―
ぼうこう・直腸機能障害	28,000	1,500	―	4,900	21,600	―	―	―
小腸機能障害	2,900	500	―	500	2,000	―	―	―
ヒト免疫不全ウィルスによる免疫機能障害	2,900	2,000	500	500	―	―	―	―
肝臓機能障害	2,500	2,500	―	―	―	―	―	―
障害種別不詳	167,100	―	―	―	1,000	―	―	166,100

(65歳以上および年齢不詳) (単位：人)

	総数	1級	2級	3級	4級	5級	6級	不詳
総数	2,680,400 100.0%	707,200 26.4%	377,900 14.1%	461,000 17.2%	489,000 18.2%	118,400 4.4%	107,600 4.0%	419,200 15.6%
視覚障害	209,400	72,700	60,400	17,700	21,100	19,200	18,200	―
聴覚・言語障害	204,400	1,000	48,700	51,600	41,300	2,000	60,000	―
聴覚障害	175,400	500	48,200	31,000	35,900	―	60,000	―
平衡機能障害	6,400	―	―	4,400	―	2,000	―	―
音声・言語・そしゃく機能障害	22,600	500	500	16,200	5,400	―	―	―
肢体不自由	1,123,500	171,500	264,900	272,300	290,000	96,300	28,500	―
肢体不自由（上肢）	398,100	105,200	124,300	83,100	55,000	20,100	10,300	―
肢体不自由（下肢）	579,900	37,400	81,100	154,300	230,500	60,000	16,700	―
肢体不自由（体幹）	99,300	16,700	40,800	26,500	―	15,200	―	―
肢体不自由（脳原性運動機能障害・上肢機能）	32,400	9,800	12,800	4,400	3,400	1,000	1,000	―
肢体不自由（脳原性運動機能障害・移動機能）	13,800	2,500	5,900	3,900	1,000	―	500	―
内部障害	722,900	466,400	2,500	118,400	135,600	―	―	―
心臓機能障害	465,400	343,000	1,000	74,200	47,200	―	―	―
呼吸器機能障害	61,400	20,600	1,000	31,900	7,900	―	―	―
じん臓機能障害	109,600	97,800	―	5,400	6,400	―	―	―
ぼうこう・直腸機能障害	78,600	2,500	―	4,900	71,300	―	―	―
小腸機能障害	4,900	1,000	―	1,000	2,900	―	―	―
ヒト免疫不全ウィルスによる免疫機能障害	500	―	―	500	―	―	―	―
肝臓機能障害	2,500	1,500	500	500	―	―	―	―
障害種別不詳	420,200	―	―	―	1,000	―	―	419,200

出典）厚生労働省社会・援護局障害保健福祉部編「平成23年 生活のしづらさなどに関する調査（全国在宅障害児・者等実態調査）」結果より転載

特に、近年は、内部障害の増加率が目立っており、その傾向は今後も続くことが予測される。その理由として、第1に、身体障害者が高齢化してきていること、第2に、1998（平成10）年4月には「ヒト免疫不全（エイズ）ウィルスによる機能障害」が、さらに2010（平成23）年4月に「肝臓機能障害」が内部障害の対象に、含まれたことなどが挙げられる。

［4］身体障害者の生活ニーズ

2006（平成18）年、国連で採択された「障害者権利条約」は、9条で「障害者が自立して生活し、及び生活のあらゆる側面に完全に参加することを可能にすること」を目的の一つに掲げている。障害者も生活者である限り、生活上の自立や、参加が可能にならなければQOL（生活の質）を高めることはできない。在宅の身体障害者は普段、どのような生活をしているのだろうか。そして、彼らや彼女らは、どの程度支援を受けているのだろうか。ここでは、身体障害者の生活実態とニーズを把握することを主な目的とした2011（平成23）年の「生活のしづらさなどに関する調査」をもとに、身体障害者の生活とその課題について取り上げる。

_{QOL（生活の質）}

（1）住宅の種類・同居者の状況

まず、はじめに在宅の身体障害者がどのような住まいで生活しているかをみてみよう。住まいの種類をみると、持ち家（自分の持ち家もしくは家族の持ち家）に住んでいる人が多く、全体の8割を占めた。次いで、民間賃貸住宅で生活している人が8.1%、公営住宅で生活している人が5.7%、グループホーム等で生活している人が1.4%という結果であった。

また、身体障害者の多くは家族と同居しているケースが多いと一般的に言われている。では、日本ではどの程度の身体障害者が家族と暮らしているのだろうか。2011（平成23）年の「生活のしづらさなどに関する調査」によれば、身体障害者の同居者の状況は次の通りである。全体で「同居者有り」の人の割合は84.2%となっており、「一人で暮らしている」人の割合は、14.1%となっている。さらに同居者のいる人の状況をみると「夫婦で暮らしている」者の割合が最も高く55.0%で、次いで「親と暮らしている」人の割合が12.2%となっている。また、今後の暮らしの希望をみると、「今までと同じように暮らしたい」と思っている人の割合が圧倒的に高く、84.3%となっている。次いで、「分からない」と思っている人が4.4%となっている。

このことから、身体障害者の多くが住み慣れた地域で、家族と一緒に暮らしていきたいと思っている人が多くいることがわかる。

(2) 生活のしづらさ、日常生活動作の状況

次に、生活のしづらさ、日常生活動作の状況について、具体的に見てゆきたい。同調査によれば、概ね6か月（2011〔平成23〕年6月1日～11月30日）の間に、日常生活を送るうえで生活のしづらさがどの程度生じたかをみると、65歳未満では「毎日」と回答した人の割合が最も高く40.0%、次いで「特に生活のしづらさは無かった」と回答する人が26.9%となっている。また、65歳以上についても、「毎日」と回答した人の割合が47.1%と最も高く、次いで「特に生活のしづらさは無かった」と回答した人が21.9%であった。

日常生活動作等の状況をみると（表2-2-5）、「買い物をする」「身の回りの掃除、整理整頓をする」「食事の支度や後片付けをする」というIADLに関する動作において介助を必要とする人の割合が高いことが明らかにされた。

表2-2-5　日常生活を送る上で介助が必要な障害者手帳所持者数、日常生活動作等別

（単位：人）

	65歳未満の身体障害者手帳を有している人		65歳以上の身体障害者手帳を有している人	
総数	2,408	100.0%	5,454	100.0%
【ADLに関する項目】				
食事をする	346	14.4%	752	13.8%
排せつをする	351	14.6%	817	15.0%
入浴をする	531	22.1%	1,609	29.5%
家の中を移動する	303	12.6%	917	16.8%
衣服を着たり脱いだりする	472	19.6%	1,226	22.5%
【IADLに関する項目】				
食事の支度や後片付けをする	598	24.8%	1,752	32.1%
身の回りの掃除、整理整頓をする	656	27.2%	1,966	36.0%
洗濯をする	531	22.1%	1,714	31.4%
買い物をする	717	29.8%	2,232	40.9%
【身の回りの管理に関する項目】				
お金の管理をする	491	20.4%	1,485	27.2%
薬の管理をする	448	18.6%	1,397	25.6%
【意思疎通に関する項目】				
自分の意思を伝える	176	7.3%	321	5.9%
相手の意思を理解する	168	7.0%	376	6.9%

出典）厚生労働省社会・援護局障害保健福祉部編「平成23年　生活のしづらさなどに関する調査（全国在宅障害児・者等実態調査）」結果より転載

(3) 日常生活の支援状況、支援に求めるニーズ

これまで在宅の身体障害者がどのような生活を送っているのか、その実

態についてみてきたが、実際に彼らや彼女らは日常生活ではどの程度、支援を受けているのかをここでみてみよう。調査によれば、65歳未満では全体の45.0%が「福祉サービスを利用していない」と回答している。他の項目については以下の表の通りである（**表2-2-6**）。それから1週間あたりの福祉サービスの平均利用時間をみると、65歳未満、65歳以上のいずれについても「不詳」を除くと「5時間以内」と回答した人の割合が最も多かった。

障害者自立支援法による福祉サービスの利用状況をみると、自立支援法による福祉サービスを受けている者の割合は、65歳未満が30.2%、65歳以上が26.6%となっている。また、障害者自立支援法による福祉サービスを利用している者のうち、障害程度区分の認定を受けている者の割合は、65歳未満が73.5%、65歳以上が72.8%であることがわかっている。さらに、介護保険法に基づくサービスの利用状況をみると、利用している人の

表2-2-6　日常生活の支援状況

（単位：人）

	65歳未満の身体障害者手帳を有している人		65歳以上の身体障害者手帳を有している人	
総数	2,367	100.0%	5,387	100.0%
【福祉サービスを利用】				
毎日	48	2.0%	89	1.7%
1週間に3～6日程度	116	4.9%	373	6.9%
1週間に1～2日程度	107	4.5%	531	9.9%
その他	117	4.9%	980	18.2%
利用していない	1,064	45.0%	1,286	23.9%
不詳	915	38.7%	2,128	39.5%
【家族等の支援】				
毎日	505	21.3%	1,267	23.5%
1週間に3～6日程度	50	2.1%	106	2.0%
1週間に1～2日程度	73	3.1%	181	3.4%
その他	46	1.9%	113	2.1%
支援を受けていない	882	37.3%	1,201	22.3%
不詳	811	34.3%	2,519	46.8%
【その他の支援】				
毎日	6	0.3%	28	0.5%
1週間に3～6日程度	6	0.3%	22	0.4%
1週間に1～2日程度	21	0.9%	43	0.8%
その他	14	0.6%	26	0.5%
利用していない	1,171	49.5%	1,761	32.7%
不詳	1,149	48.5%	3,507	65.1%

出典）厚生労働省社会・援護局障害保健福祉部編「平成23年　生活のしづらさなどに関する調査（全国在宅障害児・者等実態調査）」結果より転載

割合は65歳未満で10.3％、65歳以上で38.5％となっている。

　日常生活上の支援として福祉サービスの利用については、全体の約4割が利用を希望している。一方で利用したくないと回答した人の割合も約4割近くいた。利用を希望している人の1週間あたりの福祉サービスの利用希望時間をみると、「5時間以内」と回答した人が最も多く、全体の36.2％を占めた。

　福祉サービスの利用状況は、当然、障害の種別・程度、年齢、障害当事者を取り巻く環境によって個々に異なる。これについては、統計上の数字のみで把握することには限界があり、今後、きめ細かなニーズを捉えた調査が必要とされるだろう。

[5] 課題

　以上、いくつかの調査項目を概観してきたが、一般的に障害のある人の声は社会に届きにくく、自身のニーズを伝えることが容易ではない。とはいえ、福祉サービスのあり方が利用契約制度へ変化した現代社会においては、障害を持つ人が自ら、ニーズを持つ当事者として福祉サービスにアクセスし、活用していくことで生活の質の向上を目指すことが重要となってくる。すなわち、「サービスありきの福祉」から「ニーズ優先のアプローチ」をとることが求められつつある。このことは、障害者に限らず、「生活者」個々人の持つ現実の生活ニーズに答えるユニバーサルな生活環境の創造が、すべての人々の生活の自立を可能にする要素となるだろう。

B. 知的障害者

[1] 定義

　わが国では「知的障害」の定義は、知的障害者福祉法に定められていない。身体障害者福祉法、精神保健及び精神障害者福祉法、発達障害者福祉法では各障害の定義が定められているが、この点がこれらの各法と大きく異なる。

　知的障害の定義は、現在、後述する療育手帳の規定と厚生労働省が実施する知的障害児（者）基礎調査の用語定義を用いている。国際的には、世界保健機関（WHO）の「国際疾病分類第10版」（ICD-10）、アメリカ精神遅滞学会（DSM-5）などの定義がある。

　療育手帳の定義は、「重度」については詳しいが、その他については明示していない。このため都道府県による認定の差があり、転居によりサービスの継続が損なわれる場合もあると指摘されている。

知的障害者福祉法

知的障害児（者）基礎調査

「国際疾病分類第10版」（The ICD-10）
精神遅滞（知的障害）
mental retardation
確定診断には、知的機能の水準の遅れ、そしてそのために通常の社会環境での日常的な要求に適応する能力が乏しくなければならない。IQの程度は以下の通りである。
軽度精神遅滞（知的障害）IQ50〜69
中度（中等度）精神遅滞（知的障害）IQ35〜49
重度精神遅滞（知的障害）IQ20〜34
最重度精神遅滞（知的障害）IQ20未満

厚生労働省の知的障害児（者）基礎調査における知的障害の定義は次の通りである。

(1) 知的障害

知的機能の障害が発達期（概ね18歳まで）に現れ、日常生活に支障が生じているため、何らかの特別の援助を必要とする状態にあるもの。知的障害であるかどうかの判断基準は以下による。

次の(a)および(b)のいずれにも該当する者を知的障害とする。

(a)「知的機能の障害」について

標準化された知能検査（ウェクスラー、ビネーによるものなど）によって測定された結果、知能指数が概ね70までの者。

(b)「日常生活能力」

日常生活能力（自立機能、運動機能、意思交換、探索操作、移動、生活文化、職業等）の到達水準を、総合的に同年齢の日常生活能力水準と比して判断した結果、a, b, c, dのいずれかに該当するもの。

(2) 知的障害の程度

知能水準がⅠ～Ⅳのいずれに該当するかを判断するとともに、日常生活能力水準がa～dのいずれに該当するかを判断して、程度判定を行うものとする。その仕組みは図2-2-1の通りである。

図2-2-1　程度別判定の導き方

IQ ＼ 生活能力	a	b	c	d
Ⅰ（IQ ～20）	最重度知的障害			
Ⅱ（IQ 21～35）		重度知的障害		
Ⅲ（IQ 36～50）			中度知的障害	
Ⅳ（IQ 51～70）				軽度知的障害

身体障害者福祉法に基づく障害等級が1級、2級または3級に該当する場合は、一次判定を次の通りに修正する。

最重度 → 最重度、重度 → 最重度、中度 → 重度

程度判定においては日常生活能力の程度が優先される。たとえば、知能水準が「Ⅰ（IQ ～20）」であっても、日常生活能力水準が「d」の場合の障害の程度は「重度」となる。

発達期

知的機能の障害

ウェクスラー
Wechsler, David
1896～1981

ビネー
Binet, Alfred
1857～1911

日常生活能力a, b, c, dの意味
a, b, c, dは、日常生活能力の水準を指し、その観点から、aが最も重い、bが重い、cが中度、dが軽いと判断されたことを意味する。これに、知的水準（知能指数）も合わせて考慮して、知的障害の程度が決定される。図2-2-1を参照されたい。

［2］療育手帳制度

1973（昭和48）年厚生省（現・厚生労働省）発児156号厚生事務次官通知「療育手帳制度」により、療育手帳の交付が規定された。その目的は、知的障害児者に対して一貫した指導・相談を行うとともに、知的障害児者に対する各種の援助措置（特別児童扶養手当等）を受けやすくするためである。同通知により知的障害の判定基準は、重度（A）とその他（B）に区分される。実施主体は都道府県知事（指定都市市長）、窓口は福祉事務所である。交付対象者は、児童相談所または知的障害者更生相談所において知的障害と判定されたものである。障害程度の確認は、原則2年ごとに児童相談所または知的障害者更生相談所において判定を行う。手帳の取得により、以下の援助措置が受けられる。

①特別児童扶養手当、②JR等の旅客運賃割引、
③NHK受信料の免除、④公営住宅の優先入居、
⑤心身障害者扶養共済、⑥国税、地方税の諸控除および減免税　等。

［3］知的障害児者の数

2011（平成23）年厚生労働省が実施した「生活のしづらさなどに関する調査」および「社会福祉施設等調査」によれば、知的障害者の総数は、74万1000人と推計されている。内訳は在宅者数62万2000人、施設入所者数11万9000人である（図2-2-2）。

在宅の知的障害者62万2000人の年齢階層別の内訳をみると、18歳未満15.2万人（24.4％）、18歳以上46.6万人（66.3％）、65歳以上5.8万人

療育手帳制度

療育手帳制度　重度（A）とその他（B）の基準
・重度（A）の基準
①知能指数が概ね35以下であって、次のいずれかに該当する者
○食事、着脱衣、排便および洗面等日常生活の介助を必要とする。
○異食、興奮などの問題行動を有する。
②知能指数が概ね50以下であって、盲、ろうあ、肢体不自由等を有する者
・その他（B）の基準
重度（A）のもの以外

生活のしづらさなどに関する調査

図2-2-2　年齢階層別障害者数の推移（知的障害者・在宅）

		総数	在宅者数	施設入所者数
知的障害児・者	18歳未満	15.9	15.2	0.7
	男性	―	10.2	―
	女性	―	5.0	―
	18歳以上	57.8	46.6	11.2
	男性	―	25.1	―
	女性	―	21.4	―
	不詳	―	0.1	―
	年齢不詳	0.4	0.4	―
	男性	―	0.2	―
	女性	―	0.2	―
	不詳	―	0.1	―
	総計	74.1	62.2	11.9
	男性	―	35.5	―
	女性	―	26.6	―
	不詳	―	0.1	―

出典）平成26年版障害者白書

(9.3％)となっている。身体障害者と比べて18歳未満の割合が高い一方で、65歳以上の割合が低い点に特徴がある。

　65歳以上の割合の推移をみると、2000(平成12)年から2011(平成23)年までの11年間で2.8％から9.3％へ増加している。知的障害は発達期に現れるものであり、発達期以降に新たに知的障害が生じるものではないことから、身体障害のように人口の高齢化の影響を大きく受けることはない。一方で、調査時点である2011(平成23)年のいわゆる全国一般の高齢化率23.3％に比べて、知的障害者のうち65歳以上の割合が9.3％と、半分以下の水準となっていることは、健康面での問題を抱えている者が多い状況をうかがわせる。

[4] 知的障害児者の生活実態

(1) 生活のしづらさの有無

　平成23年生活のしづらさなどに関する調査(全国在宅障害児・者等実態調査)結果の概要によれば、療育手帳所持者に、生活のしづらさの有無について、「毎日」「1週間に3～6日程度」「1週間に1～2日程度」「2週間に1～2日程度」「1か月に1～2日程度」「特に生活のしづらさがない」の6項目で尋ねたところ、65歳未満、65歳以上とも「毎日」生活のしづらさがあると答えた者の割合が43万8000人(38.5％)で最も高い。

(2) 福祉サービスの利用状況

　福祉サービスの利用希望についてみると、65歳未満の手帳所持者は、「分からない」の割合が28万人(24.6％)と最も多くなっている。次いで多いのが、「利用したくない」27.3万人(24.0％)となっており、知的障害者の手帳所持者の内、半数近くが福祉サービスを利用していないことになる。

(3) 施設等から地域への移行

地域移行

グループホーム利用者

　日本では現在、施設から地域生活への移行推進が示され、入所施設の新設は地域の実情を踏まえて真に必要なものに限定されている。2013(平成25)年から始まった障害者の地域生活の推進に関する検討会では、入所施設の利用者数は、障害者自立支援法前から着実に減少し、グループホーム利用者は着実に増加しているとしている(図2-2-3)。

　具体的には、グループホームの利用者数は、2016(平成28)年10月時点で、介護サービス包括型9.0万人、外部サービス利用型1.6万人、計10.6万人であり、少しずつではあるが増加傾向にある。

図 2-2-3 施設等から地域への移行の推進

○施設入所者数の推移（出典：国保連データ速報値等）

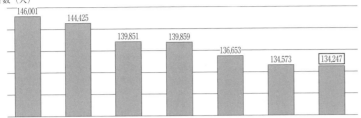

○ケアホーム・グループホーム利用者の推移（出典：国保連データ速報値等）

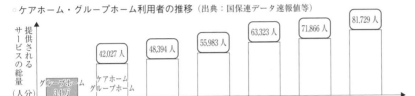

注）入所施設の利用者数は、障害者自立支援法前から着実に減少している。ケアホーム・グループホーム利用者は着実に増加している。
出典）厚生労働省「障害者の地域生活の推進に関する検討会」資料．2014, p.11.

参考文献
- 厚生労働省「障害者の地域生活の推進に関する検討会」資料．2014, p.11.
- 厚生労働省「障害保健福祉関係主管課長会議資料」2017, p.160.

C. 精神障害者

[1] 精神障害者の定義と精神障害者人口

　日本における精神障害者の定義は精神保健及び精神障害者福祉に関する法律（以下、精神保健福祉法）に定められている。同法5条（定義）によれば「この法律で『精神障害者』とは、統合失調症、精神作用物質による急性中毒又はその依存症、知的障害、精神病質その他の精神疾患を有する者をいう」と規定されている。この規定の特徴は、精神疾患を有する者すべてを「精神障害者」と規定していることにあり、他の福祉法をもつ知的障害も含まれていることである。このような規定になった理由は、法律の名称が示すように、この法律は福祉単独法ではなく保健に関する事項も含まれていることに拠る。次節で触れるように精神保健福祉法の成立過程において、保健と福祉が同居する法律となったため、その内容に保健や医療の一部を含んでおり、精神疾患を有する者すべてを「精神障害者」と規定したのである。この規定に関しては、患者と障害者を同一視するものであり、改訂するべきとの意見も関係者や専門家から寄せられている。

> **精神保健福祉法**（精神保健及び精神障害者福祉に関する法律）
> 1995（平成7）年に精神障害者の福祉法として精神保健法を改正して成立。精神障害者の医療、保健、福祉や国民の精神保健の向上を目的とする法律。

精神障害者の人口は、独自の単独調査が実施されていないので厚生労働省が実施している患者調査から見るしかない。2011（平成23）年患者調査によれば、日本の精神障害者人口は320万1000人となっており、人口比では2.5％である。前回調査（2005〔平成17〕年）と比較すると人口で17万3000人増加している。全疾患者のうち18歳未満は17万9000人（5.6％）であり、病院・施設入所者は32万3000人（10.1％）である。このうち約3分の1に当たる10万9000人は5年以上の長期入院となっている。

入院している人の疾患種別構成割合では、統合失調症群が最も多く53.9％を占める。次に多いのがアルツハイマー病（12.7％）であり、血管性および詳細不明の認知症（12.1％）が続いている。通院している人の疾患種別構成割合では、最も多いのは気分障害（32.0％）であり、次に神経性障害群（19.5％）、統合失調症群（18.6％）と続いている（図2-2-4）。

2011（平成23）年度の入院患者数は32万3000人であり、そのうち33.7％が5年以上の長期入院となっている。

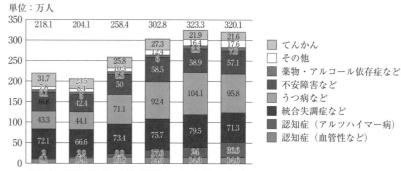

図2-2-4　精神疾患の患者数（医療機関を受診する患者の疾病別内訳）

注）平成23年の調査では宮城県の一部と福島県を除いている。
出典）厚生労働省ウェブサイト（http://www.mhlw.go.jp/kokoro/speciality/data.html）

[2] 精神障害者の手帳制度

日本には「障害者手帳」という独自の制度が障害種別にあり、身体障害者は1953（昭和28）年から、知的障害者は1976（昭和51）年から実施されたが、精神障害者はかなり遅れて1995（平成7）年から精神障害者保健福祉手帳制度が始まっている。

障害者手帳には障害の程度である等級が記されている。精神障害は1級から3級までに分かれており、その内容は以下のように規定されている。

【1級】精神障害が日常生活の用を弁ずることを不能ならしめる程度のもの。この程度とは、他人の援助を受けなければ、ほとんど自分の用を弁ずることができない程度のもの。

精神障害者保健福祉手帳
精神保健福祉法45条に規定。精神障害者の自立や社会参加を目的とし、一定の精神障害の状態にある者を認定し手帳が交付され、税制の優遇措置等各種の施策が受けられる。

【2級】精神障害の状態が、日常生活が著しい制限を受けるか、又は日常生活に著しい制限を加えることを必要とする程度のもの。

【3級】精神障害の状態が、日常生活又は社会生活に制限を受けるか、日常生活又は社会生活に制限を加えることを必要とする程度のもの。

障害者手帳を取得することによって受けられるサービスは、各種税金の控除や免除、NHKや携帯電話料金の割引サービス、その他各自治体や事業者で実施している独自のサービスがある。また障害年金や自立支援医療、生活保護の障害者加算の手続きが簡素化できる。

精神障害者保健福祉手帳は他の障害者手帳と異なり、プライバシー保護の観点から写真を貼付しなくても良いことになっている。このことから、鉄道・バスなどの公共交通機関の割引利用の際に本人確認ができないという理由で精神障害者保健福祉手帳所持者だけが割引サービスを利用できない。このように制度開始当初は写真を貼らないこととしていたが、2006（平成18）年10月から希望者は写真を貼ることとなった。しかし現在においても精神障害者保健福祉手帳所持者はこの割引制度を他障害と同じようには利用できるようになっていない。

他の障害者手帳と異なるもう一つの点として、精神障害者保健福祉手帳のみ2年の有効期限があり、2年ごとに更新しなければならない。

2011（平成23）年現在、精神保健福祉手帳を取得している人数は56万7600人で、1級が11万4500人、2級が30万3700人、3級が12万9300人となっている（不詳2万100人）。

精神障害者保健福祉手帳への写真の貼付

［3］精神障害者の生活実態

2011（平成23）年に厚生労働省が実施した「平成23年生活のしづらさなどに関する調査（全国在宅障害児・者等実態調査）」の結果に基づき、精神障害者保健福祉手帳所持者の生活実態を述べる。

同居の状況では、一人暮らしが18.9％、同居ありが78.0％となっている。同居の中では親と暮らしている人が最も多い。住まいの種類では持ち家が63.1％、民間賃貸住宅・借間が20.0％、公営住宅が9.0％、グループホームが3.2％、社宅・職員寮・寄宿舎等が0.4％となっている。

日中の過ごし方では、65歳未満は家庭内で過ごす人が51.9％、次に障害者通所サービスを利用している人が19.6％、病院のデイケアと正社員以外の就労がともに9.6％と続いている。65歳以上では家庭内で過ごす人が47.5％で最も多く、介護保険の通所サービス13.5％、リハビリテーション10.2％が続いている。1か月の平均収入では、「6万円以上〜9万円未満」が65歳未満で32.5％、65歳以上で17.2％と、ともに最も多い。

生活保護の受給状況では、18歳以上65歳未満で17.9％が、65歳以上は6.6％が生活保護を受給している。

1か月当たりの平均支出は、18歳以上65歳未満では「6万円以上～9万円未満」が16.8％で最も多く、65歳以上では「9万円以上～12万円未満」が9.9％で最も多いが、「3万円以上～6万円未満」「6万円以上～9万円未満」がともに9.2％でほとんど差がない。

障害者自立支援法（当時）に基づく福祉サービスの利用状況は、65歳未満では「利用している」が33.9％で「利用していない」が51.4％だった。65歳以上では「利用している」が41.9％、「利用していない」が33.7％だった。介護保険に基づくサービス利用状況は、65歳以上で「利用している」が42.2％、「利用していない」が29.7％だった。日常生活の支援状況をみると、65歳未満では43.6％が、65歳以上では22.2％が「福祉サービスを利用していない」とした。

> 障害者雇用実態調査（厚生労働省職業安定局高齢・障害者雇用対策部）

5年ごとに実施されている障害者雇用実態調査によれば、2008（平成20）年は従業員5人以上の規模の事業所に雇用されて働いている精神障害者は2万9000人となっている。年代別雇用割合で最も高いのが25～29歳の18.3％である。精神障害者については、障害のあることを事業者側に伝えずに働いている者もあり、雇用者数は低めに出ている可能性がある。雇用形態別にみると、正社員が46.7％、正社員以外が53.3％となっている。また、概ね1か月以上にわたり休職している精神障害者の割合は、21.1％となっている。週所定労働時間別にみると、通常（30時間以上）が73.1％と最も多く、次いで20時間以上30時間未満が24.8％となっている。週所定労働時間別の月間総実労働時間の平均は、通常（30時間以上）が100時間、20時間以上30時間未満の者が91時間、20時間未満の者が26時間となっている。1か月の平均賃金は、12万9000円となっている。週所定労働時間別にみると、通常（30時間以上）の者が15万7000円、20時間以上30時間未満の者が5万9000円、20時間未満の者が2万4000円となっている。なお、賃金の支払形態は、月給制が50.9％、日給制が10.9％、時給制が37.5％、その他が0.7％となっている。平均勤続年数は6年4か月となっている。

［4］精神障害者のニーズ

実態と同様に2011（平成23）年に実施された調査結果に基づき精神障害者のニーズについて概観する。

今後の暮らしの希望では、「今までと同じように暮らしたい」とした人が全体の67.5％と最も多く、「今は一緒に住んでいない家族と暮らした

い」7.2％、「一人暮らしをしたい」5.5％が続いている。

　今後の日中の過ごし方の希望では、65歳未満では正社員以外の就労が36.7％で、正社員としての就労が33.1％であり就労希望が7割近くを占めている。65歳以上では「リハビリテーション」34.0％が最も多く、「家庭内で過ごしたい」21.3％、「障害者通所サービスの利用」17.0％と続いている。

　日常生活上の支援として福祉サービスをどの程度利用したいかをみると、何らかの形で利用したい人が16.9％、利用したくないと回答した人が26.2％だった。1週間当たり平均何時間程度利用したいかについては、「5時間以内」が65歳未満（33.2％）も65歳以上（35.6％）も最も多かった。外出する際の福祉サービスについては全体で21.8％の人が「利用したい」と回答した。

　2003（平成15）年に実施された「精神障害者社会復帰サービスニーズ等調査事業報告書」の中で「地域生活上の困りごと」については、「急に病気の具合が悪くなったときの相談や対応」が24.7％、「近所の人との会話やつきあい」が24.2％、「健康の管理」が23.3％と、この3項目がほぼ同率で上位を占めた。

精神障害者社会復帰サービスニーズ等調査事業報告書（日本精神病院協会）

D. 発達障害者

［1］発達障害の定義

　発達障害という概念は、もともと知的障害を含む広い概念である。しかし、2005（平成17）年4月に成立した発達障害者支援法で「自閉症、アスペルガー症候群その他の広汎性発達障害、学習障害、注意欠陥多動性障害その他これに類する脳機能の障害であってその症状が通常低年齢において発現するもの」と定義されて以降、一般的に「発達障害」は、上記の障害を指すようになった。発達障害は、明確な診断がつく場合から、障害の特性を部分的に示す「グレーゾーン」まで、何らかのニーズをもつ人は非常に多い。共通の特徴を示す場合もあるが、それまでの経験や支援の有無によって状態像は大きく異なり、必要な配慮や支援も個々に異なるのが現状である。今や、医療、福祉、教育、労働すべての領域で発達障害児者への支援は課題になっており、障害に関する正しい知識を持ち、1人ひとりの特性とニーズを的確に捉え支援をすることが支援者には求められている。

(1) 自閉症、アスペルガー障害、広汎性発達障害

　従来、自閉症、アスペルガー障害、広汎性発達障害と呼ばれていた障害は、2013（平成25）年アメリカ精神医学会の診断マニュアルの改訂（DSM

発達障害者支援法による発達障害の定義
2016（平成28）年の改正でもこの定義は同じである。改正の内容は第4章2節D.を参照のこと。

発達障害　出現率
文部科学省により2012（平成24）年に全国の公立小中学校で約5万人を対象にした調査結果で、「発達障害の可能性のある」とされた児童生徒の割合は約6.5％。分類は、学習面で著しい困難（4.5％）、行動面で著しい困難（3.5％）、学習面・行動面の両面で著しい困難（1.6％）。全米の子どものうちASD（自閉症スペクトラム・アスペルガー症候群）の割合は、1.5％。男子は女子に比べて5倍の割合。
（https://www.cdc.gov/ncbddd/autism/data.html）

-5）により、自閉スペクトラム症または自閉症スペクトラム障害という診断名に統一された[1]。この障害は、「対人コミュニケーションや対人的相互交流」（他者とのコミュニケーションや人間関係の構築の困難）と、「限局された反復的な行動や興味、活動」（こだわりや身体感覚の問題）の2つに特徴づけられる。人と関わることや社会に参加することがうまくいかず、一方的な関わりや非常に受け身な関わりになってしまったり、相手の意図や状況にあわせた振る舞いが難しい場合がある。また、興味関心の対象や個人の観念に「こだわり」があるという特徴や、身体感覚の過敏さや鈍感さなどの問題がある人も多い。こうした特徴は、経験や支援によって変わっていくものであり、その時々のニーズや支援課題を把握する必要がある。

> **自閉症スペクトラム障害**
> ASD: Autism Spectrum Disorder
> スペクトラムとは日本語でいうと「連続体」という意味である。非常に強い障害特徴を示すタイプから、軽度の障害特徴を示す方を1つの「連続体」として捉えようとする考え方である。

（2）注意欠陥多動性障害

障害の特徴としては、気が散りやすく集中力が続かない、忘れ物が多いなどの「不注意」、落ち着きがなく動き回る、じっと座っていられないといった「多動性」、思い立ったらすぐ行動してしまう、状況をみて待つことが難しいといった「衝動性」の3つが挙げられる。不注意が目立つ、多動性・衝動性が目立つなど個々に状態像は異なる。関心事には時間を忘れて取り組む（過集中）こともあるなど、自分の行動をうまく状況に合わせてコントロールすることが難しい。症状が重く生活に支障をきたす場合は、服薬によって症状が改善する場合もあり、医療との連携も必要になる。

> **注意欠陥多動性障害**
> ADHD: Attention Deficit/Hyperactivity Disorder
> この障害名も、DSM-5では、注意欠如・多動症/注意欠如・多動性障害に診断名が変更された。

（3）学習障害

医学的には、知的な遅れがないにもかかわらず、特定の学習領域（読み、書き、計算）で著しい困難があるというのが特徴である。教育の中では、「聞く、話す、読む、書く、計算するまたは推論する能力」の困難と定義されており幅が広いが、いずれにせよ学習領域において困難を持っているため、学校教育の中で適切な支援を行っていくことが必要である。また、教育期間を終えても、こうした困難さは社会生活に影響を与えるため、ITの活用等、困難を補う方法を獲得するための支援が求められている。

> **学習障害**
> LD: Learning Disorder/ Disability
> Learning Disorder は医学的な学習障害の診断名で、Learning Disability (Disabilities) は、教育の中で医学的な診断よりも幅のある定義で使われる。
> また、この障害名も、DSM-5では限局性学習症/限局性学習障害（Specific Learning Disorder）に診断名が変更された。

［2］発達障害児者のニーズ

発達障害児者に対する地域の総合的な支援窓口である発達障害者支援センターに寄せられる相談をみると、保護者または当事者が求める支援は、親の子どもへの関わり方、園や学校での対応、医療機関との連携、地域で活用できる資源、就労に向けた支援など多岐にわたっている[2]。

(1) 的確なアセスメント、診断と支援

　保護者のニーズ調査では、障害に対する理解のある医療機関の充実や専門的な助言等の支援に対するニーズは高い[3]。発達障害は、知的な遅れがない場合、周囲にその特性が理解されにくいために、やる気や性格の問題にされて、本人の困り感や不安が解決されないまま放置されることもある。そのため不登校やひきこもり、身体症状や精神症状の表出など二次障害が生じやすい。一見適応していても、不器用さや身体感覚の特異さ、身辺自立など生活面での困難さがある場合も多い。地域の支援機関が本人の特性をきちんとアセスメントし、社会生活を送るための必要な課題を整理した上で的確な助言や支援を行うことが重要である。また、子どもの発達障害は虐待のリスクでもあり[4]、親や周囲が子どもの特徴を理解し対応するための目安を作る、本人が自分の特性を理解するという観点から、医療機関につなぐことも支援の1つである。適切な薬を服用することで、生活に支障をきたす諸症状が緩和されることもあり、服薬の相談が必要な場合もある。

　ただ、周囲は障害特性に気づいても、保護者や本人が医療機関での相談に拒否的ということもある。現状を踏まえると、診断ありきではなく、本人の特性を周囲が的確に把握し、必要な手立てを考えることが必要になる。

(2) 学校生活での支援

　2006（平成18）年に学校教育法施行規則が一部改正し、知的な遅れのない発達障害児も特別支援教育の対象となり、通常学級でも「1人ひとりの教育的ニーズ」に応じた教育を行うことになった。認知機能の偏りや身体感覚の問題がある発達障害児は、学習面、生活面、対人関係面などさまざまな困難を感じることが多い。また、ASD、ADHD、LDは合併することがあり、そうなるとニーズはさらに多様になる。保護者からは、いじめの問題や、教師の理解不足、他機関との連携の難しさが課題として挙げられており[5]、周囲が子どもの特性を理解し、他の子どもたちも含め適切な環境を整えるという環境調整をはじめ、子どもができることを伸ばし、苦手を補う方法を、保護者、支援者とともに考えることが重要である。

(3) 就労・自立に向けた支援

　発達障害者の保護者に対するアンケートでは約半数が、将来、進路の不安を挙げており、就労に関する支援ニーズは高い[6]。安定的な就労と知的な能力は必ずしも一致しておらず、知的な遅れがない発達障害者の安定就労が難しい現状がある。就職が決まらなかったり、就職後、人間関係や職務遂行でつまずき、うつ病等を発症するといった問題がある。また、就労しても、自己管理能力の問題で親から独立して自立生活をすることが難し

親や周囲の対応
改正法では家族が互いに支え合うための活動の支援が加えられた。

学校生活での支援
文部科学省の調査によると、特別支援学級、通級指導を受ける児童生徒も増加の一途をたどり、通級指導で指導を受ける児童生徒7万2000人（2012〔平成24〕年度）のうち半数近くが発達障害のある子どもたちとなっている。また、2012年度に文部科学省が行った調査によると、通常学級に在籍する発達障害の可能性がある児童生徒は6.5％に及ぶとの結果を示している。

適切な環境を整える
改正法では、年齢、能力、特性を踏まえた教育が行えるようにすることと、可能な限り共に教育が受けられるように配慮することが加えられた。

い場合もある。生活能力（時間、金銭、ものの管理等）をそれまでに身につけていることも自立を考えるうえでは重要であり、支援者が個々の発達障害者の特性や能力をアセスメントし必要な手立てを本人、保護者とともに検討することが必要である。また、就労までにさまざまな苦労をしている人も多く、他者や社会に対する不信感、自信の持てなさを抱えている場合も少なくない。地域のハローワークや就労支援に関わる事業所等を活用しながら、本人が安心して社会生活を送るために必要なスキルや考え方、具体的な情報を獲得していけるよう支援を進めていく必要がある。

> **就労支援**
> 改正法では、「就労することができる」と「就労の定着」が強調され、事業主にも特性に応じた雇用管理についての努力義務の条文が加えられた。

発達障害児者のニーズは多岐にわたるため、さまざまな機関と連携を取りながら継続的に支援することが求められる。また、当事者や保護者の活動など地域での受け皿も大きな役割を果たしており、本人のニーズをくみとり、豊かな生活を保障していく取り組みを発展させることが必要である。

注）
(1) 内山登希夫「発達障害診断の最新事情— DSM-5 を中心に」児童心理, 67 (18), 2013, pp.11-17.
(2) 日本発達障害支援ネットワーク「発達障害者支援サービスニーズ調査（3000人調査）調査結果概要」2008.
(3) 自閉症協会富山県支部「自閉症・発達障害児者の支援に関するニーズ調査」2007.
(4) 杉山登志郎『子ども虐待という第四の発達障害』学研, 2007.
(5) 前掲書 (3).
(6) 前掲書 (3).

E. 難病者

[1] 難病の定義とその政策

難病とは、一般的に「治りにくい病気」や「不治の病」などを指す社会通念上の言葉として用いられてきたものであって、医学的に明確な定義があるというわけではない。一方で、行政施策上の難病については、1972（昭和47）年の難病対策要綱において、「難病対策として取り上げるべき疾病の範囲」を「①原因不明、治療方法未確立であり、かつ、後遺症を残すおそれが少なくない疾病」で、「②経過が慢性にわたり、単に経済的な問題のみならず介護等に著しく人手を要するために家庭の負担が重く、また精神的にも負担の大きい疾患」として治療研究と患者支援の両面から整理しており、これが行政施策上の難病の定義とされてきた。

2015（平成27）年1月より施行された難病医療法では、難病を「発病

> **難病対策要綱**
> 1972（昭和47）年旧厚生省により策定され、以降40年以上にわたって、難病対策は本要綱に基づく予算事業として進められていた。
>
> **難病医療法（難病の患者に対する医療等に関する法律）**
> ➡ p.109
> 第4章2節 F.[2] 参照。

の機構が明らかでなく、かつ、治療方法が確立していない希少な疾病であって、当該疾病にかかることにより長期にわたり療養を必要とすることとなるものをいう。」とし、難病対策が行われて以来、初めて法的に定義づけられることとなった。この定義にある難病の4条件に加えて、「患者数が本邦において一定の人数（人口の約 0.1％ 程度）に達しないこと」、「客観的な診断基準（またはそれに準ずるもの）が確立していること」という2条件を満たす疾病が指定難病とされ、現在 330 疾病が対象となっている。また、2016（平成 28）年度末時点で指定難病の医療受給者証を交付されている人数は 98 万 6071 人である。

さらに、障害者総合支援法では指定難病の構成要件のうち、「治療方法が確立していない」、「長期の療養を必要とするもの」、「診断に関し客観的な指標による一定の基準が定まっていること」の3条件を満たすものを障害者総合支援法対象疾病として 358 疾病が指定されている（図 2-2-5）。

図 2-2-5 難病の範囲

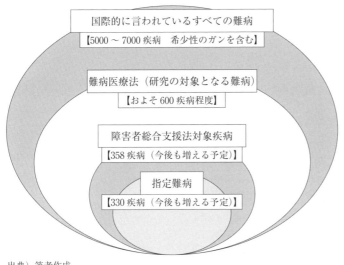

出典）筆者作成

このような治療研究と患者支援が混在した難病対策は、1950 年代から発生したスモンへの対策として、研究の推進と患者支援を連動させて行い、原因の早期解明と患者の医療にかかる経済的負担の軽減に寄与した取り組みがモデルとなっている（図 2-2-6、図 2-2-7）。

難病対策は、原因や治療法が不明な疾患に対する研究の推進を一義的目的として、当初は①調査研究の推進、②医療施設等の整備、③医療費の自己負担の軽減という3つの柱で各種の事業が実施されていた。このうち医療費負担の軽減は、実質的に患者本人の経済的負担の軽減に寄与するもの

スモン
整腸剤キノホルムの副作用による視神経、脊髄、末梢神経に障害をきたす疾病である。発生当時は原因不明の病気でウイルス感染説も疑われていたが、旧厚生省が大型の研究プロジェクトを組織化し、原因の究明にあたったことで薬害であったことが判明した。これにより 1971（昭和 46）年にスモン対策費が予算化され、スモンの入院患者に対し研究謝金という名目で国から1万円が支給されるようになる。こうしたスモンに対する一連の対策が難病対策の原型とされている。

図 2-2-6　難病対策の歴史①難病医療法成立まで

> **難病対策要綱の策定‥‥1972年 → 8疾患が対象(うち4疾患は医療費助成あり)**
> - 難病対策の3つの柱
> - ①調査研究の推進 ⇨ 病気の原因や治療法の究明
> - ②医療施設等の整備 ⇨ 研究が進みやすくするための病院などの整備
> - ③医療費の自己負担の軽減 ⇨ 医療費の助成

> **生活支援に関する施策の拡充‥‥3つの柱から5つの柱へ**
> - ④地域における保健医療福祉の充実・連携(1989年〜)
>   ⇨ 難病相談・支援センター事業(2003年〜)
> - ⑤QOLの向上を目指した福祉施策の推進(1996年〜)
>   ⇨ 難病患者等居宅生活支援事業(一部の事業を除き、障害者総合支援法に移行)

> **研究事業の拡充 → 364疾患が対象(うち56疾患は医療費助成あり)**
> - 研究奨励分野の新設(2009年度〜) ⇨ より基礎的な研究への助成制度の創設
> - 特定疾患の追加(2009年) ⇨ 医療費助成の対象拡大(11疾患)

> **難病対策の法制化‥‥2014年 → 難病医療法の成立**
> - 難病に係る新たな公平かつ安定的な医療費助成の制度の確立(予算の義務的経費化)
> - 難病の医療に関する調査および研究の推進
> - 療養生活環境整備事業の実施(難病相談・支援センター事業等の法定化)

図 2-2-7　難病対策の歴史②難病医療法成立以降

> **【医療費助成】指定難病の検討‥‥2017年9月現在330疾病が対象**
> - 指定難病検討委員会による対象疾病の検討
> - ①第一次実施分‥‥56疾病から110疾病に拡大(2015年1月1日より)
> - ②第二次実施分‥‥110疾病から306疾病に拡大(2015年7月1日より)
> - ③第三次実施分‥‥306疾病から330疾病に拡大(2017年4月1日より)

> **【福祉サービス】福祉サービスの対象疾病の検討‥‥2017年9月現在358疾病が対象**
> - 障害者総合支援法対象疾病検討会による対象疾病の検討
> - ①第一次分‥‥130疾病から151疾病に拡大(2015年1月1日より)
> - ②第二次分‥‥151疾病から332疾病に拡大(2015年7月1日より)
> - ③第三次分‥‥332疾病から358疾病に拡大(2017年4月1日より)

> **【難病対策】難病医療法の基本方針の策定‥‥2015年9月に策定**
> (1) 医療等の推進の基本的な方向　(2) 医療費助成制度に関する事項
> (3) 医療を提供する体制の確保に関する事項
> (4) 医療に関する人材の養成に関する事項　(5) 調査及び研究に関する事項
> (6) 医療のための医薬品、医療機器及び再生医療等製品に関する研究開発の推進に関する事項
> (7) 療養生活の環境整備に関する事項
> (8) 医療等と難病の患者に対する福祉サービスに関する施策、就労の支援に関する施策
> 　　その他の関連する施策との連携に関する事項　(9) その他重要事項

出典）筆者作成

障害者手帳
特定疾患患者のうち、身体障害者手帳を取得している人数の割合は2011(平成23)年度データによると21％。疾患によっては9割近く手帳を取得している疾患がある一方で、2％しか手帳を取得できない疾患もあることが明らかとなっている。

だったが、研究対象となる疾患のうち患者数が少ないなど、公費負担という方法をとらないと原因の究明や治療方法開発などが困難になると考えられる疾患を特定疾患として助成対象にする、いわば研究協力への見返りとして始まった。

その後、難病患者の生活支援施策として、④地域における保健医療福祉の充実・連携、⑤QOLの向上を目指した福祉施策の推進の2つの柱が加えられる。特に1996(平成8)年に⑤が加えられたことで、障害者手帳を

取得できず、介護保険や障害福祉サービスの対象にならない難病患者に対し、難病患者等居宅生活支援事業としてホームヘルプやショートステイ、日常生活用具給付などが実施された。こうして治療研究を目的とする疾病対策の中で難病患者に対する福祉施策も講じられるようになり、難病対策の範囲は拡大されてきた。その後、生活支援については2013（平成25）年4月施行の障害者総合支援法の対象に「治療方法が確立していない疾病その他特殊の疾病」が追加されたことで、現在は障害者制度に移行して実施されている。

[2] 難病者の生活実態・ニーズ

難病は、その疾患領域や疾患ごとだけでなく、同じ疾患であってもその状態はさまざまで、1人ひとりが必要とする支援や合理的配慮は多種多様である。財団法人北海道難病連が実施した全国調査によれば、主な症状として痛み、倦怠感を挙げる回答が多く、その症状も毎日という人や日内変動がある人、日によって変化が激しいという人もいる。これらは見た目にわかりにくく、いわば「見えない障害」であるため、周囲の理解が得られにくい。ただ怠けているだけではないか、と思われがちであるため、支援を受ける際の大きな障壁となっている。

こうした難病患者の相談機関として、概ね都道府県ごとに1か所設置されている難病相談支援センターがある。電話や面接による相談や就労支援、各種講演会などが行われており、センターの運営主体によって特色のある取り組みがなされている。

なお、就労支援については各都道府県ごと1か所ずつハローワークに難病患者就職サポーターが配置され、難病相談支援センター等と連携した就労支援の取り組みが行われている。

他方、筋萎縮性側索硬化症（ALS）のように進行性でADLが著しく低下し、医療的ケアの欠かせない重度障害の患者においては、在宅療養を支える体制の整備が求められている。現在、各都道府県はこのような重症患者の入院を受け入れる拠点病院や協力病院を指定する等、難病医療提供体制整備事業の実施をしている。

なお、これら難病の各疾患の情報や各相談窓口、患者会に関する情報などはインターネット上の難病情報センターというウェブサイトで見ることができる。

全国調査
厚生労働省平成22年度障害者総合福祉推進事業「難病患者等の日常生活と福祉ニーズに関するアンケート調査」

見えない障害
体力がなく疲れやすい、といった機能障害は見た目にはわからないが、可処分時間が制限されることで就労など社会参加の際の障壁となりやすい。

ADL: activities of daily living
日常生活動作。

難病情報センター
検索エンジンで難病を検索すると1番上に難病情報センターのウェブサイトが出るようになっている。
http://www.nanbyou.or.jp/

3. 制度の谷間、利用契約になじまないニーズと障害者問題

A. 障害者の暮らしの場と家族への依存

[1] 暮らしの場の実態

(1) 国の考え方

国は、障害者の暮らしの場のあり方について、第5期障害福祉計画の基本指針で、「地域のあらゆる住民が、『支え手』と『受け手』に分かれるのではなく、生きがいをともに創り、高め合うことができる『我が事・丸ごと』地域共生社会の推進」が明示された。

「障害者等の生活を地域全体で支えるシステム」を実現するため、「地域生活拠点整備」に加えて、世代や分野を超えた、住民による包括的な支援体制の構築、インフォーマルサービスの提供等、地域の社会資源を最大限に活用し、施設等からの地域移行（9％）、入所施設の定員削減（2％）を進めるとしている。

地域生活支援では、自立等に係る総合相談窓口、地域の課題を他人事ではなく「我が事」として取り組む「自助・互助」の促進を提起している。

(2) 地域の実態

住み慣れた地域で暮らし続けることは、すべての人の願いである。しかし、現在の地域社会は、障害のある人が安心して暮らせる場とは程遠く、重度の障害を持つ我が子を介護している75歳の母親は「後期高齢になりますと、明日の健康がわかりません。病気になればその日から生活は成り立ちません。区役所等の福祉課に相談にいっても施設に空きがないのが現状です。」と暮らしの不安を訴えている。大阪府堺市の障害児者（1143名 2008〔平成20〕年調査）の主たる介護者の89％が母親であり、作業所通所者（727名 2012〔平成24〕年調査）の母親の年齢は、60歳以上が67％である。さらに、父親または母親の片親および両親不在の家庭は40％以上であることも明らかになった。介護者が病気や死亡のため、ショートステイ事業所を長期にわたって転々としている障害者が常時25人前後いることも判明。入所施設を抑制し、家族依存を推進している国の施策の結果である。家族介護が困難になり、次の居場所を求めて他府県の入所施設を探す不安定な生活を余儀なくされている障害者の心情を考えると国が唱える「地域共生社会」の推進は、福祉に対する国の責任を放棄し、個人や地

「我が事・丸ごと」地域共生社会
地域の福祉的課題を「他人の事」とせず「我が事」として世代や分野を超えて地域住民が支え合いながら（互助）共に生きる社会、そこには国の責任が明示されていない。

地域生活支援拠点
居住支援機能と地域支援機能が一体化した多機能拠点構想で、夜間や休日等の緊急時に対応し、地域生活を支援する仕組み。3年周期で見直され2015（平成27）年度から実施される「第4次障害福祉計画」に初めて位置づけられた。

インフォーマルサービス
法律や制度に基づかない形で提供されるサービスをいう。

移行9％、定員削減2％
障害福祉計画は、3年ごとに見直されるもので、今回の第5期福祉計画は、2018（平成26）年〜2020（平成30）年の計画で、「％」の起点になる年度は2016（平成28）年度末時点の施設入所者数。数値は、2020年度末までに達成すべき目標。

ショートステイ
「ショートステイ」制度は、地域で暮らす在宅障害者の生活を支えるために家族の冠婚葬祭や親のレスパイト（休養）として作られた制度で、入所施設等に併設された短期入所事業、1週間以内の連続利用が原則だが、入所施設の抑制が続いている昨今、在宅介護が困難になった施設待機障害児者が例外的に1か月単位の長期間、継続して利用しているもので、全国的に恒常化しており「ロングショート」という創作語が一般化している。

域に転嫁するもので、障害者・家族の願う「地域保障」とは程遠い実態がある。

[2] 家族介護から自立（自律）するための条件

　障害者の地域での暮らしを支えていくために必要な支援として、先の調査では、81％の人が利用しやすいショートステイを求めている。施設の絶対的不足と人材確保等の制度的保障が不十分であることの結果である。

　将来の暮らしの場についての希望は、「グループホーム 48％」「入所施設 35％」、および「将来も家族のそばで暮らし続けたい 57％」という強い願いがある。障害を持つ子の行く末を見届けたい、という親の強い心情がうかがえる。しかし、現在のグループホームの人的体制、環境条件では、医療的ケア、行動障害やてんかん等、専門的な支援を必要とする障害者の受け入れは困難な状況であり、入所施設が圧倒的に少ない堺市の現状では、親の高齢化や病気など介助が困難になっても、無理を押して家族介助を続けるか、ショートステイをつなぎながら、他府県の入所施設を探すしか選択肢はないのである。このように障害者の暮らしにとって大きな役割を担っている入所施設の身近な地域での拡充も重要である。

　障害を持った人たちが、住みなれた街で暮らし続けるための暮らしの場の条件は、まだまだ脆弱である。障害者権利条約（19条）は、暮らしの場について、障害者は他の者との平等を基礎として、居住地を選択し、どこで誰と生活するかを選択する機会を有するとしている。暮らしの場を選択し、必要な個別支援を利用する機会が保障されるべきである。

グループホーム
6人〜10人未満の障害者生活施設。世話人（給食支援等が任務）が1名以上配置され、小規模の集団生活を行う。原則として日中、夜間の支援員配置はない。障害が重いため事業所が独自に配置した場合はアルバイト程度の支援費が加算される。
設備基準があいまいで、6畳程度の個室が一般的、共用スペースが少なく作業所の休日等は、親元に帰る人が多い。

[3] 暮らしの場の条件

　暮らしの場の条件として①安全で、プライバシーが守られる私的な「空間」、②家族や友人などとすごす余暇活動の「時間」、③社会に参加する多様な「機会」等の要素が必要であり、生活の場と社会参加の場の分離を前提とした社会資源の拡充が必要とされる。

　特に24時間体制の「生活支援システム」は、入所施設の地域移行者やケアホームで暮らす人だけでなく、家族との在宅生活を送っている障害者、一人暮らしや夫婦生活を営む障害者にとっても、地域生活を安心して続けるための不可欠な条件である。さらに、行動障害やてんかん等、専門的な支援ニーズを持つ障害者への対応には、通常の介助以上の専門性が求められる。障害の重い人が「地域で暮らす」ということは、社会の側の受け入れや理解が不可欠である。福祉教育の充実はもちろん、行政や地域の自治会等が中核となった支援ネットワーク作りや啓発活動などが必要であ

生活の場と社会参加の場の分離
通常、施設内で行われる入所施設利用者の日中活動は施設が閉鎖的になりやすい要因の1つ。入所者の社会参加の機会を増やすため、住まいと日中活動の場を分離することを「職住分離」と言う。

る。

特に、その人が積重ね、広げてきた日中活動や社会参加、生活の質が守られることも大切である。そのためにも、家族依存ではなく、国の責任で、基本指針の理念に見合った諸施策の抜本的改善が必要である。

B. 在宅障害者問題

[1] 在宅生活を支える支援制度と支給量

障害者総合支援法による障害者の在宅生活を支える支援には、居宅介護（身体介護・家事援助・通院介助）、重度訪問介護、行動援護、同行支援、また、地域生活支援事業の必須メニューである移動支援などがある。

筆者は頸髄損傷者で四肢まひや体温調整、感覚などに障害があるため、食事や着替え、排尿排便など日常生活のあらゆる場面で介助が必要になる。現在、妻と2人の子どもと暮らしており、自分に必要な最低限の介助を確保するために、身体介護81時間、家事援助36時間、通院介助25時間、移動支援75時間、あわせて217時間の支援を受けて生活している。具体的なサービス利用としては、居宅介護を1日3〜4時間（朝1.5時間、夕2時間）、また外出に必要な移動支援を月に10回程度使っている。

サービスの支給決定は、申請者（障害者・家族）の支援ニーズや必要性に基づき、自治体の判断で行われる。しかし、支給量は青天井で認められるわけではなく、多くの自治体はサービスごとの支給基準（いわゆるガイドライン）を持っており、この基準に照らして支給量が判定される。

たとえば、下記の表（表2-3-1）のように、横軸でその人の障害の重さや

自治体独自の支給基準（ガイドライン）
障害の重さや生活・介護力の状況等を勘案して判断するために、多くの自治体が定める一定の支給基準のこと。障害者総合支援法の居宅介護は、介護保険制度のように支給額が決まっているのではなく申請者の意向を検討し、市区町村が決定する。本来支給量には上限がなく、ゆえにALS等の重度障害者には1日24時間の支給をしている自治体もある。しかしながら、実態として多くの自治体は財政難等を理由に、このガイドラインに基づき支給量制限を行っている。

表2-3-1　自治体独自の支給基準（居宅介護のガイドライン例）

介護力	居宅介護	障害の重さと支援の必要度											
		最重度			重度			中度			軽度		
		現在の生活状況											
		フルタイム	軽い活動	自宅生活	フルタイム	軽い活動	自宅生活	フルタイム	軽い活動	自宅生活	フルタイム	軽い活動	自宅生活
小	身体	81	81	102	45	45	54	25	25	30	9	9	9
	家事				36	36	48	32	32	32	21	21	21
中	身体	44	53	59	30	30	34	9	9	14	0	0	0
	家事				14	23	25	14	14	21	9	14	21
大	身体	9	14	23	9	14	5	5	9	5	0	0	0
	家事				0	5	9	0	0	5	0	0	5

注）表の数字は時間数（支給する時間の目安）

支援の必要度、また生活状況（日中活動のあるなし）を判断し、あわせて縦軸で介護力の度合いを勘案して、基本的な支給量の上限が決められる。

　これは筆者が住んでいた自治体の基準だが、これに従うと、筆者の場合、障害は「最重度」、生活状況は作業所に通っていたため「軽い活動」、介護力は、障害のない妻と同居のため「中」となり、身体介護・家事援助ともに53時間の支給ということになる。ところが、この支給時間では実際に筆者が必要だと感じる支援には足りず、自治体の担当者と何度も話し合い、その必要性を認めてもらい、なんとか支給量を確保するにいたった。

　このように日本の障害福祉サービスでは、同居家族の状況までもが支給決定に影響し、必要な支援を必要な分だけ確保する障壁となっている。そして、特に障害が重く、より多くの支援を必要とする人ほど支給量確保が困難なのが実態である。ゆえに和歌山市では筋萎縮性側索硬化症（ALS）患者により24時間ヘルパー派遣（見守りを含む長時間支援の重度訪問介護）を求める訴訟が起こされたほどである。こうした実態がある中、国は「支給決定は自治体の裁量である」とし、責任を自治体に丸投げしている。さらに国は、ヘルパー派遣時間を増やすたびに市町村の持ち出しが増える仕組みである「国庫負担基準」を作り、サービス費の抑制を図っている。

　国では「施設から地域へ」「病院から在宅へ」の政策を進めているが、在宅支援制度がまだまだ不十分な中で、少なくとも、障害者が1人の人間として自立生活が送れる十分な支給量を保障できるよう、支給決定のあり方や国庫負担基準の廃止などを含めた根本的な法制度の見直しが必要である。

［2］地域間格差とサービス内容の制限

　障害者の社会参加を保障する具体的なサービスとして欠かせないのが外出支援である。中でも移動支援は大きな役割を果たしている。しかし、この移動支援は、国からの財源が乏しく自治体が独自に実施する地域生活支援事業であるため、地域間格差が大きい事業の1つでもある。

　たとえば、2015（平成27）年3月の利用実績では、移動支援の実利用者数が最も多いのは大阪府の1万9189人で支出額が7億4777.6万円、最も少ないのは秋田県の49人、76.6万円となっている。これだけを見ても大都市圏と地方との格差は大きく、過疎地域に行くほど支援サービスそのものがないことがうかがえる。また、移動支援はサービス内容や対象者、支給量等も含め、すべて自治体が決めているため、たとえば、映画等の娯楽や居酒屋等での飲食が制限されたり、1日を超える宿泊を要する支援、

24時間ヘルパー派遣を求める訴訟
2012（平成24）年4月「同市（和歌山市）が1日8時間余りしか支給決定しなかったことを違法とし、21時間以上の支給をせよ」とする判決が言い渡され、市側も認めざるを得ないとした訴訟。

国庫負担基準
本来国が費用の2分の1を保障するべきサービスのうち、支給額の上限を定め、それを超過した分の費用は市町村負担とする。

移動支援の利用実績
地域生活支援事業の実施状況（平成28年3月／厚生労働省障害保健福祉部企画課自立支援振興室）

また、プールや温泉の介助は禁止されたりするなど、各自治体によって支援内容も大きく異なっている。そもそもこうした社会参加を保障する支援は全国一律に提供されるべきであり、多くの障害者団体が求めている「移動支援は国の個別給付で実施すべき」との要求を早急に実現すべきである。

最後にこの他にも、入院時（一部改正あり）や学校・職場でのヘルパー派遣が認められない問題など、現状では「制度の谷間」が多く存在している。2014（平成26）年1月に日本も批准した障害者権利条約が求める「障害者がすべての人権及び基本的自由を差別なしに完全に享有することを保障すること」を実現するためにも、これらサービス内容の制限の撤廃が必要不可欠である。

C. 高齢障害者問題

少なくない障害者が高齢期を迎え送れるようになった。障害者の長命化は望ましい出来事だ。しかし、長命化に社会が追いついていない結果、さまざまなことが起こっている。これまでの障害者施策は「生きること」「よりよく生きること」「働くこと」「働く場を充実させること」に力を注いできた。がゆえに、高齢期を迎えた障害者についての蓄積が乏しかった。

心身に障害と病を抱える障害者にとっての高齢期は、非障害者のそれとは違う困難がある。と同時に、1人でできることが少なくなるという共通点も抱えている。1人でできること、1人で生きること、できることが少なくなることはつらいしさびしい。そういう共通点を持つ高齢世代にとって、障害分野が切り開き、蓄積してきたことは多大なる成果だ。

たとえば、障壁の少ない街づくりなどはそう言えよう。「老いがい」という言葉があるが、「老い」の先行きに障害分野の実践があった。そういう蓄積抜きの「高齢社会論」には重大なる欠陥があると言えよう。

命を長らえるために、高齢障害者にさまざまな「延命措置」が施される。どれほど障害が重くても、生きるために、より良く生きるために、医療の力を借りる。たとえば、胃ろうを造設した高齢者をどう見るのか、どう見ればいいのかが、高齢期を生きる高齢（障害）者観に必要とされている。

筆者は60歳のとき（2006〔平成18〕年）、脳幹梗塞で倒れた。6か所の病院にあわせて15か月間入院して、治療を受けリハビリに励んだ。重度だったこともあって、今では車いす利用者になったし、嚥下障害なので、

入院時のヘルパー派遣
2016（平成28）年4月に成立した障害者総合支援法の一部改正法により、2018（平成30）年4月から入院時のヘルパー派遣（重度訪問介護利用者の一部のみ）が認められるようになった。しかし、医療従事者への介助方法の伝達やコミュニケーション支援に限定されており、障害者・家族が要望してきたヘルパーによる入院中の直接介護は認めないという不十分なものとなっており、問題が残されたままになっている。障害者総合支援法の一部改正法（正式名称／障害者の日常生活及び社会生活を総合的に支援するための法律及び児童福祉法の一部を改正する法律）

胃ろうから栄養剤を注入してもらっている。誤嚥性肺炎で入院もした。脳梗塞の再発を防ぐために服用している薬（血液をサラサラにする薬）の副作用で腸からの出血もあった。右耳は全く聞こえないし、右目の視力は落ち視野も狭くなった。そして何よりも顔はゆがみ、発音が聞き取りにくい。

そういう障害を持っている筆者が、不便を感じているいくつかを述べる。

- 講座、芝居、コンサートなどに出かけると、主催者は「車いす席を用意しています」という。その席は最後部や最前列が多い。列の真ん中でもスペースがなく「利用できる」といったものが多数だ。さらに言えば、階段は段差があって、スロープになっていない。

  その会場では、車いす利用者は最前列に案内される。そこを拒否すると最後列に行かねばならない。そこは車いす席ではないらしくて、椅子の背中を眺めながら正面を観ることになる。椅子の後ろに張り巡らされている鉄柵の高さが車いすに座ると邪魔をして、視野を遮る。演者が見えないまま音だけ聞こえる。悪いことには、最前列と最後列は階が違う。移動するためにエレベーターを使う必要があるが、エレベーターの乗降口ははるか離れたところにある。

- 右耳の聴力がなくなった。利き腕だった右手が不随意運動をすることもあって、不便なのは電話。右耳が聞こえたら、電話を挟んで相手の話を聞くことができる。右耳が聞こえないので、受話器は左の耳に挟む。右手は不随意運動をするので左手に頼る。パソコンが故障したとき、電話機の先の人の指示に基づいて直そうとするのだが、これが難しい。言われるごとに受話器を置いて作業をして、再び3度と電話をとり上げるのだが……。

- 車いすに乗って外出する。時には歩車分離でない道も歩く。片耳しか聞こえないので、背後の音がどこから来るのかがわかりにくい。遠近もそうだが左右もわかりにくい。車が後ろから近づいてくるのは、音でわかる。しかしそれ以上の情報は伝わらない。

  片耳が聞こえないと、多人数の話が雑音として聞こえる。あるいは、音と声は聞こえるのだが、話者（音の発信元）が誰なのかがわからない。音と声が混じってしまう。

- 嚥下がスムーズにすすまない。筆者の場合、脳幹梗塞の結果、身体の右半分が麻痺していて、麻痺は頬から舌、喉の筋肉にも及んでいる。したがって、口に入った飲食物を食道にまで送り込むことが簡単には進まない。飲食物を口の正面から口に入れられない。嚥下力が不十分なので、

飲食したものが喉に残る。残ったものが気道に入り込むかもしれないので、残り物を吐き出す。困るのはその音。一気に吐き出そうとすると、大きな音が出る。吐き出すものは人の前では口にしない。

- 正面から飲みにくい。ムセないようにソロリソロリとストローから飲む。やわらかいものでも、やわらかさは千差万別、ドロリ具合が高いものは飲みにくいし残りやすい。あまりにもサラリとしていると、残りにくいがこれも飲みづらい（典型は水）。

"嚥下障害"は外から見えない。"嚥下障害"の不便さに想像が及びにくい。嚥下ができないことは誤嚥性肺炎と結び付く。「胃ろう」技術の開発で多くの命が助かった。

ところで、胃ろうが「延命治療」の技術であるかのような理解（誤解）が広がっている。問われているのは「命」の理解であり、人間理解の程度だ。長命を喜べない社会がそこにはある。筆者の実感から言えば胃ろう技術は「生の喜び」をもたらしてくれる技術だ。

D. 障害児者の性・恋愛、結婚問題

[1] 否定されてきた障害児者の性

性には、健康で美しい身体という基本的なイメージがあるため、障害のある人たちは、長い間、性から最もかけ離れた存在としてみなされてきた。障害者には性的な発達や性欲などまるでなく、いつまでも子どものままのような中性的な存在であることを期待された。

また、性は一人前の大人のものという暗黙の認識があるため、介助の手が生涯必要な障害者には、関係のないものとして扱われてきた。思春期になり、障害のある若者が初潮や射精を迎え、性的な関心を持つようになると、親や家族は「蓋をしてなかったことにしたい」と、性を困りごととして考える。本来、身体的に大人になったということは祝福されるべきことだが、障害のある人たちは将来結婚をしたり子どもを持ったりなどできるはずがないという考え方が、まだ日本では当たり前にあるので、障害者の性は不要で、むしろ困ったものであるという偏見が強い。障害者に対して、本人の望まない不妊手術や、生理介護を省くための違法な子宮摘出手術が優生思想を背景に行われてきた事実は、それほど古いことではない[1]。

優生思想

しかし、人間として生を受けた以上、どんな障害があっても性から逃れることはできない。性と生とは、分かちがたい人間のありようなのであって、そのことは、国際的な流れの中に見ることができる。国際障害者年の年1981（昭和56）年に、世界性科学者会議（現在、性の健康世界会議）

国際障害者年

は「心身に障害がある人々はすべて性的な存在であり、この社会の構成員として性の喜びを享受する権利をもつ」と宣言し、数々の段階を踏まえ、2006（平成18）年国連総会で採択された障害者権利条約23条1項「家庭及び家族の尊重」に至ったのである。

> 障害者権利条約

[2] 恋愛と障害受容

恋愛とは、他を排除し選びあった2人が恋い慕うことであり、その排他性において、他の人間関係と性格が異なる。そういった関係を築くことは障害のある人たちには困難な課題であり、次の3つが重要だと思われる。

1つ目は、他者を愛する「主体」であるために、自分自身を肯定し自分を好きになるということである。障害者の場合、自己受容や自己肯定は、自分の障害をどう捉え、どう向き合い、どう引き受けていくかという「障害受容」に触れることなくして得ることはできない。

> 障害受容

2つ目は、恋愛はお互い自立した関係でなければ成立しないため、障害から発生する困難を、ある程度自分の責任で解決できる力がなければならないということである。自分の障害について他者に説明し、必要な支援を得ようと社会資源を活用する力量が恋愛の場面でも重要になるだろう。その意味でも、障害受容が大きく関わってくる。

3つ目は、恋愛においては、お互いを支え合う関係を目指す必要があるということである。何かをやってもらうだけでなく、相手に何かをやってあげられる存在としての自分を見出すことが、恋愛の第一歩であると思う。

以上のように、障害当事者側の主体としての問題もあるが、出会いの場が少ないことが恋愛を困難にさせる大きな原因である。社会に参加し、さまざまな人と出会える機会を多くするために、バリアフリーや外出時のサービスの充実など、社会的な条件整備が望まれる。

> バリアフリー

[3] 障害者の結婚を支えるもの

障害者にとって困難な恋愛を成し遂げ、他を排除して選びあった相手と結婚し、一緒に暮らしたいと思っても、障害者の結婚をめぐって親や家族が反対するという現実がまだまだ日本にはある。障害者と健常者が結婚する場合は、健常者の家族に「障害者と結婚したら苦労するに決まっている」と反対され、障害者どうし結婚する場合も、「不自由な者どうしが結婚生活などできるはずがない」と両方の家族に反対されることが多い。

障害者の結婚が反対される背景には、何があるのだろうか。長い間ずっと日本の社会を支配してきた「性別役割意識」が、特に障害者の結婚にお

> 性別役割意識

いてはいまだ重くのしかかっているように思われる。障害のない人には薄れつつある性別役割意識だが、就労や家事労働が困難な障害者に対してはこの意識が固定観念として押し付けられ、「働けず収入もないのに結婚なんて」「家事ができないんだから結婚なんて無理」と、性別役割が結婚に反対することを正当化する理由にされてしまい、このことは全面介助が必要な重い障害の人たちをいっそう結婚から遠ざけ、自分の家庭を持つという生き方をあきらめさせてしまう。

ホームヘルパー制度

しかし、ホームヘルパー制度の充実によって、家事労働の問題は解決されつつある。もっと日常の流動的な生活に即したきめ細かな対応がなされていけば、障害の重い人たちの結婚生活も充分可能になる。また、経済的な問題においても、障害者雇用を進めることはもちろん、就労できない人にも結婚生活を送れるだけの所得保障が考慮される必要がある。2011（平成23）年度から障害者基礎年金の子の加算について改正されたが、子どもがなくても結婚して家庭を持つ時点で、特別な障害者手当などを支給し、最低保障年金と合わせて生活保護基準に達するようにするなど、障害者が当たり前に結婚できるような条件整備が緊急な課題であると思われる。

障害者基礎年金の子の加算

生活保護基準

注）
(1) 日本では、1949（昭和24）年から1992（平成4）年にかけて、1万6520人以上の障害者に対して本人の同意のない不妊手術が行われた。

E. 余暇活動

障害の有無にかかわらず、地域で当たり前に暮らすためには、各々の好みに応じた活動やそれに参加する機会が提供され、選択の自由がそこにあることが必要不可欠である。

余暇活動とは、障害のある人たちが、自ら選択した何らかの活動に参加することで、日々の生活に潤いを与え、通常の豊かな暮らしを享受する社会参加の一つのかたちである。

厚生労働省は、行政や福祉系団体が障害者の交流活動や文化芸術活動の呼びかけを行っても、障害のある人たちの余暇活動や地域交流活動がなかなか活性化しない背景として、障害のある人が参加できる行事やサークル活動が圧倒的に不足していること、情報の不足、あるいは移動の困難と活動継続の難しさを挙げている[1]。

その一方で、草の根的な活動からしだいに広がっていった障害のある人

の活動の一つに、障害者アート（エイブルアート、アール・ブリュット等）がある。障害者アートは、障害のある人の豊かな自己表現を社会に発信していく試みとして注目を集めている。

障害のある人の余暇活動を支援するとは、障害のある人に自由で豊かな自己表現の場と機会を提供し、社会参加を促すことで、障害のある人たちの個性豊かな暮らしの実現に向けて、私たちが彼らとともに歩む営みに他ならない。

障害者アート

F. 谷間の障害

2013（平成25）年から施行された障害者総合支援法では、制度の谷間（谷間の障害）を埋めるために障害者の範囲に難病等が加わり、障害者手帳を持たない難病患者も福祉サービスや相談支援等の対象になったものの、「治療方法が確立していない疾病その他の特殊の疾病であって政令で定めるものによる障害の程度が厚生労働大臣が定める程度」に限定され、関節リウマチ、筋萎縮性側索硬化症（ALS）等、130疾患にとどまった。

のちに、2017（平成29）年4月から、障害サービス等の対象となる疾病が358疾病へと拡大されたが、未だすべての難病患者を包摂するには至っていない。

もとより、疾病や障害の診断がそのまま本人の生活の困難を反映するとは限らないことから、各機能障害（身体・知的・精神）に次々と疾病を加えて列挙するのではなく、障害や疾病を抱える本人の生活の困難に基づき、支援ニーズを勘案してサービスを提供する方法が望ましいと考えられる。

制度の谷間（谷間の障害）

G. 累犯障害者問題

「刑務所の中にたくさんの障害者がいる」という声を反映して、2006（平成18）年、「罪を犯した障がい者の地域生活支援に関する研究」が、福祉と司法関係者らのもとで開始され[2]、その成果を受けて、2009（平成21）年度より、地域生活定着支援センターが発足、2011（平成23）年度末には全国47都道府県への整備が完了した。

しかし、今日、すべての障害のある矯正施設退所者が安心して暮らすことができるようになったわけではない。その中には、帰住先が決まらず、既存の障害者施設では支援が困難であることを理由に行き場を失くし、再び犯罪を繰り返してしまう者も少なくない。

彼らが地域で安心して暮らすためには、本人の生活圏にできるだけ多く

地域生活定着支援センター
高齢または障害により支援を必要とする矯正施設退所者を対象として、保護観察所と協働して福祉サービス等を提供する機関。業務内容には、①帰住先の調整、②出所後のフォローアップ、③福祉サービス等の利用に関する相談等がある。

の良き理解者（司法・福祉・医療の各専門職に加えて、家族・友人・知人ら）が組み込まれた支援体制（ネットワーク）を構築する必要がある。

具体的な支援においては、以下の４点が重要である。①本人を支える専門職自身の偏見や先入観をつねに自覚して関わること、②医療機関や継続して本人と関わってきた関係者らの情報に基づくアセスメントによって、本人の複雑な生育過程と障害特性を適切に理解すること、③通常の福祉的支援と同様、本人の生活の質（QOL）の向上と維持を念頭において関わること、④他者との関係構築が得意でない人に対しては、安心できる信頼関係の構築を目指しつつ、十分な配慮と工夫をもって関わること。

だが、何よりも大事なのは、支援者が、犯罪に巻き込まれてしまった人の最初で最後の味方であり続けるということである。

注）
(1) 若狭つくし会編『障害者の社会参加活動の支援に関する調査―厚生労働省障害者総合福祉推進事業』若狭つくし会，2012.
(2) 田島良昭『罪を犯した障がい者の地域生活支援に関する研究（平成18-20年度）厚生労働科学研究（障害保健福祉総合研究事業）報告書』2009.

4.「我が事・丸ごと」地域共生社会と障害者問題

A. 福祉（施策）のパラダイムを転換

2016（平成28）年７月、政府（安倍内閣）は、「福祉のパラダイムを転換する」と「我が事・丸ごと」地域共生社会実現本部を設置する。以後、福祉の主たる内容となる法制度、報酬単価等の方針はここで検討されることになる。そして2017（平成29）年５月「地域包括ケアシステムを強化するための介護保険法等の一部を改正する法」（31本の法の一括改訂法、主な施行は翌年度から。以後「強化法」と略す）が制定される。保育・障害・高齢等の福祉全分野に及ぶものであり、障害福祉も今後大きく変わる方向が提起されている。

まず指摘せねばならないことは、福祉の根本を変えると謳いながら、社会保障審議会障害者部会、障害者基本法の障害者政策委員会等、関係者が参加する委員会等が全く無視されて、即ち官僚のみの本部で事が進められていることである。暴走と言わざるを得ない。

障害者政策委員会
➡ p.207
第10章２節 A. [2] 参照。

何を転換するのであろうか。第一次安倍内閣（障害者自立支援法制定時）は、「成長力底上げ戦略」で、フリーター・ニート等と並べて障害者の「自立自助＝就労自立」重視施策を提起した。就労移行支援事業の重視、工賃倍増計画等で具体化されたとおりである。就労自立＝脱福祉かつ納税による福祉費貢献という国の福祉費削減戦略と言える。

しかし、就労自立の一面的強調施策、労働か福祉かという二分法施策は、「二分法モデルから対角線モデルへ」と提起されたように、福祉と労働のそれぞれの施策を充実しかつ総合保障するものではなく、成果をあげ得ない（実際に当初目標、障害者雇用率の達成、工賃倍増はその後に消滅）。

そしてこれらの失政を反省することなく打ち出されたのが、今回の施策であろう。就労自立に向かう人たちの課題は、障害福祉や生活保護等分野ごとにある制度の周辺に位置している。制度から漏れやすい人たちであり生活問題等も抱えている。こうした縦割り制度の谷間にある課題を、地域住民が「我が事」として担い、分野ごとにある福祉事業者・職員が該当分野を超えて「丸ごと」担うという「自立自助を前提にした互助・共助の地域共生社会」なのである。

福祉のパラダイム転換というが、憲法で第一義に位置づけられている「公助」がない点は変わっていない、「自立自助」を前提にすることも変わっていない、一面的強調施策が変わっただけで、根本問題には依然として踏み込もうとしていない施策であろう。

B.「我が事・丸ごと」施策と障害者問題

[1]「我が事」施策

制度の谷間にある人の課題は「地域住民等」が「解決を図る」と、前述強化法で明示された。行政役割はそれらを「促進する」のみと限定されている。住民のボランティアだけでできるのであろうか、福祉事業職員を狩り出す仕組みもある。2016（平成28）年3月社会福祉法人制度改革で社会福祉法人に当該事業以外の「地域の公益的取り組み」をすることが義務づけられる。さらに企業のように内部留保を貯めこむ役員体制と会計方式が導入され、内部留保のある法人には「地域公益事業」実施義務が課せられる。当該分野の処遇費と人件費を削って捻出された費用による職員狩り出しである。

国にとっては安上がりな谷間対策であり、当該事業の利用者にとっても重大な問題であり、職員にとっては労働条件がさらに厳しくなる問題であ

就労移行支援事業の重視
一般就労への移行を目的とする障害者総合支援法の福祉サービス。就労系サービスのなかで職員配置基準、報酬単価が一番高い。第5章3節B.参照。

工賃倍増5か年計画
就労系の福祉事業の工賃を倍増する計画。2006（平成18）年から取り組まれたが、その結果は2012（平成24）年に約2000円の減額であった。

二分法モデルから対角線モデルへ
一般就労であろうと福祉施設での福祉的就労であろうと、福祉法と労働法の双方が適用され、サービスも双方が利用できるようにすべきという政策提言、「骨格提言」でも採用。第5章1節D.参照。

障害者雇用率
→p.157
第6章2節A.参照。

「地域住民等」が「解決を図る」
2017（平成29）年5月改訂社会福祉法4条。強化法による一括改訂の一つ。

2016年3月社会福祉法人制度改革
社会福祉法改正による。企業と同様に課税をという圧力がかけられるなかで、社会福祉法人の公的性格の証しとして当該事業以外の「地域の公益的取り組み」が義務づけられた。さらに内部留保（必要な経費等を除いた残額）がある法人には「地域公益事業」実施が義務づけられた。

ろう。そして何よりもこうした安上がりで公的責任軽視の民間まかせの支援で谷間にいる人たちのニーズに応えられるのであろうか。

[2]「丸ごと」施策

　制度や分野の垣根を取っ払った事業展開、混合利用が「丸ごと」とされている。2016（平成28）年3月社会福祉法人制度改革で内部留保による乗っ取り（吸収合併の法定化）・多角経営が容認され、強化法で相談事業・地域活動支援センター等の地域生活支援事業の他分野「地域型」との一体運営が解禁され、介護保険利用者と高齢障害者との共生型サービスも法提起されている。いずれも詳細な内容は今後となろうが、国の構想によれば「兼用設備、兼務・兼任職員」さらに「制度横断型職員養成・資格」が描かれている。専門性で蓄積されてきた設備、支援内容、資格養成等を無視した安上がりな寄せ集めとしか言いようのない「丸ごと」が描かれている。

　谷間にいる人、複層的なニーズを持つ人への支援、両方の専門家がかかわり、かつ統合した新たな支援も必要である。1＋1＝2でなく3となる。いうまでもなく1にしてはならない。谷間にいる人の権利の総合保障のあり方が現代的に問われてきている。

　障害者問題も、保育・高齢・生活保護・若者問題等と複雑にいりくんできており、福祉の公的責任問題として共通にある課題も見えてきている。分野や制度を超えた連携がさらに重要になってきている。

考えてみよう

- パラリンピックを控え、車いすバスケットが激しいスポーツとしてマスコミ等で紹介されています。「見て面白いスポーツ」ですが「参加できる車いす障害者は……」、どう考えますか。
- 20歳から64歳人口に占める障害者人口の割合、スウェーデンはおよそ5人に1人です（日本は20人に1人ですが）。5人に1人だと障害者は、市民は、どんな障害観・障害者意識を持つのでしょうか。考えてみませんか。

地域づくりに資する事業の一体的運営
地域生活支援事業（障害）、地域支援事業（高齢）、地域子育て支援拠点事業（子ども子育て）などの市町村裁量が大きい事業については、市町村の裁量で分野・制度を超えて一体的に運営できるようになった。
2017年3月各分野の課長通知。

共生型サービス
強化法によって介護保険法のサービス事業として新設。65歳以上の障害者利用を主に想定しているが、介護保険利用者も利用できる共生型（混合）である。高齢障害者を年齢によって別のサービス・介護保険に強制的に移行させることが主たる狙いである。第5章10節B. 参照。

制度横断型職員養成・資格の構想
社会福祉の諸資格養成を、共通の基礎と各分野ごとの専門に分け、短期間で諸分野で働ける職員養成・資格をつくる構想。

第3章 国連・障害者の権利条約と障害者権利保障の歴史

　障害者の歴史は、人権侵害からの解放のための過程である。第2次世界大戦前は、戦争で負傷した軍人への対策が中心であった。たとえば、第1次世界大戦による傷痍軍人の職業復帰をめざすアメリカの「戦傷軍人リハビリテーション法」（1918年）は有名である（ただし、1920年には一般的な障害者にまで拡大する「職業リハビリテーション法」が制定される）。対して、一般の障害者には、戦争の遂行のために、民衆による差別を背景とした優生思想などに基づく政策が、著しい人権侵害をもたらす。日本での遺伝性疾患をもつ者に対する不妊手術などの強制（子孫の否定）、ドイツでのアウシュビッツによる障害者の大量虐殺は有名である。

　よって、障害者の人権向上を目指す施策の進展の中心は、戦後である。それは、人間らしく生きたいという要求と運動、それを支える思想、自治体や国家、国際連合などの政策によって少しずつ実現していく。そして、2006年には現時点での障害者の人権保障の到達点といえる「障害者の権利条約」が国連で採択され、2014（平成26）年には日本も批准した。したがって、本章では、権利条約の意義とともに、障害者の人権保障を目指す国際的動向と国内的展開を学ぶ。

1

　第1節では、国際的な障害者施策の発展過程を学ぶ。国際連合が「知的障害者の権利宣言」、「障害者の権利宣言」、「国際障害者年」などの施策を実施し、各国に働きかけきたことから、国連の障害者施策の経過を中心に扱う。また、「障害者権利条約」の意義と、社会福祉の職業的専門家としての権利条約の見方も学習する。

2

　第2節では、日本国内での障害者施策の発展過程を学ぶ。法制度施策の進展の内容が、各時代の社会・経済状況、人権侵害問題や事件、切実な要求や運動、国連施策などの国際的動向の影響、障害者施策の縮小を目指す政策的誘導とその対抗など、何を背景にすすめられたかを習得することが重要である。

※本書の巻末には、障害者施策の国際的動向と国内的展開を示す「年表」を掲載した。史的展開の理解のために、活用してもらいたい。

1. 国連・障害者権利条約

A. 国際的な権利保障の発展過程

[1] 国連による障害者政策の端緒

世界では、人口の約15%にあたる10億人以上がなんらかの障害を持ち、うち1億1000万人～1億9000万人は日常生活できわめて重大な困難に直面している[1]。障害を持つ人々は、障害を持たない人々に比べて、いまだに「健康状態が悪く、学校に通学し修了する割合が低く、失業率が高く、貧困率が高い」状況に置かれている[2]。この背景には「障害者の権利は、歴史的に人権保障制度においてなおざりにされ、人権への取り組みにおいて障害者は見落とされてきた」ことが影響している[3]。

1945年に発足した国連は、1948年の「世界人権宣言」において、すべての人の尊厳と権利の平等を認め、「失業、疾病、心身障害、（中略）その他不可抗力による生活不能の場合は、保障を受ける権利を有する」（25条）と保護の対象となる状態の中に障害を含めたが、差別禁止事由（2条）の中に含めなかった[4]。さらに、1966年に国連総会で採択された2つの「国際人権規約」においても、障害について特に言及されることはなかった。

国連の障害者政策は、1950年に行われた経済社会理事会による決議「身体障害者の社会リハビリテーション」が始まりとされる。当時、第2次世界大戦での戦傷者を中心に障害者は保護や治療の対象であり、国連は、各国政府にリハビリテーションや障害予防に関する技術的援助を行っていた。1950年代後半に入ると、それまで救貧的保護の対象であった障害者の問題が、社会福祉の観点から認識されるようになる。1950年代のデンマークにおける「ノーマライゼーション」を目指した運動を受けて、60年代には脱施設化、障害者の社会参加を求める動きが加速した。ただし、この時代の国連の取り組みは、障害をもつ人の福祉や公的サービスを受ける権利を保障しようとすることに留まっていた。

個人の機能障害を問題とする医学モデルから、障害者を取り巻く社会的障壁を問題にする社会モデルへの転換が始まるのは、1960年代末である。1971年には初の障害者にかかわる国際人権基準である「知的障害者の権利宣言」が採択された。ここでは、「（最大限実行可能な限り）」と限定付きにせよ、「他の人々と同じ権利を持つ」というノーマライゼーションの

2つの国際人権規約
「経済的、社会的、文化的権利に関する国際規約」と「市民的、政治的権利に関する国際規約」。前者を社会権規約、後者を自由権規約と呼ぶ場合もある。

ノーマライゼーション
➡ p.14
第1章2節B.参照。

知的障害者の権利宣言
前文と7条からなり、権利の平等性、医療・教育・訓練・リハビリテーション・指導を受ける権利、経済的保障と就労、地域生活に参加する権利、保護者を持つ権利、虐待などの取り扱いから保護される権利を定めている。

理念が初めて確認された。また1975年にはすべての障害者を対象とした「障害者の権利宣言」が採択された。「障害者の権利宣言」は、障害者は「その障害の原因、特質及び程度にかかわらず、同年齢の市民と同等の基本的権利を有する」（3条）と初めて限定なしに他の人々と同じ権利を持つことを明記し、国際基準としては初めて「障害者」の定義を示した（1条）。

[2] 1980〜90年代―「国連障害者の十年」と「障害者の機会均等化に関する基準規則」

70年代の上記の2つの宣言は、権利の実現のために加盟国に国内的・国際的行動を求めた。それを受けて国連では、障害者の「完全参加と平等」をテーマとして1981年を「国際障害者年」と定め、翌1982年には「障害の予防・リハビリテーション・機会均等化」という目標を達成するための具体的内容や方法を示した「障害者に関する世界行動計画」が採択された。そして、1983〜1992年を「国連障害者の十年」として、加盟各国に「世界行動計画」の実施を求めた。

従来の人権基準では十分に人権が保障されない対象に関して「女性差別撤廃条約」（1979年）、「子どもの権利条約」（1989年）が採択され、基本的ニーズを満たすだけでなく権利の実現を目指す人権アプローチが国連において重視されるようになった。「子どもの権利条約」には、初めて「障害」が差別禁止事由に含まれ（2条）、知的・身体的障害をもつ児童の尊厳の確保、自立促進、社会参加について明記された（23条）。

「国連障害者の十年」の中間年（1987年）には「専門家会議」が開かれ、法的拘束力のある障害者差別撤廃条約の必要性が指摘された。それを受けて「国連障害者の十年」終了後も「世界行動計画」を継続するために、法的拘束力のある人権条約を作ろうとする提案がイタリア（1987年）やスウェーデン（1989年）から出されたが、合意が得られなかった。しかし、条約の代わりに障害者の人権保障のガイドラインである「障害者の機会均等化に関する基準規則」（以下、基準規則）が1993年に採択された。基準規則は、法的拘束力を持たないものの、加盟国に「完全参加と平等」の目標を達成するための法律の制定を求めた。さらにそれが遵守されているかどうかを確認するモニタリングが各国政府に対し行われ、モニタリングの委員会には障害当事者の団体がメンバーとなった。また基準規則と同時に「社会における障害者の完全統合に向けて―世界行動計画の継続」（1993年）も採択され、2010年までに「万人のための社会」（one society for all）の達成を目指し、世界行動計画を継続するための具体的長期戦略の開

障害者の権利宣言
前文と13条からなり、「障害者」の定義、例外のない権利の享受、尊厳と権利の平等性、市民的政治的権利、自立への諸手段を受ける資格、医学的心理的リハビリテーション・教育・職業教育・訓練とリハビリテーション等、経済的社会的保障と就労、特別なニーズを考慮される権利、社会的創造的活動・リクリエーション活動に参加する権利、差別や虐待などの取り扱いからの保護、人格や財産の保護のための権利擁護、障害者の権利に関する問題への参加等を定めている。

障害者の機会均等化に関する基準規則
基準規則は、①前提条件（原則1〜4）、②対象分野（原則5〜12）、③実施方策（原則13〜22）から構成されている。②の対象分野には、アクセシビリティ、教育、就労、所得保障と社会保障、家庭生活と人間としての尊厳、文化、レクリエーションとスポーツ、宗教の8分野が規定された。

発と実施の重要性が指摘された。

[3] 1990年代以降―地域レベルでの取り組み

1990年代以降、各国および地域レベルでの法制化や取り組みも活発になった。アメリカでは、1990年に、障害に基づく差別を禁止する世界初の法であり、合理的配慮を掲げた「障害をもつアメリカ人法」（ADA）が公布された。ADAは、その後のオーストラリア（1992年）やイギリス（1995年）での障害に基づく差別を禁止する法律の制定につながり、国際的に影響を与えた。

アジアにおいては、「国連障害者の十年」の後継として、ESCAP（国連アジア太平洋経済社会委員会）の決議により、1993年より「アジア太平洋障害者の十年」（1993～2002年）が開始され、障害者の生活の質を高めるための12の政策目標が掲げられた。最終年の2002年には、10年をさらに延長することが提案され、2003～2012年「第2のアジア太平洋障害者の十年」の行動計画として、「びわこミレニアム・フレームワーク」（BMF）が採択された。さらにBMFの最終年の2012年には、BMFに代わる次の10年間の行動計画として、「仁川戦略」が採択されている。

一方、ヨーロッパでは、1996年に欧州理事会が「障害者のための機会均等に関する決議」を採択し、障害者の社会参加を促進していくために障害に基づくあらゆる差別を撤廃すべきという方針が打ち出された。また雇用及び職業における均等待遇に関する枠組みを示した「雇用均等待遇指令（2000/78/EC）」が2000年に発効された。その後2003年を「欧州障害者年」と定め、2004～2010年の行動計画が策定され、実施された。

さらに中南米を中心とした米州機構では、1999年には「あらゆる形態の差別を防止・撤廃し、社会への完全統合を促進する」ことを目的に掲げた「障害者差別撤廃米州条約」が採択された。また「アフリカ障害者の十年」（2000～2009年）、「アラブ障害者の十年」（2004～2013年）など、世界の各地域レベルで「機会均等化」実現に向けた取り組みが展開された。

[4] 2000年以降―「障害者権利条約」の採択と日本の動き

21世紀に入ると、障害者権利条約制定に向けての動きが始まった。2001年の国連総会において、メキシコ政府の提案により、条約検討のための特別委員会を設置する決議が採択された。その後2004年から特別委員会での本格的な政府間交渉が始まり、最短期間という3年間で2006年12月13日に「障害者権利条約」（以下、権利条約）が第61回国連総会で採択された。権利条約は、2007年3月30日に署名のために開放され、

障害をもつアメリカ人法
ADA: Americans with Disabilities Act of 1990

アジア太平洋障害者の十年（第一次）
障害者の生活の質を高めるための12の政策目標とは、国内調整、立法、情報、啓発広報、施設の整備およびコミュニケーション、教育、訓練および雇用、障害の予防、リハビリテーション・サービス、介助機器、自助組織、地域協力である。

びわこミレニアム・フレームワーク
「インクルーシブで、バリアフリーな、かつ権利にもとづく社会」に向けての行動をテーマに7つの優先的行動分野（自助団体・家族・親の団体、女性障害者、早期発見と教育、職業訓練と雇用、施設へのアクセス、情報・通信へのアクセス、能力構築と社会保障等による貧困の緩和）及び各項目ごとに重要課題、目標、求められる行動が示されている。

仁川戦略
「貧困の削減と労働および雇用見通しの改善」等の10の目標と進捗度を測る指標を定めている。

雇用均等待遇指令（2000/78/EC）
雇用における障害等の理由に基づく直接差別と間接差別を規定及び禁止し、「合理的調整」の提供およびポジティブ・アクションの促進を位置づけ、その後のヨーロッパ各国での障害者差別禁止の法制化に貢献した。

2008年5月3日に発効した（20か国の批准により発効）。日本政府は2007（平成19）年9月27日に署名した。「権利条約」の作成過程における重要な特徴は、"nothing about us without us"（私たち抜きに私たちのことを決めないで）の標語に示されるように、障害当事者を含む障害者団体が参画し、積極的に貢献したことである。

日本国内では「締結の前に国内法の整備を」進めるべきという障害当事者等の意見も踏まえ、民主党政権下で、2009（平成21）年12月に内閣総理大臣を本部長とする「障がい者制度改革推進本部」が内閣府に設置され、障害当事者や家族、学識経験者からなる「障がい者制度改革推進会議」が設置された。そこでの議論をもとに障害者基本法の改正（2011〔平成23〕年8月）、障害者総合支援法の成立（2012〔平成24〕年6月）、さらに2012年12月に発足した自公連立政権の下で障害者差別解消推進法（障害者差別解消法）の成立および障害者雇用促進法の改正（2013〔平成25〕年6月）等の制度改革が行われた。その後、日本は2014（平成26）年1月20日条約の批准書を国連に寄託し、140番目の締約国となった（同年2月19日にわが国において発効）。

> **障がい者制度改革推進会議**
> 26人の構成員のうち14人が障害当事者や家族であった。2012（平成24）年7月より「障害者政策委員会」に引き継がれた。

B. 障害者権利条約の意義と内容

[1] 障害者権利条約の概要——普遍的な人権を障害者の視点で

障害者権利条約（以下、権利条約）は前文、本文50条、末文からなる。また、個人通報制度を定めた障害者権利条約選択議定書（日本は他の条約と同様に選択議定書は批准していない）が同時に採択されている。

権利条約は、「全ての障害者」が「あらゆる人権と基本的自由」を完全にかつ平等に享有することの促進・保護・確保と、「障害者の固有の尊厳の尊重」を目的としている（1条）。権利条約は包括的に障害者の人権を規定するものであり、「障害者のために新しい権利を創出するものでなく、既に人権として確立されている諸権利を障害者に実質的に保障する」ことを目指している[5]。

次頁に権利条約の基本的な指針である一般原則（表3-1-1）と権利条約で定めている権利（表3-1-2）を示す。

> **全ての障害者**
> 原文では「障害をもつ人」（persons with disability）であるが、日本政府の公定訳に準じて、以下、障害者とする。

表 3-1-1　障害者権利条約の一般原則（第 3 条）

（a）固有の尊厳、個人の自律(自ら選択する自由を含む。)及び個人の自立の尊重
（b）無差別
（c）社会への完全かつ効果的な参加及び包容
（d）差異の尊重（多様性）
（e）機会の均等
（f）施設及びサービス等の利用の容易さ
（g）男女の平等
（h）障害のある児童の発達しつつある能力の尊重

表 3-1-2　障害者権利条約に定められている権利

- 差別なしに法律による平等の保護及び利益を受ける権利（第 5 条）
- 生命に対する権利、身体の自由及び安全についての権利（第 10 条・第 14 条）
- 法律の前に人として認められる権利（財産を所有、相続し、金銭を管理し、信用や金融を利用する権利を含む）（第 12 条）
- 司法への完全なアクセス（裁判や司法手続の利用を含む）（第 13 条）
- 拷問又は残虐な、非人道的な取扱いからの自由（第 15 条）
- 搾取、暴力及び虐待からの自由（第 16 条）
- 個人の心身のインテグリティ（不可侵性）への権利（第 17 条）
- 移動の自由への権利（国籍を有する権利を含む）（第 18 条）
- 地域で生活する権利（第 19 条）
- 個人の移動の容易さの確保（適切な移動補助具や技術へのアクセスを含む）（第 20 条）
- 表現及び意見の自由（第 21 条）
- プライバシーの尊重（第 22 条）
- 家庭及び家族の尊重（第 23 条）
- 教育を受ける権利（第 24 条）
- 健康を享受し、リハビリテーションを含む保健医療サービスを受ける権利（第 25・26 条）
- 労働についての権利（第 27 条）
- 相当（十分）な生活水準や社会保障についての権利（第 28 条）
- 政治的及び公的活動への参加の権利（投票する権利を含む）（第 29 条）
- 文化的な生活への参加の権利（第 30 条）

［2］障害者権利条約の意義

権利条約の意義は、次の 3 点に整理できる。

1 点目は、障害および障害者に関する新たな概念を示したことである。まず、前文で、障害が①「発展する概念」であり、②「機能障害を有する者とこれらの者に対する態度及び環境による障壁との間の相互作用である」こと、また③「機能障害がある人が（中略）社会に完全かつ効果的に参加することを妨げるものによって生ずる」ものであるという認識を示し、1 条に障害者の定義として「長期的な身体的、精神的、知的又は感覚的な機能障害であって、様々な障壁との相互作用により（中略）社会に完全か

つ効果的に参加することを妨げ得るものを有する者を含む」とした。

ここで重要なことは、①「障害」の概念が固定的なものでなく、時代や社会環境の変化に伴い（たとえば医療やIT技術の進歩により機能障害が生活上の「障害」とならなくなるように）変化する概念であること、②「障害学」の影響を受け、個々の持つ機能障害が不利益を生み出すのではなく、機能障害と環境（社会参加を妨げる障壁）との相互作用で生じる不利益を障害として捉える社会モデルの考え方が取り入れられていることである(6)。さらに注意すべき点は、③障害者＝「長期的に機能障害のある人」でなく、それらの人々を「含む」という表現により、障害者の範囲を狭く限定せず、短期的に機能障害を持つ人や、容貌障害など機能障害を持たないが差別を受ける人も含まれることである(7)。権利条約において、障害者を従来の保護や治療の対象ではなく、権利を行使する主体として位置づけたことは、障害者観のパラダイム・シフトであると言える。

> 障害学

2点目は、障害に基づく差別の概念を新たに示したことである。「障害に基づく差別」は、2条に、「障害に基づくあらゆる区別、排除又は制限であって（中略）全ての人権及び基本的自由を認識し、享有し、又は行使することを害し、又は妨げる目的又は効果を有するもの」を指し、「あらゆる形態の差別（合理的配慮の否定を含む。）を含む」と定義されている。ここで重要なことは、直接差別だけでなく、直接的に差別を目的としていなくても差別の実質的な効果を生じさせる間接差別および合理的配慮を提供しないことも差別に含まれると規定されたことである。

> 間接差別
>
> 合理的配慮

「合理的配慮」は、従来の他の人権条約にはない、新しい概念である。定義（2条）によれば、「他の者との平等を基礎として」すべての人権・基本的自由の享有・行使の確保に必要な、かつ適当な「変更及び調整」で、「特定の場合において必要とされ」、かつ「均衡を失した又は過度の負担を課さない」ものであり、「身体の自由及び安全」（14条）、「教育」（24条）、「労働及び雇用」（27条）で定められている。つまり、合理的配慮とは、教育や雇用等の分野で、①個別の障害者のニーズに基づき、②個々の状況に適切な変更を行う（施設や設備など物理的環境の調整をしたり便宜を図る）ことであり、その一方で、③過度の金銭的負担や抜本的な変更のような過重な負担を伴わないものである(8)。締約国には、平等の促進と差別の撤廃のために「合理的配慮が提供されることを確保するための全ての適当な措置をとる」ことが求められている（5条3項）。合理的配慮は、障害者が障害をもたない他の人々と平等な立場に立つために必要な措置であり、障害者を（障害をもたない人の）環境や規範に合わせようとする医学モデルではなく、むしろ障害者の社会参加を阻害する環境自体を変えようとす

る社会モデルに基づいている。

3点目は、「社会参加」すなわち（社会の立場からは）「障害者の社会へのインクルージョン」の達成のための具体的な方策が定められていることである。「インクルーシブな社会」の実現のためには、障害者が「他の者との平等を基礎として」（1条等）処遇されることが原則であり、この文言は条文の中で何度も繰り返されている。これらを実質的に保障していくための方策が、①合理的配慮（5条3項）、②（事実上の平等を促進し、または達成するために必要な）特別の措置（5条4項）、③アクセシビリティ（施設およびサービス等の利用の容易さ）（9条）などである[9]。

［3］社会福祉専門職にとっての障害者権利条約

社会福祉専門職は、権利条約に定められた理念と障害者のもつ権利を理解し、それらが障害者を取り巻く現状や障害者施策および支援の実践に反映されているかを絶えず点検し、障害当事者や家族および関係者とともに理念を生かすための方策を考えることが必要である。その際に充足されているかどうか確認する重要な権利として以下の3点がある。

> 支援を受けた意思決定
> ➡ p.20
> 第1章2節B.［5］欄外キーワード「意思決定支援」参照。

1点目は、「支援を受けた意思決定」を受ける権利（12条）である。権利条約では、その前文および3条の一般原則に「個人の自律及び自立（自ら選択する自由を含む）」が挙げられている。つまり、自律とは、選択等の意思決定を行うことと考えられる。意思決定については、障害者は「生活のあらゆる側面において」他の人と同様に「法的能力」を有することが認められ、締約国は、障害者の法的能力の行使に必要な支援を提供するための措置を取らなければならない。ここでは、成年後見制度等による、第三者が「法的能力の行使ができない」本人に代わって決める「代行決定」という権利擁護のしくみだけでは不十分であり、障害者を「法的能力の行使の可能性をもつ人」[10]として認め、「代行決定」によらない意思決定支援の方法の開発が求められている。

2点目は、地域社会で生活する権利と地域社会へのインクルージョンである（19条）。この条文では、居住場所や誰と住むかを選択する機会と「特定の生活施設で生活する義務を負わない」権利を保障している。また地域の中で孤立させないサービスの提供や、サービスや施設がニーズに対応していることも求められる。（施設や病院等への）入所が義務づけられていないかどうか、本人が希望するノーマルな生活様式がどの程度実現できているのか、ニーズに基づいたサービスの提供が行われているかをみる視点が必要である。

3点目は、「相当な生活水準及び社会的な保障」の実現である（28条）。

前文で強調された「障害者の大多数が貧困の状況下で生活している事実」と「貧困が障害者に及ぼす悪影響に対処する必要性」を認識し、そのために必要な措置を取ることが求められている。その中には、障害者とその家族の基礎的な生活を保障する経済的給付（所得保障）、水や住宅等の基礎的インフラが（安価に）利用できアクセスできるような環境整備、教育や雇用の場においては合理的配慮を伴うインクルーシブな教育や経済活動への参加などが含まれるだろう。支援者には、障害者の生活水準の把握とともにその改善のための調整や代弁が求められている。

C. 権利条約実施状況の検証

[1] 障害者権利条約の国内および国際的な監視システム

「権利条約」は、国連総会の採択から2016年12月で10年の節目を迎え、2017年6月において174か国が批准、13か国が署名している。締結国のすべての障害者にとって、条約で規定された権利が守られているかどうかを監視するための仕組みとして国内および国際的な監視システムがある。

国内では、国内における監視機関の設置が義務づけられており（33条1項）、これは他の既存の国際人権条約にはない仕組みである。その2項には、条約を「促進・保護・監視」するための枠組みの指定や設置を義務づけるとともに、3項には障害者および障害者を代表する団体の関与と参加を定めている。日本では、障害者基本法に基づいて設置された、内閣府所管の障害者政策委員会が国内監視機関となっている。

国際的には、他の国際人権条約と同様に、国連に「障害者権利委員会」（以下、「権利委員会」）が設置されている（34条）。「権利委員会」の主な役割は、締約国から提出される権利条約の履行状況の報告を検討し、審査を行い、「総括所見」と呼ばれる勧告を作成することである。

具体的には、まず、締約国は、自国で条約が効力を生じた後、2年以内に、「条約に基づく義務を履行するためにとった措置及びこれらの措置によりもたらされた進歩に関する包括的な報告」（以下、「政府報告」）を「権利委員会」に提出しなければならない（35条1項）。次に「権利委員会」は「政府報告」の内容を明確化し補完するための「事前質問事項」を締約国に送付し、回答を受け取る。次に、「権利委員会」と締結国政府間での「建設的な対話」を経て、今後改善・修正しなければならない点を勧告としてまとめた「総括所見」が採択される。締結国の政府は勧告を受けた点についてその後の4年間で取り組みを進め、さらに4年ごとにその実施状況を報告する義務がある（5条2項）。

障害者権利委員会
権利条約を批准した国から選出され、障害者の人権に関して能力や経験をもつ18名の専門家から構成されている、独立した機関。2016年6月の委員選挙において、石川准氏が日本から初めて委員に選出された。

[2] わが国における「政府報告」の提出とパラレルレポートの意義

日本政府は、2016（平成28）年6月に第1回目の「政府報告」を「権利委員会」に提出した。「権利条約」には、「政府報告」の作成が公開され、かつ透明性のある過程でなければならない（35条4項）と定められている。わが国でも、障害者政策委員会や障害者団体等によるパブリックコメントの指摘を受けて、数回にわたり案が修正され、最終報告が作成された。

一般的に「政府報告」は、政府が講じた措置（法律や政策）等の達成度を強調する傾向がある。そのため、「権利委員会」が各国の障害者が置かれた実情や条約の実施を阻んでいる課題を理解し、バランスの取れた見解を得るためには、その国の障害者団体等によるパラレルレポートが重要な役割を果たすことになる。

わが国では、日本障害者協議会（JD）が、政府報告に対し「パラレルレポートに関する資料」を作成し、JD加盟団体からのパブリックコメントや実態調査の資料を項目ごとに整理して示した。日本の「政府報告」に対しては、障害者団体や学識者から、個別の施策の推進状況を説明したのみで、障害者の生活実態に関するデータが不足している、各条文が含意する内容が含まれていない、包括的な課題の把握がなされていない、施策の有効性が検証されていない、等の批判がされている。なぜ日本の障害者施策の中に「権利条約」の理念や主旨が十分に生かされないのか、その実施を阻む課題は何か、考えてみよう。

注）
(1) WHO, World report on disability, 2011.
http://www.who.int/disabilities/world_report/2011/en/
(2) 前掲書 (1).
(3) OHCHR (Office of the United Nations High Commissioner for Human Rights), Monitoring the Convention on the Rights of Persons with Disabilities: Guidance for human rights monitors (Professional training series No. 17), 2010.
(4) UN, The United Nations and Disabled Persons-The First Fifty Years, 2003.
http://www.un.org/esa/socdev/enable/dis50y00.htmtop
(5) 長瀬修・東俊裕・川島聡編『障害者の権利条約と日本―概要と展望』生活書院, 2008.
(6) 伊東亜紀子「障害者の権利条約―その意義、条約策定過程、今後の課題」2007
http://www.dinf.ne.jp/doc/japanese/rights/rightafter/ri_itoh.html
(7) 岩村正彦・菊池馨実・川島聡・長谷川珠子「特集　障害者権利条約の批准と国内法の課題：障害者権利条約の批准と国内法の新たな展開―障害者に対する差別の解消を中心に（座談会）」『論究ジュリスト』8, pp.4-26, 2014.
(8) 前掲書 (7).
(9) 藤井克徳『私たち抜きに私たちのことを決めないで―障害者権利条約の軌跡と本

質』やどかり出版，2014.
(10) 木口恵美子「自己決定支援と意思決定支援─国連障害者の権利条約と日本の制度における『意思決定支援』」『東洋大学福祉社会開発研究』6, pp.25-32, 2014.

2. 日本における障害者福祉のあゆみ

A. 戦前

[1] 古代から近世における盲人に対する施策

　わが国では、盲人に対する施策が、早くから発展していた。たとえば、官職が与えられ身分を保護されるなどの施策が奈良時代から江戸時代にかけて行われていた。

　弦楽器のひとつである琵琶を弾く盲目の僧侶が多かった琵琶法師の階級としての「検校」・「座頭」といった身分は、その代表的な例である。これは、三条天皇の失明や唐から招かれ日本に帰化後に貧民救済を行った僧侶であった鑑真が盲目であったことに関係していると言われている。

[2] 恤救規則と民間篤志家による実践

　一方で、盲人に対する施策などの一部を除き、いわゆる障害者施策は明治期までほとんど存在していなかった。障害者に対する国の施策として初めてと言えるものは、1874（明治7）年に公布された恤救規則である。

　恤救規則は、窮民対策を主な目的としており、障害者を対象としている施策ではなかったが、働くことができない障害者は「廃疾」とされ、その一部に位置づけられていた。しかし、その範囲は限定的なもので「無告の窮民」を対象としており、「人民相互の情誼（地縁・血縁などによる相互扶助を指す）」によって救済がなされることを前提としており、内容的にはきわめて不十分なものであった。

　一方で、戦前の障害者福祉は長い間、民間の篤志家の慈善的な活動や事業によって支えられていたといっても言い過ぎではない。その代表的なものとしては、たとえば、石井亮一の滝乃川学園での知的障害児に対する実践などがある。

[3] 富国強兵政策と傷痍軍人救済

　こうした戦前の障害者福祉の状況の中において、早くから発展したのは

恤救規則

石井亮一
1867～1937
孤児（孤女）や知的障害児の保護・教育に力を注いだ実践者で、1934（昭和9）年に設立された精神薄弱児愛護協会〔現　日本知的障害福祉協会〕の初代会長を務めた。

滝乃川学園
石井亮一が孤女救済のために1891（明治24）年に設立した孤女学院を前身とする日本国内初の知的障害児施設。設立年は1897（明治30）年とされる。

戦争で負傷し障害を負った帰還兵＝傷痍軍人対策によるものである。

明治維新後、「富国強兵」「殖産興業」といったキャッチフレーズの下、帝国主義化したわが国は、日清戦争（1894〔明治27〕～1895〔明治28〕年）や日露戦争（1904〔明治37〕～1905〔明治38〕年）などを経て、その結果多くの傷痍軍人を生み出すこととなった。

こうした傷痍軍人の対策として、1906（明治39）年には廃兵院法が公布され、戦闘で負傷し障害を負った兵士を収容し、一定程度の生活を保障していく施設として廃兵院を設立、1917（大正6）年には軍人の家族にまで対象を広げた軍事救護法が制定され、軍事関係者の生活が保障されるようになった。

これらの施策は、「富国強兵」政策の一環として行われ、その水準も当時としては諸外国と比較しても劣らない高水準であった。

［4］救護法の制定

恤救規則は長い間、わが国における救貧施策の根拠となってきたが、対象がきわめて狭い範囲に限定されていたために、昭和初期に入ると既に対応ができなくなってきており、機能していない状態になっていた。そこでこれに代わる法律として、1929（昭和4）年に救護法が制定された。財政難のために施行は1932（昭和7）年からとなったが、障害を持つ者は「不具廃疾」と呼ばれ、心身に障害があり就業が困難な者を対象としたため、恤救規則の時代から大きく対象が拡大した。

救護法

一方で、この時期までの障害者施策は、独立した施策ではなく救貧施策の一部として位置づけられてきたことが特徴である。

B. 戦後の草創期

［1］社会福祉体系の整備と身体障害者福祉法の制定

第2次世界大戦の敗戦をうけ、アメリカを中心とするGHQ（連合国軍総司令部）の占領下において、天皇中心の帝国主義国家から民主的な国づくりを迫られたわが国は、1946（昭和21）年に日本国憲法を制定し、「国民主権」「基本的人権の尊重」「平和主義」を柱とする憲法の下で、新たな法体系の整備の中で戦前と戦後では障害者福祉のあり方も大きく変化することとなった。

身体障害者福祉法

1949（昭和24）年には、身体障害者福祉法が制定され、わが国において救貧施策ではない初めての障害者、特に身体障害者を対象とし、手帳の交付や身体障害者福祉司といった専門職の配置、更生相談所の設置などを

身体障害者福祉司

行う法律が誕生することとなった。この法律は、保護法ではなく職業的更生を基本的な性格としており、最終的な目的は就労（職場復帰）であり、そのための指導訓練などの環境整備であった。

[2] 精神薄弱者福祉法の制定と「親の会」の運動

戦後、いち早く法整備がなされた身体障害者福祉分野に比較し、知的障害者福祉分野はやや遅れた動きとなっていた。

1950年代初頭には、知的障害者を対象とする施策はほとんどなく、知的障害児の多くが就学猶予・免除の扱いを受け、学校教育を受ける権利さえ剥奪されていた。こうした状況の中で、知的障害児の親たちが「精神薄弱児育成会（現在の全日本手をつなぐ育成会の前身）」を結成した。いわゆる「親の会」の誕生である。

「親の会」の運動は、養護学校・特殊学級（〔現〕特別支援学校・特別支援学級）の設置や知的障害児施設の増設、知的障害者のための法整備などを目標に全国に広がりを見せることになった。

こうした運動は当事者運動というよりは、どちらかというと家族などの関係者、あるいは支援者によって行われてきた運動であった。それは、知的障害者や重度の知的障害と肢体不自由が重複するなど障害が重く自らの主張を表明していくことが困難である重症心身障害児者の代弁者として行われてきたという側面もあった。目標を掲げ具体的な施策を求めていくという意味では大きな意義があり、その成果が1960（昭和35）年に精神薄弱者福祉法（現・知的障害者福祉法）の制定に結びつくこととなった。制定当時は、知的障害者の施設収容を主な目的とした法律であり、国立秩父学園が設置され、重度児収容棟の設置などが行われた。この法によって、知的障害者施設の法定化がなされ、こうした運動が、その後の各地における施設の設立などにつながっていった。

> 精神薄弱者福祉法
> 知的障害者福祉法

C. 高度経済成長期とその後

[1] 障害者施策の拡充と権利保障運動の誕生

1960年代に入るとわが国は戦争からの復興需要で高度経済成長期時代を迎える。国民所得も上がってくる中で社会福祉の拡充が図られていくようになってきた。

1960（昭和35）年には精神薄弱者福祉法に加え身体障害者雇用促進法が制定されるなど障害者施策も徐々に拡充がなさるようになった。施設の増設も進み重度知的障害者を収容する大規模施設であるコロニーが全国各

> 身体障害者雇用促進法
> 現在の障害者雇用促進法の前身であり、当時は身体障害者しか施策の対象としていなかった。

地に作られるようになった。特殊教育（〔現〕特別支援教育）の体制も整備され、障害の程度や種類別に養護学校（〔現〕特別支援学校）や特殊学級の整備も進んだ。

こうした中で、日本教職員労働組合に参加していた教員や研究者などを中心に1967（昭和42）年に全国障害者問題研究会（全障研）が結成され、長い間、就学猶予や就学免除といった扱いを受けていた知的障害児の教育権や憲法の理念に基づく社会保障権を主張する権利保障運動として、養護学校義務制の実施などを求める運動に発展していった。

[2] ライシャワー事件と精神障害者施策

ここまで、身体障害者福祉、知的障害者福祉の状況について記述してきたが、1960年代は、精神障害者に対して厳しい差別や偏見が向けられた時代でもあった。

> ライシャワー
> Reischauer, Edwin Oldfather
> 1910～1990
>
> ライシャワー事件

1964（昭和39）年にアメリカのライシャワー駐日大使が精神障害者の一少年に刺されるといういわゆる「ライシャワー事件」が起き、精神病院の整備が喫緊の課題となり、警察が治安対策して精神病床の拡充を政府に迫るという状況が生み出され、特に在宅の精神障害者をできるだけ精神病院に収容していこうという方向性が出された。

こうした状況の中で、精神障害者に対する差別や偏見はますます強くなり、当事者は声をあげることもできない状況が続いていた。

[3] 心身障害者対策基本法の制定と当事者運動の登場

1960年代に入りさまざまな障害者施策が講じられてきたものの高度経済成長を支える労働力の確保対策は、一方で労働力としての稼動が困難な在宅の障害者を増加させ、その介護負担などから「親子心中」や「障害児殺し」が社会問題化するようになってきた。その対策として、政府は重度の障害者を施設に収容する方向性を打ち出すなど、経済的な対策法として、1970（昭和45）年に心身障害者対策基本法を制定した。こうした施策拡充の動きに対して、歓迎する向きもあったが、一方で、当事者で組織する「日本脳性マヒ者協会・青い芝の会」などから施設収容に対する厳しい批判運動が展開された。

> 心身障害者対策基本法
> この法律の「心身障害者」とは、知的障害者・身体障害者を指し、精神障害者についてはその対象に含まれていなかった。
>
> 青い芝の会
> 脳性マヒ（CP）者の視点から、生活の実際を記録した自主映画の上映運動などを通して「健全者（健常者）」の中に潜む差別意識を痛烈にあぶりだし、社会に問題提起をしようとした。こうした運動は、告発型運動とも呼ばれており、後の自立生活運動に大きな影響を与えた。

また、経済成長を第一とする弊害も顕著となり公害が蔓延し、国民の生活・福祉との矛盾が深まる中で、社会のあり方や厳しい差別に立ち向かい、時には過激な主張や手段も含みながら問題提起もされた。これらの当事者運動には賛否両論があったものの、障害者福祉の発展プロセスにおいて忘れてはならないことである。1970年代は後半にかけて、こうした当事者

運動が活発になった時期でもある。

[4] 国際障害者年とその後の動向

　国連は、1975年に「障害者の権利宣言」を採択し、1981年を「完全参加と平等」をテーマに「国際障害者年」そして、それに引き続き1992年までを「国連障害者の十年」とした。しかし、国内では、これに対応しようとする動きは遅く、政府は前年の1980（昭和55）年に国際障害者年推進本部を設置するのみにとどまった。一方で、民間レベルでは障害者団体が労働組合、市民団体などと共同し行動計画の策定などが行われていた。こうした動きを後追いするかのように1982（昭和57）年に政府は「障害者対策に関する長期計画」を策定した。1990（平成2）年には、福祉八法改正によって、障害者分野も含め在宅福祉サービスが法的に位置づけられ、身体障害者関係事務の市町村一元化がなされた。また、障害者対策に関する長期計画の策定から約10年後にあたる1993（平成5）年には、心身障害者対策基本法を大幅に改正した障害者基本法が制定された。

　障害者基本法は、施策の計画的推進と障害者の自立と社会、経済、文化、その他あらゆる分野の活動への参加を推進することを基本理念としており、心身障害者対策基本法と比較すると理念の部分において大幅に発展し、この法律を根拠に国には障害者基本計画の策定義務、都道府県、市町村には障害者計画の策定努力義務が課せられるようになった。

　また、1980年代～90年代には、アメリカのバークレーなどで1970年代初頭に行われていた自立生活運動（IL運動）などが日本国内でも活発に行われるようになった。

D.1990年代後半から現在

[1] 社会福祉基礎構造改革と障害者福祉制度

　1990年代後半になるとバブル経済が破綻し、国の財政赤字が膨らんできたことが大きな理由の1つとなり社会福祉基礎構造改革が叫ばれるようになり、2003（平成15）年には、従来「措置」であったものが「契約」方式となる支援費制度が導入された。

　2005（平成17）年には、支援費制度のしくみを引き継ぐ形で障害者自立支援法が制定された。同法は確かに、身体・知的・精神といった障害種別ごとに提供されていたサービスを一元化したが、支援費制度のときにはなかった、サービスを受けた際の自己負担の発生など「応益負担」の原則が適用される。所得に関わらず一定の利用者負担が発生するために、障害

福祉八法改正
急速な高齢化を背景として膨れあがっていた福祉財政を見直すという名目で、従来の福祉六法から生活保護法を除く老人福祉法、児童福祉法、身体障害者福祉法、精神薄弱者福祉法（現・知的障害者福祉法）、母子及び寡婦福祉法（現・母子及び父子並びに寡婦福祉法）の五法に、社会福祉事業法（現・社会福祉法）、老人保健法、社会福祉・医療事業団法を加えた関係法の整備による在宅福祉政策の推進と地方への権限移譲を目指した改革。

障害者基本法
「障害者」の定義に、はじめて精神障害者が含まれ、法の対象であることが明確化され、1995（平成7）年の精神保健福祉法の制定へと結びついた。

障害者基本計画

障害者計画の策定努力義務
ただし、2004（平成16）年6月の法改正で、都道府県は改正法の公布日から、市町村は2007（平成19）年4月から、努力義務ではなく、義務化されることになった。

自立生活運動
Independent Living Movement

者の生存権を脅かすものであるとされ、各地で激しい反対運動が展開された。こうした批判を受け、2012（平成24）年には、応益負担から所得に応じたサービス利用料金を徴収する応能負担の原則を盛り込んだ障害者総合支援法が成立し、2013（平成25）年4月より施行され現在に至っている。
（詳細な経緯については第5章を参照）

[2] 障害者権利条約の批准と障害者差別の解消へ向けて

1990年代後半から現在にかけては、障害の定義や概念などをめぐる国際的な情勢の変化も見逃せない。

こうした動きを受け、2004（平成16）年には、障害者基本法の理念・目的に差別の禁止、自立や社会参加の支援などを位置づけ、2011（平成23）年には障害者の定義に発達障害やその他の心身機能の障害がある者が加えられるなどの改正が行われた。2013（平成25）年には国際連合で採択された国際人権条約であり、障害者に対する差別の積極的な是正や合理的配慮を含む人権の保障を求める障害者権利条約の締結に向けて、国内の法制度整備の一環として障害者差別解消推進法が制定され障害者差別の解消に向けての取り組みが法的に位置づけられた。同年12月に条約の批准が国会で承認された。

このように、わが国における障害者福祉のあゆみは、当事者や関係者の運動の展開に大きな影響を受けている。今後も、こうした運動が政策や施策を大きく前進させる力となるであろうが、時代の制約を受けながらも当事者や関係者の願いや思いがどのように表現され、そして力となってきたかを社会福祉・障害者福祉を学ぶ者として考えていく必要がある。

応能負担の原則
法文上では、「家計の負担能力その他の事情をしん酌して政令で定める額」となっている。しかし、実際には月額負担上限額までは応益負担である。

障害者総合支援法
正式名称は「障害者の日常生活及び社会生活を総合的に支援するための法律」である。

障害者権利条約
日本国政府は「障害者の権利に関する条約」と訳している。

障害者差別解消推進法（障害者差別解消法）
正式名称は「障害を理由とする差別の解消の推進に関する法律」である。

参考文献
- 兵頭裕己『琵琶法師―＜異界＞を語る人びと』岩波書店, 2009.
- 林博幸・安井喜行編『社会福祉の基礎理論（改訂版）』ミネルヴァ書房, 2006.
- 津田道夫・木田一弘・山田英造・斉藤光正『障害者の解放運動』三一書房, 1977.
- 杉本章『障害者はどう生きてきたか―戦前・戦後障害者運動史（増補改訂版）』現代書館, 2008.
- 峰島厚『転換期の障害者福祉―制度改革の課題と展望』全国障害者問題研究会出版部, 2001.
- 山田明『通史 日本の障害者―明治・大正・昭和』明石書店, 2013.
- 丸山一郎『障害者施策の発展―身体障害者福祉法の半世紀』中央法規, 1998.
- 藤松素子編『現代地域福祉論』高菅出版, 2006.
- 小川英彦『障害児教育福祉の歴史―先駆的実践者の検証』三学出版, 2014.
- 障害者生活支援システム研究会編『障害者自立支援法と応益負担―これを福祉と呼べるのか』かもがわ出版, 2005.
- 総合社会福祉研究所編『福祉のひろば2014年7月号（特集 障害者の権利条約がいきる社会と日本）』, 2014.
- 障害者差別解消法解説編集委員会編『概説 障害者差別解消法』法律文化社, 2014.

コラム　戦争関連法と障害者

　2015（平成27）年9月19日参議院において、集団的自衛権の行使を容認する「国際平和支援法案」および安全保障関連10法を一括して改正する「平和安全法制整備法案」が、国会内に怒号が飛び交う中、混乱の下に「強行採決」が行われ「成立」した。いわゆる「戦争関連法」である。

　わが国は、広島、長崎における世界で唯一の被爆国であり、沖縄では激しい地上戦も展開されてきた。1945（昭和20）年8月15日に敗戦を迎え、日本国憲法による新しい国づくりをスタートさせ現在に至っている。

　一方で沖縄では、1972（昭和47）年の本土返還後も、いまだに米軍基地とその関連施設の7割以上が集中し、新基地建設が強行されている状況である。

　戦争関連法の成立で最も影響が大きい自衛隊は東西冷戦下において1954（昭和29）年に創設されたが、それは個別的自衛権の範囲内において専守防衛を旨とする実力組織、あるいは災害救援などを目的とする組織として存在してきた。自衛隊の存在やあり方については、現在でも議論が続けられているが、集団的自衛権の行使容認については一貫して交戦権を否定した憲法9条の下に否定されてきた。しかし、安倍政権の下でこの解釈が変更され、具体的には同盟国であるアメリカが「危機」と判断された場合には参戦することを可能にする法案であったために、国会内外において激しい反対運動が巻き起こった。

　こうした動きの中で、日本医療社会福祉学会、日本ソーシャルワーク学会、日本社会福祉学会、日本介護福祉士会、日本ソーシャルワーカー協会、日本医療社会福祉協会、日本精神保健福祉士協会、日本社会福祉士会といった社会福祉専門職団体、関連学会から、議論が必ずしも尽くされていない状況における衆議院採決に対する抗議声明が出されている。この声明では、社会福祉に携わる者の立場から「私たちは、平和を擁護し、人権と社会正義を守るソーシャルワーカー、ソーシャルケアワーカー及び社会福祉関連団体」であることを宣言し、民主主義の原理に則った国会運営を求めたが、結果的にはその声は届かなかったといえる。しかし、この動きは、「戦争と障害者」を考える上で非常に大きな意味を持つものだったといえよう。

　戦時中、障害者は「穀つぶし」といわれ、差別を受け続けてきた。

また、19人が刺殺された相模原障害者施設殺傷事件の容疑者が語った「優生思想」は、「生きるに値しない命」として、戦争中、ユダヤ人や障害者の大虐殺をはかったナチス・ドイツの思想につながっていく。戦争が起きると必ず社会的弱者といわれる者にしわ寄せがいくものである。また、「障害者」だけが戦争の犠牲となるわけでもない。それはおおよそ社会福祉・社会保障の対象となる者すべてにしわ寄せがいくといってもいいだろう。戦争に「役に立つか」「立たないか」という基準で差別を受け続け、人権を抑圧され人間としての尊厳を傷つけられる。それが「戦争」であることを私たちは、過去の歴史に学び胸に刻んでおかなければならない。

一方で、戦争関連法に対して社会福祉士専門職団体や学会から声明が出されるなどの動きはあったが、こうした歴史や思想についてわが国の社会福祉研究や社会福祉専門職教育において、必ずしも十分な議論がなされたり、言及がなされてきたりしたわけではない。最近では、もちろん、それも大切なことではあるが、「個別支援計画」や「ケアマネジメント」ばかりが重視され、こうした問題に真摯に向き合ってきたとは言いがたい側面も否定できない。人権擁護と平和の問題を構造的にとらえ、社会を主体的に変革していく力のある社会福祉の担い手を育てていくことは今後の重要な課題となってくるであろう。

アメリカなどでは、貧困層の子どもが軍人を志望することも少なくない。わが国でも、自衛隊で将来、勤務することを前提とした奨学金制度の創設もなされている。本来、前提としていなかった海外での戦争に巻き込まれるおそれもある戦争関連法の審議のプロセスでどのように自衛隊員を確保していくかという話もあり、「徴兵制」が復活するのではないかという危惧も話題となっていたが、実際には、「奨学金」と引き換えに貧困層をターゲットした「経済的徴兵制」の足音が既に聞こえてきていると言っても言い過ぎではないかもしれない。しかし、「経済的徴兵制」はあくまでも「自ら志願」するものであり、国が直接的に徴兵を行うものではない。つまり、最終的には「自己責任」という名のもとに行われるものである。その意味で、社会的弱者を取り巻く包囲網は確実に拡大してきているといえる。

貧困や差別、平和の問題は一体の問題である。「戦争は最大の人権侵害」であることを社会福祉に携わる者として常に意識し、それにつながる動きには勇気を持って、そして冷静に向き合っていかなければならない。

(髙木博史)

第4章 障害者福祉の法

　日本は法治国家である。そして、機能障害のある人たちも、たまたま機能障害をいまはもたない人たちと同様、日本国で生活している市民である。市民であるということは、日本国憲法により保障された人権と、日本国憲法のもとで国会により議決された法律とこうした法律に基づく諸規則のもとで、生活することになる。さまざまな要因で機能障害をもつと、日常生活や社会生活において、さまざまな困難を生じることが多い。こうした困難を少なくしていくためには、さまざまな社会的なサービスが必要になる。こうした社会的サービスの提供も、各種の法律により定められている。
　本章では、機能障害のある人たちに関する基本的な法律について、制定過程、目的、対象、内容、課題などについて、学習する。

1

　機能障害のある人たちの生活を保障するために制定された障害者基本法の制定過程、目的、対象、内容、課題などについて、学ぶ。
　機能障害のある人に関する日本で制定された多種多様な法律群について、関係法、関連法、個別法に分けて、その位置づけと働きについて、課題とともに学ぶ。

2

　身体障害者福祉法、知的障害者福祉法、精神障害者福祉法など、身体障害、知的障害、精神障害、発達障害、難病など、機能障害の種類という対象別の法律について、制定過程、目的、対象、内容、課題などについて、学ぶ。

3

　さまざまな機能障害を対象とする法律ではなく、差別や虐待など機能障害のある人たちに共通する人権侵害の事案に対応するために制定された個別の法律である障害者虐待防止法や障害者差別解消法について、制定過程、目的、対象、内容、課題などについて、学ぶ。

1. 障害者基本法と障害者福祉の法体系

A. 障害者基本法

[1] 障害者基本法の基本的性格

日本は法治国家であり、機能障害のある人たちに関する施策も、法律に基づいて実施される。

障害者基本法は、日本国憲法と障害者権利条約と、障害者に関する各法律（個別法、関係法、関連法）との間に位置する法律である。1970（昭和45）年に心身障害者対策基本法として制定され、1993（平成4）年、2004（平成16）年、そして、2011（平成23）に改正された。2011年の改正は、障害者権利条約の批准を目的としており、重要な改正であった。

2009（平成21）年12月、権利条約の締結と関連する国内法の整備を目的に障がい者制度改革推進本部が閣議決定により設置され、内閣総理大臣が本部長になった。この推進本部のもとに障害者施策の推進に関する事項について意見を求めるため、障害者、学識経験者等からなる障がい者制度改革推進会議が開催された。この推進会議は、知的や精神分野の障害者本人の参加をはじめ過半数の委員が当事者であった。また、手話、字幕付きの情報公開、イエローカードルール等、当事者参画による情報公開や会議運営が行われ、「合理的配慮の社会実験の場」となり、国際的にも評価が高い会議となった。

推進会議は、2010（平成22）年1月から審議を開始し、障害者基本法の抜本改正、障害者差別禁止法制の制定、総合福祉法の創設に向けての検討、障害者の雇用、教育、医療、司法手続、政治参加等の各分野のあり方、「障害」の表記、予算確保に関する課題などについて、2012（平成24）年3月まで38回にわたり幅広く精力的に審議を行った。同年6月には、制度改革の基本的な方向について取りまとめた「障害者制度改革の推進のための基本的な方向（第一次意見）」が出された。

障害者基本法の改正の基本的方向に関しては、同年12月に、「障害者制度改革の推進のための基本的な方向（第二次意見）」としてまとめられた。こうしてまとめられた第二次意見と成立した改正障害者基本法を比較すると、「手話」を言語とすること、「政策委員会」に基本計画に関する意見・監視・勧告の権限が与えられるなどは、意見が反映されている。しかしな

法治国家
法により国家権力が行使される国家。国民の意志によって制定された法に基づいて国政の一切が行われ、国民の基本的人権の保障を原則とする。

障害者権利条約

障がい者制度改革推進本部

障がい者制度改革推進会議

障害者制度改革の推進のための基本的な方向（第一次意見）
制度改革の基本的な方向として、①「権利の主体」である社会の一員、②「差別」のない社会づくり、③「社会モデル」的観点からの新たな位置づけ、④「地域生活」を可能とするための支援、⑤「共生社会」の実現が、確認された。

障害者制度改革の推進のための基本的な方向（第二次意見）
①障害に基づく差異を否定的な評価の対象としてではなく、人間の多様性の1つとして尊重し、相互に分け隔てられることなく個性と人格を認め合うインクルーシブな社会に組込むこと、②基本法が依って立つ障害概念を転換したうえで、差別禁止も含め、障害者に認められるべき基本的な人権を確認し、各種施策が人権確保のために国や地方公共団体の責務を定めるものであるとの位置づけを与えること、③障害者に関連する政策決定過程に障害者が参画する重要性にかんがみて、障害者に関する施策の実施状況を監視する権能を担う機関を創設することが確認された。

がら、権利条約の批准を目的とした「前文」、目的における「権利性」の不明確さ、障害の定義における「谷間をなくす」規定の不備、差別や合理的配慮の定義がなされていない、「可能な限り」という文言の挿入など、全体的には、十分に意見が反映されない内容となった。

[2] 障害者基本法の主な内容

2011（平成23）年に改正された障害者基本法の主な条文は、**表4-1-1**の通りである。また、構成と概要は、**表4-1-2**の通りである。

改正障害者基本法〈わかりやすい版〉
「障害者基本法は、障害のある人に関係する一番大切な法律です」と漢字にはルビもつけた〈わかりやすい版〉は障がい者制度改革推進会議のウェブサイトで読むことができる。

表4-1-1 障害者基本法の主な条文

第1条（目的）
この法律は、全ての国民が、障害の有無にかかわらず、等しく基本的人権を享有するかけがえのない個人として尊重されるものであるとの理念にのっとり、全ての国民が、障害の有無によつて分け隔てられることなく、相互に人格と個性を尊重し合いながら共生する社会を実現するため、障害者の自立及び社会参加の支援等のための施策に関し、基本原則を定め、及び国、地方公共団体等の責務を明らかにするとともに、障害者の自立及び社会参加の支援等のための施策の基本となる事項を定めること等により、障害者の自立及び社会参加の支援等のための施策を総合的かつ計画的に推進することを目的とする。

第3条（地域社会における共生等）
第1条に規定する社会の実現は、全ての障害者が、障害者でない者と等しく、基本的人権を享有する個人としてその尊厳が重んぜられ、その尊厳にふさわしい生活を保障される権利を有することを前提としつつ、次に掲げる事項を旨として図られなければならない。
1 全て障害者は、社会を構成する一員として社会、経済、文化その他あらゆる分野の活動に参加する機会が確保されること。
2 全て障害者は、可能な限り、どこで誰と生活するかについての選択の機会が確保され、地域社会において他の人々と共生することを妨げられないこと。
3 全て障害者は、可能な限り、言語（手話を含む。）その他の意思疎通のための手段についての選択の機会が確保されるとともに、情報の取得又は利用のための手段についての選択の機会の拡大が図られること。

第4条（差別の禁止）
何人も、障害者に対して、障害を理由として、差別することその他の権利利益を侵害する行為をしてはならない。
2 社会的障壁の除去は、それを必要としている障害者が現に存し、かつ、その実施に伴う負担が過重でないときは、それを怠ることによつて前項の規定に違反することとならないよう、その実施について必要かつ合理的な配慮がされなければならない。
3 国は、第一項の規定に違反する行為の防止に関する啓発及び知識の普及を図るため、当該行為の防止を図るために必要となる情報の収集、整理及び提供を行うものとする。

表 4-1-2 2011 年改正障害者基本法の構成と概要 (内閣府ウェブサイトより)

総則関係 (公布日施行)

1) 目的規定の見直し (第1条関係)
- 全ての国民が、障害の有無にかかわらず、等しく基本的人権を享有するかけがえのない個人として尊重されるものであるとの理念にのっとり、全ての国民が、障害の有無によって分け隔てられることなく、相互に人格と個性を尊重し合いながら共生する社会を実現する。 等

2) 障害者の定義の見直し (第2条関係)
- 身体障害、知的障害、精神障害 (発達障害を含む。) その他の心身の機能の障害がある者であって、障害及び社会的障壁 (障害がある者にとって障壁となるような事物・制度・慣行・観念その他一切のもの) により継続的に日常生活、社会生活に相当な制限を受ける状態にあるもの。 等

3) 地域社会に置ける共生等 (第3条関係)
- 1) に規定する社会の実現は、全ての障害者が、障害者でない者と等しく、基本的人権を享有する個人としてその尊厳が重んぜられ、その尊厳にふさわしい生活を保障される権利を有することを前提としつつ、次に掲げる事項を旨として図る。
- 全て障害者は、あらゆる分野の活動に参加する機会が確保されること。
- 全て障害者は、どこで誰と生活するかについての選択の機会が確保され、地域社会において他の人々と共生することを妨げられないこと。
- 全て障害者は、言語 (手話を含む。) その他の意思疎通のための手段についての選択の機会が確保されるとともに、情報の取得又は利用のための手段についての選択の機会の拡大が図られること。 等

4) 差別の禁止 (第4条関係)
- 障害者に対して、障害を理由として、差別することその他の権利利益を侵害する行為をしてはならない。
- 社会的障壁の除去は、それを必要としている障害者が現に存し、かつ、その実施に伴う負担が過重でないときは、その実施について必要かつ合理的な配慮がされなければならない。
- 国は、差別の防止を図るため必要となる情報の収集、整理及び提供を行う。 等

5) 国際的協調 (第5条関係)
- 1) に規定する社会の実現は、国際的協調の下に図られなければならない。 等

6) 国民の理解 (第7条関係) /国民の責務 (第8条関係)
- 国及び地方公共団体は、3) から5) までに定める基本原則に関する国民の理解を深めるよう必要な施策を実施。
- 国民は、基本原則にのっとり、1) に規定する社会の実現に寄与するよう努める。 等

7) 施策の基本方針 (第10条関係)
- 障害者の性別、年齢、障害の状態、生活の実態に応じて施策を実施。
- 障害者その他の関係者の意見を聴き、その意見を尊重するよう努める。 等

基本的施策関係 (公布日施行)

1) 医療、介護等 (第14条関係)
- 障害者の性別、年齢、障害の状態、生活の実態に応じ、医療、介護、保健、生活支援等の適切な支援を受けられるよう必要な施策
- 身近な場所において医療、介護の給付等を受けられるよう必要な施策を講ずるほか、人権を十分尊重 等

2) 教育 (第16条関係)
- 年齢、能力に応じ、その特性を踏まえた十分な教育が受けられるよう、障害者でない児童及び生徒とともに教育を受けられるよう配慮しつつ、教育の内容及び方法の改善及び充実を図る等必要な施策
- 障害者である児童及び生徒並びにその保護者に対し十分な情報の提供を行うとともに、可能な限りその意向を尊重
- 調査及び研究、人材の確保及び資質の向上、適切な教材等の提供、学校施設その他の環境の整備の促進 等

3) 療育【新設】(第17条関係)
- 身近な場所において療育その他これに関連する支援を受けられるよう必要な施策
- 研究、開発及び普及の促進、専門的知識又は技能を有する職員の育成その他の環境の整備の促進 等

4) 職業相談等 (第18条関係)
- 多様な就業の機会を確保するよう努めるとともに、個々の障害者の特性に配慮した職業相談、職業訓練等の施策 等

5) 雇用の促進等 (第19条関係)
- 国、地方公共団体、事業者における雇用を促進するため、障害者の優先雇用その他の施策
- 事業主は、適切な雇用の機会を確保するとともに、個々の障害者の特性に応じた適正な雇用管理 等

6) 住宅の確保 (第20条関係)
- 地域社会において安定した生活を営むことができるようにするため、住宅の確保、住宅の整備を促進するよう必要な施策 等

7) 公共的施設のバリアフリー化 (第21条関係)
- 交通施設 (車両、船舶、航空機等の移動施設を含む。) その他の公共的施設について、円滑に利用できるような施設の構造及び設備の整備等の計画の推進 等

8) 情報の利用におけるバリアフリー化 (第22条関係)
- 円滑に情報を取得・利用し、意思を表示し、他人との意思疎通を図ることができるよう、障害者の意思疎通を仲介する者の養成及び派遣等の必要な施策
- 災害等の場合に安全を確保するため必要な情報が迅速かつ的確に伝えられるよう必要な施策 等

9) 相談等 (第23条関係)
- 意思決定の支援に配慮しつつ、障害者の家族その他の関係者に対する相談業務等
- 障害者及びその家族その他の関係者からの各種の相談に総合的に応ずることができるよう、必要な相談体制の整備を図るとともに、障害者の家族が互いに支えあうための活動の支援その他の支援 等

10) 文化的諸条件の整備等 (第25条関係)
- 円滑に文化芸術活動、スポーツ又はレクリエーションを行うことができるよう必要な施策 等

11) 防災及び防犯【新設】(第26条関係)
- 地域社会において安全かつ安心して生活を営むことができるよう、障害者の性別、年齢、障害の状態、生活の実態に応じて、防災及び防犯に関し必要な施策 等

12) 消費者としての障害者の保護【新設】(第27条関係)
- 障害者の消費者としての利益の擁護及び増進が図られるよう、適切な方法による情報の提供その他必要な施策 等

13) 選挙等における配慮【新設】(第28条関係)
- 選挙等において、円滑に投票できるようにするため、投票所の施設、設備の整備等必要な施策 等

14) 司法手続における配慮等【新設】(第29条関係)
- 刑事事件等の手続の対象となった場合、民事事件等に関する手続の当事者等となった場合、権利を円滑に行使できるよう、個々の障害者の特性に応じた意思疎通の手段を確保するよう配慮するとともに、関係職員に対する研修等必要な施策 等

15) 国際協力【新設】(第30条関係)
- 外国政府、国際機関又は関係団体等との情報の交換その他必要な施策 等

障害者政策委員会等 (公布から1年以内に政令で定める日から施行)

(国) 障害者政策委員会 (第32~35条関係)
- 中央障害者施策推進協議会を改組し、「障害者政策委員会」を内閣府に設置 (障害者、障害者の自立及び社会参加に関する事業に従事する者、学識経験者のうちから総理が任命)
- 障害者基本計画の策定に関する調査審議・意見具申、同計画の実施状況の監視・勧告 等

(地方) 審議会その他の合議制の機関 (第36条関係)
- 地方障害者施策推進協議会を改組し、その所掌事務に障害者に関する施策の実施状況の監視を追加

附則

検討 (附則第2条関係)
- 施行後3年を経過した場合、施行の状況について検討を加え、その結果に基づき必要な措置
- 障害に応じた施策の実施状況を踏まえ、地域における保健、医療及び福祉の連携の確保その他の障害者に対する支援体制の在り方について検討を加え、その結果に基づき必要な措置 等

[3] 障害者基本法の変遷
(1) 心身障害者対策基本法（1970〔昭和45〕年）

　基本法の前身である心身障害者対策基本法は、1970（昭和45）年に制定された。これまでは、身体障害者福祉法などの機能障害種別の個別法しかなかった。当事者、関係者からは、施策に一貫性や総合性がなく、各行政機関の連携調整がなされていないという指摘のもとでようやく制定された。目的は、「心身障害者対策に関する国、地方公共団体等の責務を明らかにするとともに、心身障害の発生の予防に関する施策及び医療、訓練、保護、教育、雇用の促進、年金の支給等の心身障害者の福祉に関する施策の基本となる事項を定め、心身障害者対策の総合的推進を図ること」である。

　現在の人権思想の水準からすると、法律名称に表れているように障害者を「対策」の対象とすること、後に改正され、削除された3条（個人の尊厳）「ふさわしい処遇」の「処遇」という表現、6条（自立への努力）において本人や家族に「自立に努めなければならない」と努力義務を課した条項などが散見される。しかしながらその後どれだけ実現できたかを別にして、医療、教育、職業指導、雇用、年金、住宅の確保、経済的負担の軽減、施策への配慮、文化的諸条件の整備、国民の理解などについて、国および地方公共団体に対して「努力義務」を課したことは、一定程度評価できる。

(2) 障害者基本法（1993〔平成5〕年）

　1993（平成5）年、「国連・障害者の十年」（1983〔昭和58〕～1992〔平成4〕年）の展開を中心とした国際的潮流を踏まえ、心身障害者対策基本法は大幅に改正され、名称も障害者基本法に改められた。心身障害者という名称も障害者に改められた。法の目的も、後半が「障害者の自立と社会、経済、文化その他あらゆる分野の活動への参加を促進すること」に改められた。3条（基本的理念）は、「すべて障害者は、個人の尊厳が重んぜられ、その尊厳にふさわしい処遇を保障される権利を有するものとする」「すべて障害者は、社会を構成する一員として社会、経済、文化その他あらゆる分野の活動に参加する機会を与えられるものとする」と改められた。6条（自立への努力）はそのまま残された。「与えられるものとする」という規定にみられるように、市民として権利の主体者としての位置づけはされていなかった。

　「第二次意見」では、次の点で評価されている。①それまでの障害者の自力更生と社会復帰、優生思想を背景とした障害の予防と早期発見、障害の克服等を基調とした心身障害者対策基本法をノーマライゼーション理念

心身障害者対策基本法
1970（昭和45）年には、大阪で国際万国博覧会が開催されるなど、高度経済成長下、「福祉なくして成長なし」という政治スローガンのもと制定された。

心身障害者対策基本法3条（個人の尊厳）
「すべて心身障害者は、個人の尊厳が重んぜられ、その尊厳にふさわしい処遇を保障される権利を有するものとする。」

障害者基本法（1993〔平成5〕年）
1991（平成3）年バブル経済崩壊、政治汚職も。1993（平成5）年、衆院選で自民党が少数野党に。38年間継続した「55年体制」が終わり、細川連立政権誕生の中で制定された。

「障害」の定義の変遷
→ p.7
障害者基本法の「障害」の定義の詳しい変遷については、第1章1節C. 参照。

心身障害者対策基本法6条（自立への努力）
「障害者は、その有する能力を活用することにより、進んで社会経済活動に参加するよう努めなければならない。障害者の家庭にあつては、障害者の自立の促進に努めなければならない。」

に基づいて改編したこと。②「国連・障害者の十年」とノーマライゼーション理念の提唱による国内の「障害者対策に関する長期行動計画」(1983〔昭和58〕年～1992〔平成4〕年)の策定と実施による経過と実績を踏まえて、当時の障害者施策の到達点を基本法によって事後的に確認したこと。③精神障害者が初めて法的に障害者として位置づけられたこと、である。

(3) 障害者基本法(2004〔平成16〕年)改正

2004(平成16)年の改正では、1条(目的)の後半が「あらゆる分野の活動への参加を促進すること」から「障害者の福祉を増進すること」に改められた。加えて3条(基本理念)において、「有するものとする」「与えられるものとする」が「有する」「与えられる」に改正、加えて「何人も、障害者に対して、障害を理由として、差別することその他の権利利益を侵害する行為をしてはならない」という差別禁止規定が追加された。関連して、「国及び地方公共団体の責務」(4条)と「国民の責務」(6条2項)に差別の防止がそれぞれ追加され、「施策の基本方針」(8条2項)に「可能な限り、地域において自立した日常生活を営むことができるよう配慮されなければならない」との文言が盛り込まれた。5条として、「国民の理解」が加えられ、旧6条(自立への努力)が削除された。

この改正の背景として、1990年代のアメリカ、イギリス等における障害者差別禁止法の実現や障害者への差別を禁止する法制化を求める国連・社会権規約委員会による日本政府への勧告(2000年)などの国際的動向と、国内の地域社会における障害者の生活保障を求める多様な取り組みがある。2011(平成23)年の改正のような「画期」となる改正ではなかったが、新自由主義の思想に基づく市場原理の導入の具体化の1つである、事業者との「私的契約」をもとにした社会福祉基礎構造改革路線が進行していき、障害者自立支援法が成立していく流れの中で、意義のある改正であったと評価できる。

(4) 障害者基本法(2011〔平成23〕年)改正

2011(平成23)年の改正では、「障害者の福祉を増進すること」の文言が削除された。そして、「機能障害の有無に関わら」ず、「基本的人権を共有するかけがえのない個人として尊重」され、相互に「共生社会の実現」を目指すという価値のもと、「自立と社会参加」のための「総合的な施策を計画的に推進する」に改められた。また、「障害者」の定義が、WHOのICF(国際生活機能分類)と障害者権利条約の考え方をもとに、「障害」は、「心身機能障害」と「社会的障壁」との相互作用により日常生活と社会生活に相当な制限を受ける状態と改正された。この意義は大きい。そして、改めて「障害を理由」とする差別を禁止するとともに、社会的障

障害者基本法(2004〔平成16〕年)
「改革なくして成長なし」と、小泉純一郎首相が郵政民営化をはじめとする基礎構造改革を推進していく中で制定された。

障害者基本法5条(国民の理解)
国及び地方公共団体は、国民が障害者について正しい理解を深めるよう必要な施策を講じなければならない。

障害者基本法(2011〔平成23〕年)
障害者の定義
「身体障害、知的障害、精神障害(発達障害を含む。)その他の心身の機能の障害(以下「障害」と総称する。)がある者であつて、障害及び社会的障壁により継続的に日常生活又は社会生活に相当な制限を受ける状態にあるものをいう。」

社会的障壁の定義
障害がある者にとって日常生活または社会生活を営むうえで障壁となるような社会における事物、制度、慣行、観念その他一切のもの。

壁を除去していくことと、そのための合理的配慮がなされるべきであることも記載された。差別防止のための国の責務規定は、「必要となる情報の収集、整理及び提供」と不十分である。

B. 障害者福祉の法体系

[1] 障害児者の福祉に関する多種多様な法律

(1) 障害者福祉の特徴——個別性と多面性・多様性・総合性

機能障害の種類は、身体障害を1つ取り出しても、視覚、聴覚など多種に広がり、かつその程度もたとえば視覚障害でも人により、見え方も見える範囲も多様である。そして、年齢とともに変化もする。こうした機能障害は、胎児から子ども、青年、成人、高齢になって死に到るまでのあらゆる時期に起こる。そして、こうした機能障害による日常生活や社会生活の困難の度合いは、性別、年齢によっても、そしてその人が生きている地域社会によっても、時代や国々の社会制度や施策によっても、影響を受ける。

また、人間の自立した日常生活、社会生活は、食事から排せつなどの基本的な領域から、就労などの社会生活にいたるまで、多分野多領域に渡るので、機能障害の種類や程度と社会環境により、必要とされる支援は、個別性と総合性が必要となる。

(2) 多分野多領域に重なり、広がる法律

障害児者を対象として多分野多領域に重なり、広がる主な法律を図にしたのが、障害児者福祉に関係する主な法律である（図4-1-1）。

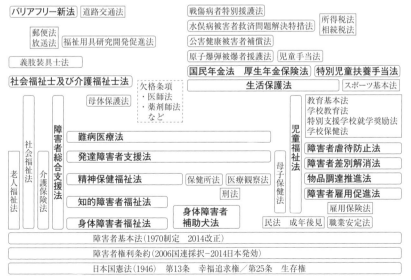

図4-1-1　障害者福祉に関係する主な法律

障害者である児童
「可能な限り障害者である児童及び生徒が障害者でない児童及び生徒」という表現が改正障害者基本法の16条にある。障害児ではなく、障害者である児童と表現する理由は、機能障害と社会的障壁の相互作用を意識した定義による。

障害者総合支援法
→ p.121
第5章参照。

身体障害者福祉法

身体障害者補助犬法

知的障害者福祉法

精神保健福祉法

発達障害者支援法

社会福祉士及び介護福祉士法
→ p.213
第11章参照。

日本国の障害者福祉に関する法律は、日本国憲法の基本的人権条項を基礎に、批准された障害者権利条約と連携しつつ、障害者基本法をもとに構成されている。障害者基本法の主な項目をみると理解できるように、基本的人権を保障するために必要な障害者の日常生活や社会生活を支えていくためには、各種の社会福祉サービスの提供に関する分野、医療保健に関する分野、療育教育に関する分野、雇用保障に関する分野、所得保障に関する分野、住宅に関する分野、スポーツやレクレーションに関する分野、災害時の対策に関する分野、情報交通移動保障に関する分野、政治参加保障に関する分野など、日常社会のあらゆる領域が含まれている。

そして、それぞれの分野ごとに個別の法律がある。こうした法律は、障害者総合支援法のように直接福祉サービスを必要とする機能障害種別を超えた障害者を対象としている法律もあれば、障害児の教育に関する特別支援学校についての条文が、小学校に関する条文と並んでいる学校教育法のように、その条文に障害児者に関する規定が含まれている法律もある。

(3) 関連法・関係法・個別法

こうしたあらゆる分野に対応している法律は、教育、年金など障害の有無に関わらず、広い意味で人間らしく幸せに生活していくために必要な総合的な福祉（ウェルビーイング）に対応した法律の中で、特に障害者の規定を設けている障害関連法律群、障害種別を超えて虐待防止や障害のある個人へのヘルパーの派遣など具体的な生活の必要に応える狭い意味での福祉施策に対応している障害関係の法律群、知的障害者福祉法、発達障害者福祉法のように個別の障害種類を対象とした個別法律群に分けることもできる（図4-1-2）。

側注

難病医療法（難病法）
→ p.109
本章2節 F. [2] 参照。

障害者虐待防止法

児童福祉法
→ p.193
第9章4節参照。

障害者差別解消法
正式名称は、「障害を理由とする差別の解消の推進に関する法律」。国連の「障害者の権利に関する条約」の締結に向けた国内法制度の整備の一環として、すべての国民が、障害の有無によって分け隔てられることなく、相互に人格と個性を尊重し合いながら共生する社会の実現に向け、障害を理由とする差別の解消を推進することを目的として制定された。「障害者差別解消法」と略されるが、当事者団体は、権利条約の主旨を踏まえ、アメリカなどの各国の差別禁止法を念頭に「差別禁止法」を要求した。障がい者制度改革推進会議の部会も同様の意見であった。
→ p.118
本章3節 B. 参照。

障害者雇用促進法

障害者優先調達推進法
→ p.158
第6章2節 B. 参照。

国民年金法

厚生年金保険法

特別児童扶養手当法

生活保護法
→ p.153
第5章10節 C. 参照。

バリアフリー新法
→ p.185
第8章3節 C. 参照。

図4-1-2 関連法・関係法・個別法

【個別法】
身体障害者福祉法
知的障害者福祉法
精神保健福祉法
発達障害支援法
難病医療法
など

【関連法】
介護保険法
児童福祉法
学校教育法
生活保護法
国民年金法
厚生年金保険法
公害健康被害補償法
バリアフリー新法など

【関係法】
障害者虐待防止法
障害者差別解消法
障害者雇用促進法
障害者優先調達推進法
身体障害者補助犬法
特別児童扶養手当法
など

(4) 各省庁による施策

　このような多種にわたる法律は、国レベルにおいては、各省庁に別れて対応して、実施されている。たとえば、障害者基本法による障害者基本計画の策定は内閣府、障害者権利条約の批准は外務省、障害福祉や療育や保健や医療に関する施策は、厚生労働省、所得税、相続税の控除などは財務省、点字郵便物やNHKの放送料の減免などは総務省、新バリアフリー関連は国土交通省、特別支援教育は文部科学省などというようにである。それぞれの施策には、根拠となる法律があり、こうした法律によって、予算執行を伴う施策が行われている。その中でも厚生労働省は、担当する施策が最も多い。障害福祉、精神保健、児童福祉、医療、雇用など、各部各課に分担されている。こうした役割分担は、都道府県、市町村もほぼ同様の体系となっている。

[2] 課題

　日本の障害者福祉に関連する法律の体系は、後から課題によって付け足したり、削除されたりの繰り返しの中で、整合性がなく、複雑でわかりにくくなっている。たとえば薬害や公害などで難病を負い、機能障害を持ち、生活困難な状態に置かれた人の生活を総合的に支援していくしくみについては、十分ではない。社会福祉サービス、医療サービス、薬害対策などが十分な連携もなく行われてきたためである。縦割り行政の弊害である。

　こうした縦割り行政の弊害は、療育から学校現場への引き継ぎ、学校現場と地域の放課後デイサービスとの連携、障害福祉と介護福祉との連携、福祉機関と医療機関との連携などで支障をきたしている。また、法律間の不整合もそのままにされている。2004（平成16）年に障害者基本法が改正され、「自立への努力」が削除されたが、身体障害者福祉法、知的障害者福祉法には、こうした条文がそのまま残されている例などがこれにあたる。

　法律そのものの不備で言えば、こうしたサービスを提供する法律ばかりではなく、欠格条項と呼ばれる医師や薬剤師などの障害者の資格取得を制限する法律も問題とされてきた。1999（平成11）年の63制度の見直し以降、改善が進み、全体的な条項は廃止されたが、「免許を与えないことがある」という相対的な条項は残されたままである。

縦割り行政
個別の中央省庁が国から地方自治体にいたるまでをその管轄ごとに支配しているピラミッド型の行政システムのこと。各省庁の過剰な管轄意識によって行政サービスが非効率に陥ることは「縦割り行政の弊害」と呼ばれる。

欠格条項
➡ p.179
第8章1節C.参照。

参考文献　●日本障害者協議会編『「すべての人の社会」実現のために私たち抜きに私たちのことを決めないで！―障害に関する内外の8タイトル政策集』NPO法人日本障害者協議会，2013.

2. 対象別の法

A. 身体障害者福祉法

[1] 法制定の経緯

第2次世界大戦後の日本は未曾有の混乱状態にあった。そのさなかで、身体障害者はなおさら日常生活の自立が困難であった。そのような背景の中で、身体障害者福祉法は、1949(昭和24)年12月26日に制定され、1950(昭和25)年に施行された。同法は、「福祉三法」の1つに位置づけられている。この法律は、障害者福祉政策の根拠法として最初の法律であり、職業的な更生が主な目的であった。このことから、制定当時の理念規定には、「更生」というキーワードが用いられていた。「更生」はリハビリテーションの訳語であるが、治療段階を終えた疾病や外傷の後遺症を持つ人に対して、医学的な指導や機能訓練を施し、機能回復・社会復帰を図ることを意味する。当時の身体障害者福祉法では、職業的更生の機会を与えることにより、職業復帰させることを目的においていた。よって、社会復帰が困難な重度障害者等は政策の対象外におかれていた。

その後、時代は大きく変化し、障害者観の変化もみられるようになった。そこで、1984(昭和59)年に、国際障害者年の理念に基づき制度改革が行われ、同法が改正された。さらに、1990(平成2)年の改正によって、これまでの施設福祉サービスと比較して比重の低かった在宅福祉サービスの整備方針が明確にされ、各種の福祉サービスの措置権限を、身体障害者福祉、知的障害者福祉などの分野別に、段階的に市町村へと移行する方向性が打ち出された。また、法の理念も、「リハビリテーション」から、「障害者の自立と社会参加の促進」と変化している。

[2] 法律の目的

身体障害者福祉法の基本的な目的については、同法の1条に示されている。具体的には、「この法律は、障害者の日常生活及び社会生活を総合的に支援するための法律と相まって、身体障害者の自立と社会経済活動への参加を促進するため、身体障害者を援助し、及び必要に応じて保護し、もつて身体障害者の福祉の増進を図ることを目的とする。」とされている。法の理念に関しては、2条で「すべて身体障害者は、自ら進んでその障害

を克服し、その有する能力を活用することにより、社会経済活動に参加することができるように努めなければならない」とされている。またその2項において、「すべて身体障害者は、社会を構成する一員として社会、経済、文化その他あらゆる分野の活動に参加する機会を与えられるものとする。」とされている。このように法律の目的としては、援助・保護・福祉の増進について示されているが、理念としては障害者の自立や参加の促進という側面が強調されている側面がある。

[3] 身体障害者更生相談所

身体障害者更生相談所は、同法の11条に基づき、都道府県において設置義務とされている。また、都道府県は、その設置する身体障害者更生相談所に身体障害者福祉司を置かなければならない。なお、市および町村は、その設置する福祉事務所に、身体障害者福祉司を置くことができると同法にて規定されている。

身体障害者更生相談所は、身体障害者（18歳以上の身体障害者手帳を有する人）に対して補装具、更生医療、施設利用等の各種福祉サービスを適切に受けることができるように、医師等の専門職員を配置し、専門的・技術的立場から各種の相談業務や判断業務等を行っている。

[4] 盲導犬等の貸与

盲導犬の貸与については、同法の20条において規定されている。また、この条文に関連した法律に、2002（平成14）年に施行された「身体障害者補助犬法」がある。この法律の施行によって、聴導犬や介助犬等の補助犬の法的な位置づけが可能となった。身体障害者補助犬の定義については、同法の2条に明記されている（詳細は**表4-2-1**を参照）。

表4-2-1　身体障害者補助犬の種類

盲導犬	道路交通法14条1項に規定する政令で定める盲導犬であって、16条1項の認定を受けているものを言う。盲導犬は、視覚障害者が行きたいときに行きたい場所に出かけられるように、障害物を避けたり、段差や角をユーザーに教えたりできるように訓練されている。
介助犬	肢体不自由により日常生活に著しい支障がある身体障害者のために、物の拾い上げおよび運搬、着脱衣の補助、体位の変更、起立および歩行の際の支持、扉の開閉、スイッチの操作、緊急の場合における救助の要請その他の肢体不自由を補う補助を行う犬であって、道路交通法16条1項の認定を受けているもの。
聴導犬	聴覚障害により日常生活に著しい支障がある身体障害者のために、ブザー音、電話の呼出音、その者を呼ぶ声、危険を意味する音等を聞き分け、その者に必要な情報を伝え、および必要に応じ音源への誘導を行う犬であって、16条1項の認定を受けているもの。

2条1項「自立への努力規定」の問題点
この条文からは、障害者側が個人の努力のみで自立することを期待しているようにも読み取れる。しかし、ソーシャル・インクルージョンの実現に向けて、障害者だけに自立や社会参加を求める風潮には限界があり、近年では、社会全体が障害者をインクルードし、彼らや彼女らが社会のあらゆる場面に参加できるような機会や環境の整備を進めていくことが大切であるという考えが一般的になりつつある。

身体障害者更生相談所

身体障害者福祉司

身体障害者相談員
身体に障害のある者の福祉の増進を図るため、その相談に応じ、更生に必要な援助を行う民間協力者で、身体に障害のある者の更生援護に熱意と識見をもっている者に、市町村、あるいは都道府県が委託する。相談員は、その業務の性格上、個人のプライバシーに関わる事項について相談を受ける場合があるため、個人の人格の尊重および身上に関する秘密の厳守が規定されている。

身体障害者補助犬法

[5] 身体障害者の社会参加を支援する施設

身体障害者福祉法では、4つの事業と、身体障害者社会参加支援施設として4つの施設が規定されている（詳細は**表4-2-2**を参照）。具体的には、4つの事業については、同法の4条の項目2において、4つの施設は、同法の5条、31～34条で規定されている。

表4-2-2　身体障害者福祉法で規定されている4つの事業と4つの施設

身体障害者生活訓練等事業	身体障害者に対する点字または手話の訓練、その他の身体障害者が日常生活または社会生活を営むために必要な厚生労働省令で定める訓練、その他の援助を提供する事業
手話通訳事業	聴覚、言語機能または音声機能の障害のため、音声言語により意思疎通を図ることに支障がある身体障害者（＝聴覚障害者等）につき、手話通訳等（＝手話その他厚生労働省令で定める方法により聴覚障害者等とその他の者の意思疎通を仲介すること）に関する便宜を供与する事業
介助犬訓練事業	介助犬（身体障害者補助犬法2条3項に規定する介助犬）の訓練を行うとともに、肢体の不自由な身体障害者に対し、介助犬の利用に必要な訓練を行う事業
聴導犬訓練事業	聴導犬（2条4項に規定する聴導犬）の訓練を行うとともに、聴覚障害のある身体障害者に対し、聴導犬の利用に必要な訓練を行う事業
身体障害者福祉センター	無料または低額な料金で、身体障害者に関する各種の相談に応じ、身体障害者に対し、機能訓練、教養の向上、社会との交流の促進およびレクリエーションのための便宜を総合的に供与する施設
補装具製作施設	無料または低額な料金で、補装具の製作または修理を行う施設
盲導犬訓練施設	無料または低額な料金で、盲導犬の訓練を行うとともに、視覚障害のある身体障害者に対し、盲導犬の利用に必要な訓練を行う施設
視聴覚障害者情報提供施設	無料または低額な料金で、点字刊行物、視覚障害者用の録音物、聴覚障害者用の録画物その他各種情報を記録した物であって専ら視聴覚障害者が利用するものを製作し、もしくはこれらを視聴覚障害者の利用に供し、または点訳（文字を点字に訳すこと）もしくは手話通訳等を行う者の養成、もしくは派遣その他の厚生労働省令で定める便宜を供与する施設

B. 知的障害者福祉法

[1] 法の改定過程の概略

恤救規則

戦前、知的障害児者は、1871（明治4）年に公布された「恤救規則」の「無告の救民」の中の「廃疾」として一括処遇されていた。

知的障害児者に対し、公的な施策としての法制度が定められたのは、戦後の1947（昭和22）年「児童福祉法」からである。この法律に精神薄弱児施設が規定されたことにより、保護・指導の措置が取られるようになった。

その後、知的障害者の増加に伴い、親の会の強い運動もあって、1960（昭和35）年に「精神薄弱者福祉法（現・知的障害者福祉法）」が制定された。人権意識の広まりとともに、「精神薄弱」という用語の持つ差別性について議論がなされ、1998（平成10）年には、「精神薄弱者福祉法」から「知的障害者福祉法」に名称が変更された。2005（平成17）年には「障害者自立支援法」が成立し、2012（平成24）年に名称・内容の改正により「障害者自立支援法」は「障害者総合支援法」に変わり、本法も大幅に改正されるに至った。

精神薄弱者福祉法

[2] 法の目的

「知的障害者福祉法」1条に、「障害者の日常生活及び社会生活を総合的に支援するための法律（障害者総合支援法）と相まって、知的障害者の自立と社会経済活動への参加を促進するため、知的障害者を援助するとともに必要な保護を行い、もつて知的障害者の福祉を図ることを目的とする」としている。

精神薄弱者福祉法（現・知的障害者福祉法）は1960（昭和35）年制定当時、法律の目的を「精神薄弱者に対し、その更生を援助するとともに必要な保護を行い、もって精神薄弱者の福祉を図ることを目的とする。」としていた。しかし、2000（平成12）年に国際生活機能分類（ICF）が定められてから、障害者の社会参加が重要視されるようになり、知的障害者福祉法においても2000年の改正の際に身体障害者福祉法と同様に、社会経済活動への参加の促進が規定された。

[3] 対象

知的障害者の援護は児童から成人まで一貫して行われるべきものであることから、本法の対象は、年齢を問わず社会通念上知的障害と考えられるものとされている。

なお、18歳未満の児童の福祉対策は児童福祉法により規定されていることから、原則として18歳未満の知的障害児は本法の適用を受けないが、特例として15歳以上の知的障害児について児童相談所が適当と認めたときは、本法の適用を受けることができるとされている。

[4] 内容

第1章 総則（法律の目的、国、地方公共団体及び国民の責務、関係職員の協力義務）、第2章 実施機関及び更生援護（更生援護の実施者、知的障害者更生相談所、知的障害者福祉司、知的障害者相談員等）第3章 費

用、第 4 章 雑則からなる。

[5] 実施体制

知的障害者福祉の実施体制は、国の行政機関である厚生労働省、地方自治体の行政機関としては都道府県、そして市町村の福祉事務所や児童相談所がそれぞれ担っている。

更生援護の実施機関は、知的障害者福祉法第 12 条の規定に基づき、都道府県（必置）、指定都市（任意）に「知的障害者更生相談所」が設置されている。主要な業務は、①市町村間の連絡調整、市町村に対する情報の提供、その他必要な援助を行うこと、並びにこれらに付随する業務を行うこと、②知的障害者に関する相談および指導のうち、専門的な知識および技術を必要とするものを行うこと、③ 18 歳以上の知的障害者の医学的、心理学的職能的判定を行うこと、④障害者総合支援法に基づき、自立支援給付の支給決定に際し意見を述べ、また、技術的事項について協力並びに援助を行うこと、となっている。

都道府県および指定都市の「知的障害者更生相談所」には、「知的障害者福祉司」が置かれている。都道府県は必置、市町村は任意設置である。「知的障害者福祉司」は、知的障害者更生相談所の命を受けて、知的障害者の福祉に関する相談、日常生活の指導などを行う。

また、その他に都道府県、市町村は、知的障害者またはその保護者からの相談に応じ、更生のために必要な援助を行う「知的障害者相談員」に委託することができるとされている。

[6] 今後の課題

本法は、知的障害の定義および知的障害のある人の手帳、いわゆる療育手帳についての定めがない点が、大きな特徴であると言える。

C. 精神保健福祉法

[1] 精神保健福祉法制定に至るまでの経過

近代以前において精神障害者は、必ずしも不遇な処遇を受けてきただけではなかった。大宝律令（701〔大宝 1〕年）には、精神障害者が罪を犯した場合は特別に寛容な扱いをする規定があった。また 1700 年代後半には京都の岩倉大雲寺に集まる精神障害者に近所の民家が宿泊先を提供するなどし、後に保養所として発展した。1846（弘化 3）年には日本最初の精神科病院とされる加命堂病院が江戸に建設されている。

（欄外）

福祉事務所

児童相談所

知的障害者更生相談所

知的障害者福祉司

知的障害者相談員
相談員は、その業務を行うに当たっては、個人の人格を尊重し、その身上に関する秘密を守らなければならない。

療育手帳制度
1973（昭和 48）年厚生省（現厚生労働省）発児 156 号厚生事務次官通知「療育手帳制度について」により療育手帳の交付が規定された。

1887（明治20）年に相馬事件が起こり、この事件を契機として精神障害のある者は自宅で監護すべきとする精神病者監護法が1900（明治33）年に制定されることとなり、これ以降精神障害者は社会的隔離の対象となっていく。この私宅監置の状況があまりにも劣悪で非人間的なものであり、この実態を憂いた精神科医師呉秀三は「精神病者私宅監置ノ実況及ビ其統計的観察」を発表し、当時の現状を告発した。私宅監置の問題点が明らかになることによって、1919（大正8）年には精神病院法が制定され、精神疾患がある人に対して一定の医療を与えると同時に、処遇は病院において行うことが定められたが、財政的な理由等から病院の設置は進まなかった。

　戦後になるとGHQの民主化政策の中、1950（昭和25）年に「精神障害者の医療及び保護を行い、且つ、その発生の予防に努めることによって、国民の精神的健康の保持及び向上を図ること」（1条）を目的とする精神衛生法が制定され、戦前の精神病者監護法と精神病院法は廃止された。精神衛生法は、都道府県の精神科病院設置義務を定めており、以降、設置された精神科病院への収容・保護が施策の柱となった。

　高度経済成長期を迎えた1964（昭和39）年、当時駐日アメリカ大使だったライシャワーが精神疾患のある青年に大腿部をナイフで刺されるという事件が起きた。問題を重視した政府は翌1965（昭和40）年に精神衛生法を改正し、社会防衛策を強化するとともに、通院医療費公費負担制度や精神衛生センター設置を定めた。

　1980年代に入ると、国際障害者年を機に障害者の人権への認識が深まり、加えて「開放処遇」の考え方も広まり、主に保健医療の対象とされてきた精神障害者にも福祉施策が必要であるという考え方が浸透してきた。1984（昭和59）年に、従来から問題が指摘されていた栃木県の宇都宮病院で看護職員が患者を鉄パイプで殴打し死なせるといういわゆる宇都宮病院事件が起き、これをきっかけに精神医療における人権の確保と社会復帰の促進の理念に基づいて、1987（昭和62）年、精神衛生法は精神保健法と改められた。本法は「精神障害者等の医療及び保護を行い、その社会復帰を促進し、並びにその発生の予防その他国民の精神的健康の保持及び増進に努めることによって、精神障害者等の福祉の増進及び国民の精神保健の向上を図ること」を目的とした。これにより、任意入院制度の創設、入院時の書面による権利等の告知義務、精神保健指定医制度、精神医療審査制度等が創設され、精神障害者社会復帰施設が制度化された。

　1993（平成5）年の障害者基本法成立により、精神障害者も福祉法の対象として明確な位置づけがなされたが、精神障害者の福祉施策は他の障害者施策と比べるとなお遅れていた。そこで1995（平成7）年、精神障害者

相馬事件
中村藩藩主であった相馬誠胤が精神疾患を理由に自宅監禁となったが、疑いを持った家臣が告発・身柄の奪取等を行った事件。

精神病者監護法
相馬事件を契機として精神疾患を持つ者は私宅で監護すべきとされ、これ以降精神障害者は監禁の対象となった。

呉秀三
1865～1932
東京帝国大学教授、巣鴨病院（現都立松沢病院）院長。日本で初めて作業療法を行い、1918（大正7）年に私宅監置の現状を告発する調査報告書を発表し、私宅監置廃止の契機となる。

精神病院法
精神疾患がある人に対して一定の医療を与えると同時に、処遇は病院において行うことが定められたが、財政的な理由等から病院の設置は進まなかった。

精神衛生法
精神障害者の医療・保護を行い、精神障害の発生予防に努め国民の精神的健康の保持向上を目的に制定。精神障害者の定義、都道府県立精神科病院の設置、精神衛生センターの設置等を定めた。

宇都宮病院事件
入院患者2名が看護職員の暴行で死亡した事件。1985（昭和60）年国連の調査団が日本の精神科病院の実態を調査、劣悪な実態が明らかとなる。

精神保健法
人権擁護の観点から、本人の意思に基づく任意入院、指定医制度、本人の請求申し立ての権利、権利告知義務、精神医療審査会の設置等を規定。

の社会復帰、福祉施策の充実という観点から精神保健法は「精神保健及び精神障害者福祉に関する法律（以下、精神保健福祉法）」と改称された。本法では、目的に精神障害者の自立と社会経済活動への参加の促進を追加、精神障害者保健福祉手帳制度の創設、社会復帰施設として4類型を明記、精神障害者社会適応訓練事業（通院患者リハビリテーション事業）の法定化等が行われた。

1999（平成11）年には、精神保健福祉法が一部改正され、精神障害者の人権に配慮した適正な医療の確保、緊急に入院が必要となる精神障害者の移送の法定化、保護者の負担義務の軽減、精神障害者の保健福祉施策の充実が図られることになった。

2003（平成15）年から実施された障害者自立支援法（現・障害者総合福祉法）によって、福祉的サービス等は精神保健福祉法から切り離され、精神障害者も他障害と同じ体系での福祉サービス等の利用がスタートした。

2013（平成25）年6月に精神保健福祉法の一部が改正され、「保護者制度」が廃止された。

> **精神障害者保健福祉手帳**
> 精神保健福祉法45条に規定。精神障害者の自立や社会参加を目的とし、一定の精神障害の状態にある者を認定し手帳が交付され、税制の優遇措置等各種の施策が受けられる。

> **保護者制度**
> 旧精神保健福祉法20条に規定され、第1節保護者の項において「精神障害者については、その後見人、配偶者、親権を行う者及び扶養義務者が保護者となる」とし、保護者に対して「精神障害者に治療を受けさせるとともに、精神障害者が自身を傷つけ又は他人に害を及ぼさないように監督し、かつ、精神障害者の財産上の利益を保護しなければならない」と義務づけたもの。

［2］精神保健福祉法の目的

法の目的は1条として、精神障害者に対する医療・保護の実施、障害者総合支援法と併せて社会復帰の促進のための援助、自立と社会経済活動への参加のための援助を掲げるとともに、精神障害の発生を予防し、国民の精神的健康の保持・増進に努めると定めている。2条では国および地方公共団体の義務として、精神障害者が社会復帰し、自立と社会経済活動に参加することができるよう努力すること、精神障害者の発生の予防、国民の精神保健の向上の施策を講じることが規定されている。さらに3条は国民の義務として精神的健康の保持・増進に努めること、精神障害者に対する理解を深めること、精神障害者の自立と社会経済活動に参加する努力に対して協力するよう努めることを求めている。

［3］精神保健福祉法の対象

同法5条に精神障害者の定義がある。それによると、この法律の対象となる精神障害者とは「統合失調症、精神作用物質による急性中毒又はその依存症、知的障害、精神病質その他の精神疾患を有する者をいう」と規定されている。この規定の特徴は、精神疾患を有する者すべてを「精神障害者」と規定していることにあり、他の福祉法が存在する知的障害も含まれていることである。このような規定になった理由は、法律の名称が示すように、精神保健福祉法は単独福祉法ではなく保健や医療に関する事項も含

まれていることに拠る。なお、この定義では知的障害者も含まれているが、知的障害者に関しては他に独立した福祉法があるため、福祉分野に関しては知的障害者は該当しないと解されている。

［4］精神保健福祉法に基づく入院形態

精神保健福祉法では、以下の入院形態を設けている。

措置入院（29条）は、入院させなければ自傷他害のおそれのある精神障害者が対象となる。精神保健指定医2名の診断の結果が一致した場合に都道府県知事が措置を決定する。緊急措置入院（29条の2）は、急速な入院の必要性があることが条件で、指定医の診察は1名で足りるが、入院期間は72時間以内に制限される。

医療保護入院（33条）は、入院を必要とする精神障害者で、自傷他害のおそれはないが任意入院を行う状態にない者が対象となる。精神保健指定医の診察および家族等のいずれかの者の同意が必要である。特定医師による診察の場合は入院期間は12時間までに制限される。

応急入院（33条の7）は、入院を必要とする精神障害者で、任意入院を行う状態になく、急速を要し、家族等の同意が得られない者が対象となる。精神保健指定医（または特定医師）の診察が必要であり、入院期間は72時間以内に制限される。なお特定医師による診察の場合は入院期間が12時間以内に制限される。

任意入院（20条）は、入院を必要とする精神障害者で入院について本人の同意がある者が対象である。精神保健指定医の診察は不要である。

［5］精神障害者福祉の実施体制

精神障害者福祉の実施体制については、障害者自立支援法施行以後は福祉サービスの事務が市町村に一元化されている。

精神保健分野で中核を担うのは各都道府県に設置されている精神保健福祉センターであり、精神保健福祉法6条に規定されている。精神保健福祉センターは、精神保健の向上や精神障害者の福祉の増進を図るために次の業務を行う。①精神保健および精神障害者の福祉に関する知識の普及、調査研究。②精神保健および精神障害者の福祉に関する相談および指導のうち、複雑または困難なもの。③精神医療審査会の事務。④精神障害者保健福祉手帳交付の決定および自立支援医療費の支給認定にかかる事務のうち、専門的知識・技術を必要とするもの。⑤障害者総合支援法における介護給付費等の支給決定に対する意見。⑥市町村に対する、介護給付費等の支給に関する技術的事項についての協力その他必要な援助。

措置入院

緊急措置入院

医療保護入院

精神保健福祉センター
精神保健および精神障害者の福祉に関する知識の普及、調査研究、相談指導のうち複雑困難なもの、障害者総合支援法に基づく市町村の支給要否決定について意見を述べること等を行うための機関。

精神保健福祉相談員
都道府県・市町村は、精神保健福祉センター・保健所等に、精神保健および精神障害者の福祉に関する相談に応じ、精神障害者およびその家族等を訪問して指導を行うための職員（精神保健福祉相談員）を置くことができる。精神保健福祉相談員は、精神保健福祉士そのほか政令で定める資格を有する者のうちから、都道府県知事または市町村長が任命する（48条）。

障害者総合支援法に基づくサービスに関しては、他障害と同様に市町村の責任において実施されている。ただし、精神通院医療に関してのみは都道府県が実施主体となっている。

[6] 相模原事件後の精神保健福祉法改正の動き

相模原市の障害者支援施設での殺傷事件を受けて、政府は2017（平成29）年2月、第193通常国会に精神保健福祉法改正案を提出した。主な内容は、①措置入院者の退院後に継続した支援が受けられる仕組みの整備、②精神障害者支援地域協議会の設置、③医療保護入院の入院手続きの見直し、④精神保健指定医制度の見直し等であった。法案は参議院にて法案趣旨の矛盾点（事件と法改正の関係性）を指摘され、一部を削除・変更するという事態となったが、参議院では可決された。衆議院においては会期が満了し閉会中審査となったが、その後開催された臨時国会が冒頭解散となったため、審議未了で廃案となった。

[7] 精神障害者福祉を巡る動向

精神障害者福祉を巡る動向に触れながら今後の課題を述べる。

2006（平成18）年に国連において障害者権利条約が採択され、日本も国内法を整備し2014（平成26）年に批准を行い、今後この条約の精神に基づいて法や制度が実施されることとなる。精神障害者はこれまで他の障害種別以上に強い差別や偏見にさらされてきた人びとであり、権利条約の精神が浸透することによってこれらの問題が解消されることが望まれる。また、他障害と一元化された障害者総合支援法の中にあっても精神障害の特性が配慮され、それに見合った施策のあり方が課題である。

> **障害者権利条約（障害者の権利に関する条約）**
> 2006（平成18）年に国連総会で採択された人権条約。障害を理由とする差別を禁止し、障害者の人権および基本的自由を完全に実施することを確保、促進することを一般的義務とする。日本は2014（平成26）年1月20日に批准書を寄託した。
> ➡ p.68
> 第3章1節参照。

> **愛知県豊川市主婦殺害事件**
> 犯行当時17歳の少年が、「人を殺してみたかった」という理由で、主婦を殺害した事件。精神鑑定で、「アスペルガー障害」であるとの結果が示された。

> **特別支援教育のニーズ**
> 2002（平成14）年度に文部科学省が実施した「通常の学級に在籍する特別な教育的支援を必要とする児童生徒に関する調査」の結果、約6％の児童にニーズがあることが示された。

D. 発達障害者支援法

[1] 発達障害者支援法の成立に至るまでの経緯と新たな改正

1990年代には、学習障害児に対する基礎的な研究や教育的な支援に関する調査研究などが、当時の文部省や厚生省によって進められていた。2000年代に入り、発達障害者による触法事件が相次ぎ、社会的な関心が広まった。また、学校教育現場の中で発達障害児への特別支援教育のニーズが非常に高いことや、疫学研究で知的な遅れのない発達障害者が多数派であることも明らかにされた。適切な理解や支援が欠如することで、発達障害児者の生きづらさが増大するということが知られるようになったが、知的障害を伴わない発達障害児者は法的な位置づけがなく、従来の支援制

度では対応が難しいこと、障害に対する適切な理解や対応が進んでいないこと、専門家が不足しているといった問題があった。そうした状況の中、保護者や発達障害児者の支援に携わる専門家の多大な努力と働きかけによって、2004（平成16）年に発達障害者支援法制定促進議員連盟が発足し、その年の12月に議員立法として発達障害者支援法が成立し、2005（平成17）年に施行された。

2016（平成28）年には、障害者権利条約の批准など機運の高まりを受け、発達障害の支援を考える議員連盟が改正案を検討。改正法が、可決、成立した。これらの中でも大きなポイントは「発達障害者への支援は社会的障壁を除去するために行う」という基本理念が加わったことである。

[2] 発達障害者支援法の目的

発達障害はさまざまな機関が連携し、長期的な視点に立って継続的に支援をしていくことが必要とされている。発達障害者支援法の1条は、「発達障害者の心理機能の適正な発達及び円滑な社会生活の促進のために発達障害の症状の発現後できるだけ早期に発達支援を行うとともに、切れ目なく発達障害者の支援を行うことが特に重要であることに鑑み、障害者基本法の基本的な理念にのっとり、発達障害者が基本的人権を享有する個人としての尊厳にふさわしい日常生活又は社会生活を営むことができるよう、発達障害を早期に発見し、発達支援を行うことに関する国及び地方公共団体の責務を明らかにするとともに、学校教育における発達障害者への支援、発達障害者の就労の支援、発達障害者支援センターの指定等について定めることにより、発達障害者の自立及び社会参加のためのその生活全般にわたる支援を図り、もって全ての国民が、障害の有無によって分け隔てられることなく、相互に人格と個性を尊重し合いながら共生する社会の実現に資することを目的」と改正された。特に、この法律のねらいは、乳幼児期から高齢期まで切れ目のない支援、教育・福祉・医療・労働などが緊密に連携することがあげられる。

[3] 発達障害者支援法の対象

発達障害者支援法の対象は、2条で定義されており、「自閉症、アスペルガー症候群その他の広汎性発達障害、学習障害、注意欠陥多動性障害その他これに類する脳機能の障害であってその症状が通常低年齢において発現するものとして政令で定めるもの」とされた。これは、医学的な定義とは異なり、知的障害者福祉法、精神保健福祉法等で対象とされていない発達障害者に限定したものとなっている。なお、18歳未満の者は「発達障

「発達障害者支援法」改正の重要なポイント
①発達障害者の支援は「社会的障壁」を除去するために行う、②乳幼児期から高齢期まで切れ目のない支援。教育・福祉・医療・労働などが緊密に連携、③司法手続きで意思疎通の手段を確保、④国および都道府県は就労の定着を支援、⑤教育現場において個別支援企画、指導計画の作成を推進、⑥支援センターの増設、⑦都道府県および政令市に関係機関による協議会を設置、である。

自閉症

アスペルガー症候群

学習障害

注意欠陥多動性障害
「アメリカ精神医学会による診断基準（DSM-5）」の改定により、医学的な診断名は、今後下記の通り変更される予定である。
自閉症・アスペルガー症候群、その他の広汎性発達障害→自閉スペクトラム症／自閉症スペクトラム障害
学習障害→限局性学習症／限局性学習障害
注意欠陥多動性障害→注意欠如・多動症／注意欠如多動性障害

発達障害者支援法の対象者
以前は、主に教育現場の中で、上記の障害を総称して「軽度発達障害」と呼んでいたことがあるが、「軽度」という表現が、本人のニーズや困り感も、支援の必要性も「軽度」であるというような誤解を招きやすいといった問題が挙げられるようになっていた。2007（平成19）年に文部科学省から、軽度発達障害という用語は使用せず、「発達障害」に統一するという通達があったことも背景に、徐々に使用されなくなってきている。

害児」とされている。

[4] 実施体制

　同法3条には国・地方公共団体の責務が4点明記されている。1点目は、発達障害の早期発見のために必要な措置を講じること、2点目は、障害の発現後できるだけ早期に、個人の状況に応じて就学前、学校生活、就労、地域生活における支援や家族への支援が行えるよう必要な措置を講じることである。また、3点目で、医療、保健、福祉、教育、労働等に関する業務を行う関係機関および民間団体相互の有機的連携の下に必要な相談体制の整備を行うこと、4点目で、発達障害者の支援等の施策が講じられるに当たっては、発達障害者本人と発達障害児の保護者の意思ができる限り尊重されること、5点目に、改めて関係機関の部局の相互の緊密な連携を確保するとともに、被害の防止のため、これらの部局と消費生活、警察等に関する業務を担当する部局その他の関係機関との必要な協力体制の整備など他の障害者の法律にはない規定もされている。また、国民の責務について、発達障害者の福祉に対する理解や、発達障害者が社会経済活動に参加しようとする努力に対して協力していくことも謳われている。

発達障害者支援センター　　実際にこうした業務を進めていく拠点として、発達障害者支援センターの設置が規定されている。発達障害者支援センターの業務として、①発達障害の早期発見、早期の発達支援に資するような発達障害者や家族に対する専門的な相談・助言、②発達障害者に対する専門的な発達支援ならびに就労支援、③医療、保健、福祉、教育に関連する機関や民間団体への情報提供や研修の実施、④上記の関係機関や民間団体との連絡調整、などが挙げられている。

　その他、具体的な施策としては、市町村で行われる乳幼児健診や就学前健診等で、発達障害の早期発見に向けて必要な措置を講じること、また、発達障害者の診断や支援を行うことができる病院や診療所を設置することが義務付けられている。保育や教育においても、発達障害児に対して、適切な配慮や支援が行えるような体制を整備することが明記された。この法律の成立に伴い、国が当時進めていた子どもたちのさまざまな教育的ニーズに応じた支援体制整備のための「特別支援教育体制推進事業」においても、乳幼児期から就労に至るまでの一貫した体制整備にむけて幼稚園から高等学校まで支援の対象が拡大された。

　また、発達障害者の就労支援をするための必要な体制整備を行うとともに、公共職業安定所、地域障害者職業センター、障害者就業・生活支援センター、社会福祉協議会、教育委員会等の関係機関や民間団体が相互に連

携することも挙げられている。さらに特徴的な点として、家族支援が明記されたことが挙げられる。都道府県市町村は児童相談所等関係機関と連携して、保護者に対して相談・助言等の支援を行うとしている。こうした背景には、障害に対する周囲の偏見や誤解、保護者の精神疾患（うつ病等）の罹患率の高さ、虐待のハイリスク群といった問題があり、当事者だけでなく家族全体を見守り支援をしていくことが発達障害者の福祉の増進には必要不可欠であるという現状がある。

[5] 発達障害児者支援に関連する法律

(1) 児童福祉法

　18歳未満の児童に対する福祉に関する基本的な原則を明文化した児童福祉法は1947（昭和22）年に制定された。この法律に基づき、児童相談所、児童福祉施設等が設置され、障害のある子どもの相談や療育等が行われている。2005（平成17）年に障害者自立支援法が成立して以降、障害児への福祉施策は、施設に関わる事項は児童福祉法、事業に関わる事項は障害者自立支援法に基づき提供されることになったが、2010（平成22）年には、「障がい者制度改革推進本部等における検討を踏まえて障害保健福祉施策を見直すまでの間において障害者等の地域生活を支援するための関係法律の整備に関する法律」（以後、改正法）が成立し、発達障害が対象と明記されたとともに、障害児に対する施設・事業は、児童福祉法に根拠規定が一本化された。

　改正法では障害児支援が強化され、放課後等デイサービス、児童発達支援、保育所訪問等支援、などが創設された。また、従来の障害児通園施設は、児童発達支援センターとして地域の障害児への支援の拠点として位置づけられることになった。児童発達支援は、手帳取得などの障害認定がなくても利用が可能となることから、明確な診断の有無に関わらず、子育てのしにくさを抱えた保護者および発達障害児を支えていく事業として期待されている。

児童発達支援センター

(2) 障害者自立支援法（障害者総合支援法）と障害者基本法の改正

　2005（平成17）年に障害者自立支援法が成立した際には、発達障害はその対象者として明記されていなかった。2010（平成22）年に改正法が成立し、障害者の範囲が見直され、発達障害が対象となることが明文化された。また、2011（平成23）年には、障害者基本法の一部を改正する法律が成立し、精神障害の中に発達障害を含むことが明記され、日本における障害者施策の基本的な枠組みの中に、明確に位置づけられることになった。改正法の成立後、知的障害のない発達障害と精神障害者保健福祉手帳

の問題が整理され、「障害や社会的障壁により継続的に日常生活又は社会生活に相当の制限をうける状態」であれば、手帳の交付を受けられるようになっている。

(3) 子ども・子育て支援法

2012（平成24）年に、子ども・子育て支援法が成立した（2016年施行予定）。これは、就学前の子どもの教育や保育等の総合的な提供を推進し、保育の量的拡大、地域の子ども・子育て支援事業の充実を図るものである。この法律をもとに、各市町村は地域子ども・子育て支援事業を計画、実施していくことになる。発達障害の早期発見と早期支援にも関連するが、子育てに不安のある保護者と子どもたちが安心して生活していくことができるような取り組みが進められていくものと思われる。身近な地域で、気軽に子育て相談やペアレント・トレーニングなどが受けられるようになることが期待される。

[6] 今後の課題

発達障害者支援法の成立以後、知的な障害のない発達障害への関心や社会的な認識は広がった。しかし、実際には、発達障害児者の困り感に対して、本人の努力や親のしつけなどの問題にされてしまうこともあり、適切な理解が十分ではないことも多い。また、公的なサービスに関しては各地方公共団体の予算配分も関係することや、発達障害者支援センターをはじめ、専門的な支援機関、医療機関、活用できる支援や資源は地域によって異なるなど、地域間の格差も大きな課題である。また、改正時の付帯決議には、障害者手帳のあり方についての検討の必要性が盛り込まれた。今後も、当事者のニーズを受けとめた法的整備が求められる。

E. 医療観察法

[1] 医療観察法の沿革

「心神喪失等の状態で重大な他害行為を行った者の医療及び観察等に関する法律」（以下、医療観察法）は、心神喪失または心神耗弱の状態で重大な他害行為を行った者に対し、適切な医療を提供し社会復帰を促進することを目的とした法である（医療観察法1条）。

精神障害者および精神障害の疑いのある者によって重大な他害行為が行われる事件が発生するたびに、これらの者への処遇に関する議論が行われてきたが、罪を犯すおそれのある者の身柄を拘束し、社会の安全に資する保安処分には、責任主義に反することや障害者差別を助長する等の批判が

ペアレント・トレーニング
発達障害等、育てにくさを持つ子どもの理解を深め、具体的な対応法を学ぶことにより、子育ての困り感を軽減していくための保護者向けの支援プログラムの総称である。

心神喪失
精神障害のために是非善悪を区別する能力と、これに従って行動を制御する能力を欠く状態にあること。

心神耗弱（こうじゃく）
精神障害のために是非善悪を区別する能力と、これに従って行動を制御する能力が著しく低い状態にあること。

責任主義
犯罪を構成する行為を行った時点において、行為者が心神喪失または心神耗弱の状態にあったと認められる場合は、行為者に責任能力を問うことができないとする刑事法の原則。

強く、導入が見送られてきた。しかし、措置入院制度では、精神科病院に入院し治療を受けさせる等の措置をとるにとどまり、司法が関与せず入退院の判断が個別の精神科医に委ねられることや、社会復帰のための退院調整や退院後の医療の継続を確保する手段がなく、長期入院や治療中断等の問題が生じることなどが指摘されていた。池田小学校事件の被告人が精神科の通院歴があったことを契機にこの議論が再燃し、適切な医療の確保と社会復帰の促進という行為者本人保護を目的とすることを前面に出すことにより保安処分との批判をかわし、医療観察法は2003（平成15）年に制定され、2005（平成17）年4月に施行されるに至った。

> **措置入院**
> 「精神保健及び精神障害者福祉に関する法律」に基づく。
>
> **池田小学校事件**
> 2001（平成13）年、精神科に通院歴があった男が校内に侵入し、児童8名を殺傷した事件。

[2] 医療観察法の概要

(1) 対象者

重大な他害行為を行った者であり、かつ心神喪失・心神耗弱であることが認められ、検察官による不起訴処分や裁判所による無罪および減軽の確定判決を受けた者である（2条2項）。

> **重大な他害行為**
> 殺人、放火、強盗、強姦、強制わいせつ（以上の未遂も含む）、傷害の6罪種。

(2) 審判

対象者に対し、検察官は地方裁判所に申立を行い、審判が開始される（33条）。審判は、裁判官と精神保健審判員（学識経験のある精神保健判定医）各1名による合議により行われ（11条）、必要な場合に精神保健参与員（精神保健福祉士等、15条）の意見を聴取し（36条）、医療観察制度の処遇の要否について精神保健判定医による鑑定を行わせ、意見を聴取する（37条）。

裁判所はこれらの審理に基づき、入院決定、通院決定、不処遇のいずれかの決定を行う（42条）。

(3) 入院決定・通院決定後の医療と生活環境調整

入院決定を受けた者は厚生労働大臣の定める指定入院医療機関へ入院し、通院決定を受けた者は厚生労働大臣の定める指定通院医療機関へ通院し、医療を受けなければならない（43条）。退院後・通院中には地域での継続した支援が実施される。この中核の役割を担う社会復帰調整官は、保護観察所に置かれ、生活環境の調査や調整、処遇の実施計画の策定、精神保健観察の実施につき、指定医療機関や保健所、福祉事務所、障害福祉サービス事業者との連携をとりながら支援を行う（図4-2-1）。

> **指定入院医療機関**
>
> **指定通院医療機関**
>
> **社会復帰調整官**
> 保護観察所に勤務し、精神障害者の保健および福祉等に関する専門的知識に基づき、心神喪失等の状態で重大な他害行為を行った人の社会復帰を促進するため、生活環境の調査、生活環境の調整、精神保健観察等の業務に従事する。精神保健福祉士か実務経験のある社会福祉士等から任用される。

[3] 医療観察法の課題

医療観察法を適切に運用し、社会復帰を促進するためには、地域における精神保健福祉サービス等の体制の整備と関係機関の連携が不可欠である。

> **社会復帰**

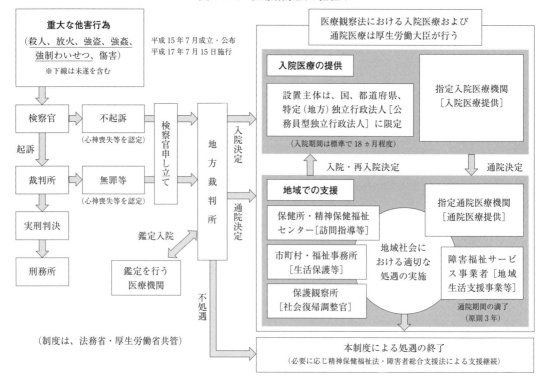

図 4-2-1　医療観察法の仕組み

出典）厚生労働省ウェブサイトをもとに作成

これらが不十分であると不要な長期入院を招き、地域での医療の継続が困難となる。医療観察法はあくまでも適切な医療の確保と社会復帰を目的とするのであって、保安処分にあたるような運用実態となってはならない。

F. 難病者および小児慢性特定疾病児に関する法

[1] 法の制定過程

　難病対策はその開始当初から法的根拠を持たない予算事業として進められてきたが、2009（平成 21）年を境に予算は増えず対象拡大もされないままとなっていた。そのため難病患者からは、医療費助成対象となる疾患数が依然として少なく、難病の 4 要素を満たしても対象外となる疾患を幅広く難病指定すべきとする声や、医療や研究のみならず、福祉や就労までも含めた総合的対策を求める声があがっていた。それに加え、都道府県からは医療費助成の財源について、本来国の負担分である予算まで都道府県が超過負担している状況について、早急な解消を求める声があがっていた。こうした難病対策の多くの課題を解消するため、2011（平成 23）年 9 月より厚生科学審議会疾病対策部会難病対策委員会（以下、難病対策委員

> 難病の 4 要素
> ①希少性、②原因不明、③効果的な治療方法未確立、④生活面への長期にわたる支障。

会）において、難病対策の抜本的見直しに向けた検討が始まった。

　難病対策委員会は2年以上にわたる検討の末、2013（平成25）年12月に「難病対策の改革に向けた取組について（報告書）」をとりまとめ、難病対策の法制化を提言した。同報告書は、「希少・難治性疾患は遺伝子レベルの変異が一因であるものが少なくなく、人類の多様性の中で、一定の割合発生することが必然であり、その確率は低いものの、国民の誰にでも発症する可能性があることから、希少・難治性疾患の患者・家族を我が国の社会が包含し、支援していくことが、これからの成熟した我が国の社会にとってふさわしいことを基本的な認識」として議論を重ねるとあり、難病患者たちは基本的認識が具体化された法律の制定を期待した。

　一方、このような難病対策委員会の議論を踏まえた社会保障制度改革国民会議の報告書は、「医療費助成については、消費税増収分を活用して、将来にわたって持続可能で公平かつ安定的な社会保障給付の制度として位置づけ、対象疾患の拡大や都道府県の超過負担の解消を図るべきである」としたうえで、「ただし、社会保障給付の制度として位置づける以上、公平性の観点を欠くことはできず、対象患者の認定基準の見直しや、類似の制度との均衡を考慮した自己負担の見直し等についても併せて検討することが必要である」と指摘した。その後、2013（平成25）年8月に閣議決定された「社会保障制度改革推進法第4条の規定に基づく『法制上の措置』の骨子について」に法制化措置が盛り込まれ、2014（平成26）年2月に医療費助成制度の義務的経費化や対象疾患の拡大とそれに伴う負担の見直しなどを盛り込んだ「難病の患者に対する医療等に関する法律案」が国会に提出され、同年5月23日に成立した（図4-2-2）。

　また小児慢性特定疾患についても2012（平成24）年9月より難病対策委員会の検討と連動する形で社会保障審議会の児童部会に小児慢性特定疾患児への支援のあり方に関する専門委員会が設置され、制度の見直し作業が進められた。小児慢性特定疾患に対する施策は、既に2005（平成17）年に児童福祉法に位置づけられており、法的根拠を持つ施策として進められていた。しかし、医療費助成の財源は裁量的経費であったことから、公平かつ安定的な制度の確立を図るための義務的経費化や自立支援の充実等とこれらの施策拡充に伴う負担の見直しなどを盛り込んだ児童福祉法の一部を改正する法律案が国会に提出され、同年5月23日に成立した。

[2] 難病の患者に対する医療等に関する法律（難病医療法）
(1) 目的

　難病医療法の1条では、「この法律は、難病（発病の機構が明らかでな

難病医療法（難病法）
正式名称は、「難病の患者に対する医療等に関する法律」。厚生労働省は「難病法」と略している。しかしながら、法律の内容は、「持続可能な社会保障制度の確立を図るための改革の推進に関する法律に基づく措置として、難病の患者に対する医療費助成に関して、法定化によりその費用に消費税の収入を充てることができるようにするなど、公平かつ安定的な制度を確立するほか、基本方針の策定、調査及び研究の推進、療養生活環境整備事業の実施等の措置を講ずるもの」とあり、医療法が本質なので、この本では、「難病医療法（難病法）」と表記する。

図4-2-2 難病の患者に対する医療等に関する法律（平成26年5月23日成立）

趣旨

持続可能な社会保障制度の確立を図るための改革の推進に関する法律に基づく措置として、難病の患者に対する医療費助成(注)に関して、法定化によりその費用に消費税の収入を充てることができるようにするなど、公平かつ安定的な制度を確立するほか、基本方針の策定、調査及び研究の推進、療養生活環境整備事業の実施等の措置を講ずる。
（注）これまでは法律に基づかない予算事業（特定疾患治療研究事業）として実施していた。

概要

(1) 基本方針の策定
- 厚生労働大臣は、難病に係る医療その他難病に関する施策の総合的な推進のための基本的な方針を策定。

(2) 難病に係る新たな公平かつ安定的な医療費助成の制度の確立
- 都道府県知事は、申請に基づき、医療費助成の対象難病（指定難病）の患者に対して、医療費を支給。
- 指定難病に係る医療を実施する医療機関を、都道府県知事が指定。
- 支給認定の申請に添付する診断書は、指定医が作成。
- 都道府県は、申請があった場合に支給認定をしないときは、指定難病審査会に審査を求めなければならない。
- 医療費の支給に要する費用は都道府県が支払い、国は、その2分の1を負担。

(3) 難病の医療に関する調査及び研究の推進
- 国は、難病の発病の機構、診断及び治療方法に関する調査及び研究を推進。

(4) 療養生活環境整備事業の実施
- 都道府県は、難病相談支援センターの設置や訪問看護の拡充実施等、療養生活環境整備事業を実施できる。

施行期日

平成27年1月1日
※児童福祉法の一部を改正する法律（小児慢性特定疾患の患児に対する医療費助成の法定化）と同日

く、かつ、治療方法が確立していない希少な疾病であって、当該疾病にかかることにより長期にわたり療養を必要とすることとなるものをいう。以下同じ。）の患者に対する医療その他難病に関する施策（以下「難病の患者に対する医療等」という。）に関し必要な事項を定めることにより、難病の患者に対する良質かつ適切な医療の確保及び難病の患者の療養生活の質の維持向上を図り、もって国民保健の向上を図ることを目的とする」とあり、難病の定義を定めたうえで、国民保健の向上を目的とする疾病対策であることが明示されている。また、2条の基本理念では、難病の克服が目指され、同時に難病患者の社会参加の機会確保と地域社会における他の者との共生の実現のため、社会福祉やその他雇用などの関連する施策との有機的な連携のもとで総合的な施策が行われなければならないと規定している。

このように難病医療法は、疾病対策であるだけでなく、他の法律や施策と連携する形で難病患者の社会参加を推進しようとするものでもある（図4-2-3）。

(2) 対象

難病医療法では、従来の難病対策の考え方を踏襲し、難病を①発病の機構が明らかでない、②治療方法が確立していない、③希少な疾病、④長期

図 4-2-3 難病の患者に対する医療等の総合的な推進を図るための基本的な方針 概要

難病の患者に対する医療等に関する法律（平成26年法律第50号。以下「法」という。）4条1項に基づき、難病の患者に対する医療等の総合的な推進を図るための基本的な方針を定める。

1. 難病の患者に対する医療等の推進の基本的な方向
- 難病は、一定の割合で発症することが避けられず、その確率は低いものの、国民の誰にでも発症する可能性があり、難病の患者及びその家族を社会が包含し、支援していくことがふさわしいことを基本認識として、広く国民の理解を得ながら難病対策を計画的に推進。
- 法の基本理念にのっとり、難病の克服を目指し、難病の患者が長期にわたり療養生活を送りながらも社会参加の機会が確保され、地域で尊厳を持って生きることができるよう、共生社会の実現に向けて、社会福祉その他の関連施策と連携しつつ、総合的に施策を実施。
- 社会の状況変化等に的確に対応するため、難病対策の実施状況等を踏まえ、少なくとも5年ごとに本方針に再検討を加え、必要があると認めるときは見直しを実施。

2. 難病の患者に対する医療費助成制度に関する事項
- 難病の患者に対する医療費助成制度は、法に基づいて適切に運用するとともに適宜見直し。
- 指定難病については、定められた要件を満たす疾病を対象とするよう、疾病が置かれた状況を踏まえつつ、指定難病の適合性について判断。併せて、医学の進歩に応じ、診断基準等も随時見直し。
- 医療費助成制度が難病に関する調査及び研究の推進に資するという目的を踏まえ、指定難病の患者の診断基準や重症度分類等に係る臨床情報等を適切に収集し、医療費助成の対象とならない指定難病の患者を含む指定難病患者データに係る指定難病患者データベースを構築。

3. 難病の患者に対する医療を提供する体制の確保に関する事項
- できる限り早期に正しい診断ができる体制を構築。
- 診断後はより身近な医療機関で適切な医療を受けることのできる体制を確保。
- 難病の診断及び治療には、多くの医療機関や診療科等が関係することを踏まえ、それぞれの連携を強化。

4. 難病の患者に対する医療に関する人材の養成に関する事項
- 難病に関する正しい知識を持った医療従事者等を養成することを通じて、地域において適切な医療を提供する体制を整備。

5. 難病に関する調査及び研究に関する事項
- 難病対策の検討のために必要な情報収集を実施。
- 難病の医療水準の向上を図るため、難病患者の実態を把握。
- 難病の各疾病について実態や自然経過等を把握し、疾病概念の整理、診断基準や重症度分類等の作成や改訂等に資する調査及び研究を実施。
- 指定難病患者データベースを医薬品等の開発を含めた難病研究に有効活用できる体制に整備。

6. 難病の患者に対する医療のための医薬品、医療機器及び再生医療等製品に関する研究開発の推進に関する事項
- 難病の克服が難病の患者の願いであることを踏まえ、難病の病因や病態を解明し、難病の患者を早期に正しく診断し、効果的な治療が行えるよう研究開発を推進。
- 患者数が少ないために開発が進みにくい医薬品、医療機器及び再生医療等製品の研究開発を積極的に支援。

7. 難病の患者の療養生活の環境整備に関する事項
- 難病の患者の生活上の不安が大きいことを踏まえ、難病の患者が住み慣れた地域において安心して暮らすことができるよう、難病相談支援センター等を通じて難病の患者を多方面から支えるネットワークを構築。
- 地域の様々な支援機関と連携して難病の患者に対する支援を展開しているなどの先駆的な取組を行う難病相談支援センターに関する調査及び研究を行い、全国へ普及。

8. 難病の患者に対する医療等と難病の患者に対する福祉サービスに関する施策、就労の支援に関する施策その他の関連する施策との連携に関する事項
- 難病の患者が地域で安心して療養しながら暮らしを続けていくことができるよう、医療との連携を基本としつつ、福祉サービスの充実などを図る。
- 難病の患者の雇用管理に資するマニュアル等を作成し、雇用管理に係るノウハウを普及するとともに、難病であることをもって差別されない雇用機会の確保に努めることにより、難病の患者が難病であることを安心して開示し、治療と就労を両立できる環境を整備。

9. その他難病の患者に対する医療等の推進に関する重要事項
- 難病に対する正しい知識の普及啓発を図り、難病の患者が差別を受けることなく、地域で尊厳をもって生きることのできる社会の構築に努める。
- 保健医療サービス、福祉サービス等についての周知や利用手続の簡素化を検討。

にわたり療養を必要とする、といった要件に該当するものを対象としている。また、難病のうち医療費助成の対象となる指定難病の対象は、上記の要件に加え、①患者数が本邦において一定の人数に達しないこと、②客観的な診断基準が確立していることを満たしたうえで厚生労働大臣が指定したもの、となり、現在（2017〔平成29〕年9月）330疾病にまで拡大している。

(3) 法律の内容

厚生労働大臣が策定する基本方針に基づき、主に難病患者に対する医療の提供、調査および研究の推進、療養生活環境整備事業の実施等を行う。指定難病の医療費助成はすべての疾患について重症度分類が作成され、軽症患者は原則対象外となるが、1か月の医療費総額が3万3330円を超え

図 4-2-4　児童福祉法の一部を改正する法律の概要

法案提出の趣旨

持続可能な社会保障制度の確立を図るための改革の推進に関する法律に基づく措置として、小児慢性特定疾病の患者に対する医療費助成に関して、その実施に要する経費に消費税の収入を充てることができるようにするなど、公平かつ安定的な制度を確立するほか、基本方針の策定、慢性疾病児童の自立支援事業の実施、調査及び研究の推進等の措置を講ずる。

法律の概要

(1) 基本方針の策定
- 良質かつ適切な小児慢性特定疾病医療支援の実施その他の疾病児童等の健全な育成に係る施策の推進を図るための基本的な方針を定める。

(2) 小児慢性特定疾病に係る新たな公平かつ安定的な医療費助成の制度の確立
- 都道府県・政令指定都市・中核市は、小児慢性特定疾病にかかっている児童等であって、当該疾病の程度が一定程度以上であるものの保護者に対し、申請に基づき、医療に要する費用（小児慢性特定疾病医療費）を支給。（現行の小児慢性特定疾病医療費助成は児童福祉法に基づく法律補助であるものの裁量的経費。今回、義務的経費化。）
- 医療費助成に要する費用は都道府県等の支弁とし、国はその2分の1を負担。
- その他、適正な医療費助成及び医療の質を担保する観点から、指定医療機関（都道府県が指定）制度等に関する規定を整備。
  ＞支給認定の申請に添付する診断書は、指定医が作成。
  ＞都道府県等は、支給認定をしないときは、小児慢性特定疾病審査会に審査を求める。

(3) 小児慢性特定疾病児童等自立支援事業の実施
- 都道府県等は、相談支援など小児慢性特定疾病児童に対する自立の支援のための事業（※）を実施。
  （※）必須事業：小児慢性特定疾病児童等、その保護者その他の関係者に対する相談支援、必要な情報提供、助言　等
  任意事業：①レスパイト（医療機関等における小慢児童等の一時預かり）、②相互交流支援、③就労支援、④家族支援（家族の休養確保のための支援）　等

(4) 小児慢性特定疾病の治療方法等に関する研究の推進
- 国は、小児慢性特定疾病の治療研究など、慢性疾病にかかっている児童等の健全な育成に資する調査及び研究を推進。

施行期日

平成27年1月1日　※難病の患者に対する医療等に関する法律と同日

る月が年に3回以上ある場合は「高額な医療を継続することが必要な軽症者の取扱い」に該当する（軽症高額）患者として医療費の助成を受けることができる。また財源については、医療費の支給に要する費用が義務的経費となり、国と都道府県で100分の50ずつの負担となる。療養生活環境整備事業では難病相談支援センターが法定化されたものの、裁量的経費のままで100分の50以内の予算補助となる。

改正児童福祉法

[3] 児童福祉法の一部を改正する法律（改正児童福祉法）

(1) 目的

従来の小児慢性特定疾患事業の目的を引き継ぎ、小児慢性特定疾病児童等の健全育成を目的とする。

(2) 対象

改正児童福祉法（図4-2-4）では、「児童又は児童以外の満二十歳に満た

ない者(以下、児童等という。)が当該疾病にかかつていることにより、長期にわたり療養を必要とし、及びその生命に危険が及ぶおそれがあるものであつて、療養のために多額の費用を要するものとして厚生労働大臣が社会保障審議会の意見を聴いて定める疾病」を対象としている。対象となる疾病は現在(2017〔平成29〕年7月)、722疾病まで拡大している。

(3) 内容

厚生労働大臣が定める基本方針に基づき、医療費の助成や自立支援、治療方法に関する研究の推進などを行う。小児慢性特定疾病児童等自立支援事業では、相談支援が必須事業として位置づけられている。財源については難病医療法とは異なり、医療費助成だけではなく自立支援に関する事業についても義務的経費となり、国と都道府県で2分の1ずつの負担となる。

[4] 今後の課題

難病医療法および改正児童福祉法の施行により、医療費助成の対象疾病が順次拡大されている。また、法律の施行後に策定された基本方針に基づいて難病の医療提供体制のあり方がまとめられた他、児童から成人への移行にあたって課題となっていた移行期医療のあり方についても「小児慢性特定疾患児への支援の在り方に関する専門委員会」と「難病対策委員会」の2つの審議会の合同開催による検討が行われるなど、一定の前進が見られている。

しかし、このように評価できる点も少なくない一方で、残された課題も多い。難病医療法では、希少疾病の治療法を確立するための研究促進と、難病患者の生活を支える福祉的支援を従来の難病対策と同様の枠組みで行おうとしているが、それは患者数の多い難治性疾患や研究対象にならない疾病は法律の対象となりえないことを意味する。

改正児童福祉法については、健全育成の観点から難病法よりも幅広い概念で対象疾患が選ばれているが、成人については制度の対象外となる成人移行の問題(トランジション)が依然として残されている。これらの課題解消に向けては、患者数や年齢、研究の必要性の有無で区切られることのない、慢性疾患を抱える人への医療・福祉や雇用などあらゆる政策のあり方についての検討が必要だろう。

小児慢性特定疾病児童等自立支援事業
他に任意事業として、①療養生活支援事業、②相互交流支援事業、③就職支援事業、④介護者支援事業、⑤その他の自立支援事業の実施、が例示されている。

3. 差別の禁止、差別是正措置の法

A. 障害者虐待防止法

[1] 障害者虐待防止法制定に至るまでの経緯

　日本の虐待防止法制は、児童虐待（2000〔平成12〕年）、配偶者間の暴力（2001〔平成13〕年）、高齢者虐待（2006〔平成18〕年）を対象としたものが先行しており、障害者を対象としたものは遅れていた。ようやく制定・施行された「障害者虐待の防止、障害者の養護者に対する支援等に関する法律」（以下、障害者虐待防止法という。2011〔平成23〕年6月制定、2012〔平成24〕年10月施行）であるが、その制定に至る契機には、大きく次の2つが挙げられよう。

障害者権利条約

　まず、障害者権利条約に日本が批准するための条件として、政府が「家庭の内外におけるあらゆる形態の搾取、暴力及び虐待（性別に基づくものを含む。）から障害者を保護するための」あらゆる措置をとることが求められている（16条）。この条項により条約批准に向けた国内法の整備が求められており、障害者虐待防止法の制定は条約批准に向けた措置の1つである。

　このように障害者権利条約批准が法整備の直接的な契機であるとしても、障害者が被害者となる虐待事件が頻発しており、関係者の努力により講じられた再発防止策も新たな虐待事件を抑止するに至らず、障害当事者の要求があったこともまた重要な契機の1つであると言えよう。1983（昭和

宇都宮病院事件

サン・グループ事件
滋賀県にあった肩パッド製造工場の社長が、従業員の知的障害者に対し暴力、賃金不払い、年金横領などの虐待を行っていた事件。1996（平成8）年に社長が逮捕され実刑判決を受けた。

58）年の宇都宮病院事件を皮切りに、1990年代にはアカス紙器（水戸パッケージ）事件、サン・グループ事件、白川育成園事件、大和川病院事件と、障害者虐待事件が次々と発覚した。これら数々の虐待事件は、いずれの事件も①被害者の被害認識の乏しさ（被害者はその障害ゆえに虐待であると認識しづらい）、②被害者の被害申告の困難さ（被害者が虐待の事実を申告するなど虐待を受けていることを外部に訴えることが、その障害ゆえに困難である）、③行政機関の不作為（仮に被害者が外部に被害状況を訴えることができたとしても、これを受けた諸機関がその訴えを真摯に受け止めず放置する）、④密室性（虐待行為は往々にして密室で行われ、加害者による隠蔽や口封じにより被害が外部へ露見しにくい）が虐待行為の発見を遅らせ、外部の支援者等による被害者支援や内部告発があってはじ

めて事件化したという共通した経過をたどっている。

これらの事件を通じ、障害者は病院・施設内、雇用の場にかかわらず権利侵害にさらされるおそれがあることが広く認知され、またサン・グループ事件では行政機関の不作為による国家賠償責任が認められたこともあって、各地で権利擁護センターの設置や総合相談窓口の設置などの対策がとられてきた。しかし、障害者の虐待事件はその後も発生し続けており、法制化も含めた抜本的な対策が求められていた。

[2] 障害者虐待防止法の概要

(1) 目的

「障害者に対する虐待が障害者の尊厳を害するものであり、障害者の自立及び社会参加にとって障害者に対する虐待を防止することが極めて重要」であり、「障害者に対する虐待の禁止、障害者虐待の予防及び早期発見その他の障害者虐待の防止等に関する国等の責務、障害者虐待を受けた障害者に対する保護及び自立の支援のための措置、養護者の負担の軽減を図ること等の養護者に対する養護者による障害者虐待の防止に資する支援（中略）のための措置等を定めることにより、障害者虐待の防止、養護者に対する支援等に関する施策を促進し、もって障害者の権利利益の擁護に資すること」である（1条）。

(2) 対象となる障害者

障害者基本法に定義される障害者、すなわち「身体障害、知的障害、精神障害（発達障害を含む。）その他の心身の機能の障害がある者であつて、障害及び社会的障壁により継続的に日常生活又は社会生活に相当な制限を受ける状態にあるもの」である（障害者基本法2条1項）。

(3) 虐待を禁止される者・通報対象となる者と虐待行為

障害者に対する虐待は「何人(なんぴと)も」禁止される（障害者虐待防止法3条）。このうち、通報対象となる者は養護者（第2章）、障害者福祉施設従事者等（第3章）、障害者を雇用する使用者（第4章）である。

通報対象となる虐待行為については、それぞれ5つの類型を示している（2条6項〜8項、表4-3-1）。

なお、18歳未満の障害者に対する養護者による虐待の場合は、通報対象とならない（7条1項）。

表 4-3-1 通報対象となる虐待行為

身体的虐待	障害者の身体に外傷が生じ、もしくは生じるおそれのある暴行を加え、または正当な理由なく障害者の身体を拘束すること
性的虐待	障害者にわいせつな行為をすること、または障害者をしてわいせつな行為をさせること。
心理的虐待	障害者に対する著しい暴言または著しく拒絶的な対応、その他の障害者に著しい心理的外傷を与える言動を行うこと。
ネグレクト	障害者を衰弱させるような著しい減食または長時間の放置、養護者以外の同居人、障害者福祉施設利用者である他の障害者、当該事業所に使用される他の労働者による身体的虐待・性的虐待・心理的虐待を放置する等、養護を著しく怠ること。
経済的虐待	障害者の財産を不当に処分すること、その他障害者から不当に財産上の利益を得ること。

> **経済的虐待**
> 障害者の親族が行う場合も通報対象となる（2条6項2号）。

(4) 通報義務者およびその通報先と通報後の対応スキーム

　障害者虐待を受けたと思われる障害者を発見した者には通報義務が課され、市町村へ通報しなければならない（7条1項、16条1項、22条1項）。使用者による虐待の場合は都道府県も通報先となる（22条1項）。虐待を受けた障害者本人がこれらの通報先へ通報することもできる（7条2項、16条2項、22条2項）。窓口は「市町村障害者虐待防止センター」・「都道府県障害者権利擁護センター」であり、市町村・都道府県の部局または施設にセンターとしての機能を果たさせる（32条、33条、36条、37条）。

> **市町村障害者虐待防止センター**
>
> **都道府県障害者権利擁護センター**

　通報を受けた後の対応は、養護者による虐待の場合は市町村は事実確認と市町村障害者虐待対応協力者との間の協議（9条1項）、立入調査（11条）の権限を行使し、一時保護・後見審判請求等の措置をとることができる（9条2項・3項）。障害者福祉施設従事者による虐待の場合は、市町村は都道府県に報告し、都道府県が適切な権限の行使を行い（19条）、措置等を公表する（20条）。使用者による虐待の場合は、市町村から都道府県へ通知し、都道府県は都道府県労働局へ報告する（24条）。都道府県労働局は適切な権限の行使を行い（26条）、厚生労働大臣が措置等を公表する（28条）（図4-3-1）。

図 4-3-1 虐待通報を受けた後の対応スキーム

養護者による障害者虐待	障害者福祉施設従事者等による障害者虐待	使用者による障害者虐待
［市町村の責務］相談等、居室確保、連携確保	［設置者の責務］当該施設等における障害者に対する虐待防止等のための措置を実施	［事業主の責務］当該事業所における障害者に対する虐待防止等のための措置を実施
［スキーム］ 虐待発見 →通報→ 市町村 ①事実確認（立入調査等） ②措置（一時保護、後見審判請求）	［スキーム］ 虐待発見 →通報→ 市町村 →報告→ 都道府県 ①監督権限等の適切な行使 ②措置等の公表	［スキーム］ 虐待発見 →通報→ 市町村 →通知→ 都道府県 →報告→ 労働局 ①監督権限等の適切な行使 ②措置等の公表

出典）厚生労働省ウェブサイトをもとに作成

(5) 国・地方公共団体・国民および関係機関の責務

　国または地方公共団体は、障害者虐待の予防、早期発見、被虐待障害者に対する支援、養護者に対する支援を行うため、関係省庁相互間や関係機関、民間団体との間の連携の強化、民間団体の支援等の体制の整備を行う責務（4条）、虐待防止に関する専門的知識及び技術を有する人材等の確保および資質の向上を図るため、職員研修等の必要な措置を講じる責務（4条2項）が課されている。この他、通報義務、人権侵犯事件に係る救済制度等についての広報・啓発（4条3項）を行うものとされる。

　また、国民（5条）、障害者福祉施設、学校、医療機関、保健所その他障害者福祉に関係のある団体、障害者福祉施設従事者等、学校の教職員、医師、歯科医師、保健師、弁護士その他障害者の福祉に職務上関係のある者、使用者（6条2項）は、国・地方公共団体の行うこれらの施策に協力する責務を負う。

　障害者虐待の早期発見の努力義務が課される者は、国および地方公共団体の障害者の福祉に関する部局や関係機関（6条1項）、障害者福祉施設、学校、医療機関、保健所その他障害者福祉に関係のある団体、障害者福祉施設従事者等、学校の教職員、医師、歯科医師、保健師、弁護士その他障害者の福祉に職務上関係のある者、使用者である（6条2項）。

　市町村障害者虐待防止センター・都道府県障害者権利擁護センターは、通報および届出の受理や障害者や養護者に対する相談・指導・助言・養護者に対する支援を行う（32条、33条、36条、37条）

　この他、就学する障害者、保育所等に通う障害者、医療機関を利用する障害者については、学校長や保育所長、医療機関の管理者が虐待防止のための必要な措置を講ずることとされる（29条～31条）。

[3] 障害者虐待防止法に基づく対応状況と課題

　厚生労働省の調べによると、市町村等に通報のあった虐待のうち最も多いのが身体的虐待であり、心理的虐待が続く。また、被虐待者を保護するために虐待者である養護者と分離したかどうかについてはほぼ均衡している。虐待の程度についても、軽度のうちに対応したものが半数を超える。

　また、市町村障害者虐待防止センターや都道府県障害者権利擁護センターでは、保育所、学校、医療機関、官公署などの障害者虐待防止法が規制対象としていない主体による障害者虐待についても相談に応じているところがある。施行後3年目をめどに法の見直しを行うとしているが（附則2条）、障害者との間で支配被支配関係に陥りやすいこれらの主体を直接の規制対象に含めることも検討課題とすべきであろう。

「障害者虐待の防止、障害者の養護者に対する支援等に関する法律」に基づく対応状況等に関する調査結果
（厚生労働省調べ、2015年度版）

虐待行為の類型で多いのは、身体的虐待（養護者197件〔58.1％〕、障害者福祉施設従事者等993件〔62.3％〕）、心理的虐待（養護者139件〔41.0％〕、障害者福祉施設従事者等505件〔31.7％〕）。養護者からの虐待から保護するために被虐待者を分離したのは659人（40.8％）、分離していないのは721人（44.6％）。

虐待の程度で「軽度」（「生命・身体・生活への影響」に相当する行為）は養護者が1,122件（50.4％）、障害者福祉施設従事者等が315件（73.6％）。

障害者虐待防止法に定める障害者虐待以外における虐待に関する相談等の受付をしているのは704市町村（40.5％）、27都道府県（57.4％）。

B. 障害者差別解消法

[1] 障害者差別解消法制定までの経緯

障害があることを理由として不利益な取扱いを行い、または差別することは、法の下の平等（憲法14条）に反することは言うまでもない。海外ではADA（障害をもつアメリカ人法）をはじめとして障害者に対する差別禁止法制があり、罰則を加えたり是正措置を法律で求めている国も数多くある。これに対し日本では、実質的平等は福祉の充実により実現されるべきとの認識が広く認められ、差別禁止法制の立法には消極的であったと言える。国としての法制化は進まない一方で、千葉県を皮切りに北海道、岩手県、熊本県、さいたま市、八王子市、長崎県などで、各地域の実情に合わせた独自の差別禁止条例づくりが進められてきた。

差別禁止の法制化の契機となったのは、障害者権利条約の批准である。障がい者制度改革推進会議の差別禁止部会において検討が進められ、障害者基本法の改正（2011〔平成23〕年）により障害者差別の禁止が明記された（4条）。その後、推進会議が改組された障害者政策委員会において「障害を理由とする差別の解消の推進に関する法律」（以下、障害者差別解消法）がとりまとめられ、2013（平成25）年に制定されるに至った（2016〔平成28〕年4月施行）。

[2] 障害者差別解消法の概要

(1) 基本原則

障害者基本法4条は、①障害を理由とする差別等の権利侵害行為を禁止し、②社会的障壁の除去について、これを怠ることが差別等の権利侵害にあたるとし、権利侵害にならないように社会的障壁の除去の実施についての必要かつ合理的配慮を求めている。

これらの基本原則を具体化するものとして、障害者差別解消法は位置づけられる。

(2) 対象となる障害者

障害者差別解消法における障害者は、「身体障害、知的障害、精神障害（発達障害を含む。）その他の心身の機能の障害がある者であって、障害及び社会的障壁により継続的に日常生活又は社会生活に相当な制限を受ける状態にあるもの」と定義される（2条）。これは障害者基本法2条に規定する障害者の定義と同一であり、社会モデルを採用している。この定義に該当する者であれば、各障害者手帳の有無にかかわらず対象となる。

なお、国・地方公共団体等と事業者が事業主の立場で労働者に対して行

う障害を理由とする差別解消措置は、障害者の雇用の促進等に関する法律で対応することとされている。

(3) 差別的取扱いの禁止

国・地方公共団体等と民間事業者の双方に法的義務として、障害を理由として障害者でない者と不当な差別的取扱いをすることは、障害者の権利利益を侵害するものとして禁止している（7条1項、8条1項）。

(4) 合理的配慮の不提供の禁止

障害者から現に社会的障壁の除去を必要としている旨の意思の表明があった場合において、その実施に伴う負担が過重でないときは、社会的障壁の除去の実施についての必要かつ合理的な配慮をしないこと（合理的配慮の不提供）は、国・地方公共団体等には法的義務として（7条2項）、民間事業者には努力義務として（8条2項）それぞれ禁止し、対応を区別している。合理的配慮は当該障害者の性別、年齢および障害の状態に応じてなされる。

(5) 実効性を確保するための措置

不当な差別的取扱いや合理的配慮の具体的な内容については「障害を理由とする差別の解消の推進に関する基本方針」（基本方針）や、これに即して策定される「行政機関等の職員が適切に対応するために必要な要領」（対応要領）、「事業者が適切に対応するために必要な指針」（ガイドライン）などで具体化している。

また、関係機関により構成される障害者差別解消支援地域協議会（地域協議会）が設けられる（17条）。

> 障害者差別解消支援地域協議会

[3] 障害者差別解消法の実施状況と課題

地域協議会の設置状況は、法施行1年を経て大都市部ではほぼ設置済みとなったが、比較的小規模の市町村において設置が進んでいない状況がある。法の趣旨を地域住民や事業者等に周知し、具体的に生じた不当な差別的取扱いや合理的配慮の不提供等の問題に真摯に対応するためには、協議会の設置は必要かつ有効であると考える。

また、法が禁止する不当な差別的取扱いや、法の求める合理的配慮は、具体的な事例をもとに検討することが有効である。行政機関や事業者は「合理的配慮等具体例データ集（合理的配慮サーチ）」の事例を参照しつつ、自らの対応を不断に検証し改善することが、法の趣旨にかなう対応であろう。

> 地域協議会の設置状況
> 「設置済み」が都道府県46（97.9％）、指定都市20（100.0％）、中核市・東京特別区・県庁所在地（指定都市除く）56（68.3％）、その他市町村619（37.8％）である。これに対し「設置せず」と回答した市町村が27（1.5％）ある。（2017年4月1日時点、内閣府調べ）。

> 合理的配慮等具体例データ集（合理的配慮サーチ）
> 内閣府ウェブサイトに掲載。
> http://www8.cao.go.jp/shougai/suishin/jirei/

第5章 障害者の福祉サービス（障害者総合支援法と障害者支援）

　福祉サービスは、障害者が人間らしく生きるために必要なものである。しかし、その給付法としての性格を持つ障害者総合支援法が規定する福祉サービスは、多岐にわたり複雑で、多くの障害当事者や家族にとっては難しい。したがって、職業的専門家が制度を熟知し、障害当事者が十分に判断できるように支援することも重要である。加えて、職業的専門家は、地域資源の開発や政策への影響なども期待される。そこで、本章では、障害者総合支援法の全体像を概観するとともに、同法の意義や問題点、福祉サービスの内容について学習する。

1

　第1節と第2節では、支援費制度の導入、介護保険統合問題、障害者自立支援法の制定、違憲訴訟と和解などを経て、障害者自立支援法の制定、障害者総合支援法に名称変更される史的展開について学ぶ。あわせて、支援費制度、障害者自立支援、障害者総合支援法の特徴や問題点なども学習する。

2

　第3節〜第8節では、障害者総合支援法のサービス内容と支給決定、利用者負担などについて学ぶ。2つの体系に即して、「自立支援給付」については、介護給付と訓練等給付、自立支援医療や補装具、相談支援などを学習する。「地域生活支援事業」については、市町村地域生活支援事業と都道府県地域生活支援事業のそれぞれの事業・サービスの内容を理解する。

3

　第9節と第10節では、障害者総合支援法ばかりではなく、関係法令をも扱う。まず、第9節では、サービスや行政の決定などに不満や不服がある場合の権利擁護のための制度である苦情解決制度や第三者評価制度、不服申立て制度などを理解する。また、第10節では、障害者総合支援法7条が規定する他法優先原則について学ぶ。訴訟になっている介護保険法との関係（介護保険優先原則）を理解し、さらに生活保護法も加えた3法の関係も学習する。
　なお、障害者総合支援法は3年見直しの作業を経て、2018（平成30）年4月から改訂されようとしている。その概要をコラムで紹介している。

1. 障害者総合支援法までの経緯

A. 障害者自立支援法制定までの経緯

社会福祉基礎構造改革

2000（平成12）年以降の社会福祉基礎構造改革は、社会福祉の基礎構造を変革すること、つまり戦後一貫して社会福祉制度の基礎をなした措置制度を解体して、利用契約制度に転換することを中心課題とした。そのため、2003（平成15）年支援費制度が導入されることで、障害者福祉領域に措置制度に代わって利用契約制度が採用されるにいたった。

支援費制度

支援費制度の特徴としては、

応能負担
利用者負担を、本人（および扶養義務者）の負担能力（所得水準）に応じた額とする方法。

①利用者負担は、措置制度と同様に、応能負担が継続されたこと
②身体障害者、知的障害者、障害児（障害児は在宅サービスのみ）を対象として、精神障害者などが対象外とされたこと（障害種別間格差）
③社会資源の地域偏在、地域間格差が問題にされたこと
④ホームヘルプサービスを中心とした利用者の増加を背景に、初年度から「予算不足」に陥ったことなどである。

介護保険統合問題
厚生労働省は、若者でも障害者となる可能性があるために保険原理が成立するとして、保険料徴収の対象年齢を、40歳以上の者から20歳以上の者へ引き下げることで、被保険者数の増大を図り、介護保険財政の安定化を模索した。また、既に「応益負担」を採用し、2005（平成17）年改正で食費等居住費用の原則自己負担化の導入が予定され、相対的に経済的負担が重い介護保険制度に、障害福祉領域を組み込めば、財政支出の削減につながるなどと考えたことによる。

そこで、④の財源課題の克服と、また2005（平成17）年が介護保険制度の5年ごとの大改訂にあたる年であったため、2004（平成16）年1月、厚生労働省は障害者福祉制度を介護保険制度に吸収することを提案する。障害者福祉領域の介護保険統合問題である。その目的は、介護保険制度における保険財政の安定化、障害者福祉制度における公費負担方式から社会保険方式への転換、利用者負担の強化などを同時に図ることにあった。

しかし、この統合は、障害者やその家族、関係団体のみならず、保険料負担（事業主負担）の増大を避けようとする財界からも反対された。その結果、統合は「時期尚早」として見送られた。だが、それに代わって、障害者自立支援法が制定される。その主たる目的は、財界が拒絶した社会保険方式の採用は回避して、つまり公費負担方式を継続しながらも、応益負担の採用、食費等居住費用の原則自己負担化など、介護保険制度と同様の利用者負担を採用することであった。

応益負担
福祉サービスの受給を「受益」と捉えて、サービス利用額の一定割合（10%）を利用者負担額とする方法。そのため、定率負担とも言う。障害が重いほど、多くのサービス利用が必要となるために、負担額が大きくなることから、「障害の自己責任」化につながるという批判もあった。

B. 障害者自立支援法の特徴 ［⇒障害者総合支援法の特徴］

以下に、この制定当時の障害者自立支援法の特徴を列挙する。ただし、

大きな改正があった①と②、⑤を除けば（①と⑤は一部修正とも言える）、障害者総合支援法に名称変更した現在でも継続されているため、障害者総合支援法の特徴とも言える。よって、[⇒………]で、現行法である障害者総合支援法の特徴も合わせて述べる。

①応益負担を採用するとともに、食費等居住費用を原則自己負担としたこと

　[⇒①幾度かの改正を経て、障害者総合支援法では、条文上は「応能負担」となった。食費等居住費用の原則自己負担化は継続されている。]

②給付の対象者に新たに精神障害者を加えて、身体障害者、知的障害者、精神障害者、障害児（3障害）としたこと

　[⇒②幾度かの改正を経て、障害者総合支援法では、発達障害や難病等の障害者も給付の対象とする。]

③サービス提供主体を市町村に一元化したこと（ただし、都道府県が実施主体となる事業・サービスも存在する）

④自立支援給付と地域生活支援事業からなる体系を示し、新たな施設・事業体系への移行を促したこと。同時に、入所施設のサービスを、日中活動の場としての事業と住いの場としての事業に分け、サービスの組み合わせを選択する形にしたこと

⑤サービスの利用に際して、市町村等の支給決定を必要とするとともに、主に自立支援給付の介護給付などの場合には「障害程度区分」の認定を原則として必要としたこと

　[⇒⑤障害者総合支援法では、「障害程度区分」を「障害支援区分」に改めた。]

⑥自立支援給付に関する費用は、個別給付として、国50％、都道府県25％、市町村25％の負担割合で賄う義務的経費としたこと（対して、地域生活支援事業は、予算の範囲内で補助する裁量的経費とされた）

⑦国の定める基本指針に即して、市町村と都道府県に、障害福祉計画の策定を義務づけたこと

⑧就労移行支援事業を創設しながらも、一般就労が困難な障害者に対しては利用者負担を強化するなど、「自立支援」政策を推進したこと

⑨65歳以上の障害者、また40歳以上の「特定疾病」に該当した患者には介護保険制度を原則として優先適用する介護保険優先原則を採用したこと

⑩事業運営に関わる費用計算を月割りから日割りに転換するとともに、また職員の配置基準において常勤換算方式を採用したこと

障害者総合支援法上の「応能負担」規定
「当該支給決定障害者等の家計の負担能力その他の事情をしん酌して政令で定める額（当該政令で定める額が前号に掲げる額の百分の十に相当する額を超えるときは、当該相当する額）」と規定する（29条3項2号）。（　）内は、1割の応益負担となることをも示し、応益負担の要素を残すと批判される所以である。

都道府県主体の事業とサービス
自立支援医療の精神障害者通院医療、都道府県地域生活支援事業である。ただし、自立支援医療の育成医療は、制定当初は都道府県が実施主体であったが、2013（平成25）年4月から市町村に移譲された。

「自立支援」政策
障害者の一般就労（企業等での就労）を重視する政策。福祉就労（いわゆる作業所等での就労）の工賃の低さなども背景として、一般就労を望む障害者が多いことから、希望を実現するために推進すべきであるとする肯定的見解がある。逆に、「自立支援」政策の重視は、障害者に対して就労能力による差別をもたらす、あるいは障害者の自立を経済的自立、特に就労的自立にまで狭めるなどの否定的見解もある。ここでは、経済的自立のみならず、精神的自立や社会的自立など、さまざまな自立支援が重要であると考え、区別するために「　」付きで表記した。

C. 障害者自立支援法の課題と「特別対策」、「緊急措置」

障害者自立支援法にはさまざまな批判があった。だが、障害者・家族、関係団体が、最も問題視したのは、利用者負担、特に応益負担の採用である。障害者や家族は、「生きる」ために福祉サービスなどを受給するのになぜ経済的負担が必要なのか、また現実に障害当事者、その家族には低所得世帯が多いことから上限額を設定されてもその負担に耐え切れない、などの問題を訴えた。

そこで、2006（平成18）年12月に「特別対策」（「障害者自立支援法円滑施行特別対策」）、2008（平成20）年7月には「緊急措置」（「障害者自立支援法の抜本的な見直しに向けた緊急措置」）の実施を決定して、市町村民税非課税世帯などに対して、利用者負担の軽減を図る。また、「緊急措置」では、利用者負担上限額を算定する際の所得段階区分において、これまでの「住民票上の世帯全体の所得」から、「本人と配偶者のみの所得」をもって判断することとした（その後の改定はなく障害者総合支援法も同じである）。

D. 障害者自立支援法違憲訴訟と「基本合意」、「骨格提言」

低所得者を中心に利用者負担は軽減されたが、応益負担原則などが堅持されたため、2008（平成20）年10月には障害者自立支援法違憲訴訟が提起される。提訴理由は、応益負担を採用した障害者自立支援法は、障害者の生存権や幸福追求権などを侵害して、憲法に違反するというものであった。

これまでの障害者団体の枠を越えた運動と、自由民主党・公明党の連立政権から民主党・社会民主党・国民新党の連立政権への政権交代などが背景にあって、2010（平成22）年1月には、国（厚生労働大臣）と障害者自立支援法違憲訴訟の原告団・弁護団との間で「基本合意」が締結され、和解が成立した。

この「基本合意」では、「速やかに応益負担（定率負担）制度を廃止し、遅くとも平成25年8月までに、障害者自立支援法を廃止し新たな総合的な福祉法制を実施する」ことを約束する。そして国は、拙速な制度施行と応益負担の採用が、「障害者、家族、関係者に対する多大な混乱と生活への悪影響を招き、障害者の人間としての尊厳を深く傷つけた」として「反省の意」を表明し、「今後の施策の立案・実施に当たる」とした。また、この「基本合意」の中の「四　利用者負担における当面の措置」に基づいて、2010（平成22）年4月には、市町村民税非課税世帯は、障害福

障害者自立支援法に対する批判（制定当時）
本文で述べた重過ぎる利用者負担の他にも、新たに精神障害者を制度の対象としたが、発達障害者などを含まず、対象者に「谷間」を持つこと、障害程度区分の判定が、知的障害者や精神障害者の福祉ニーズを反映せず、要介護認定と近似したことから介護保険との統合の可能性を内包していることなどが指摘された。

個人単位化
「緊急措置」では、「障害者本人の自立に対する父母等の意向が強いこと」を踏まえた改正であるとした。しかし、本人と配偶者の所得合算では、純粋な「個人単位」化は実現していない。たとえば、配偶者の所得が一定所得以上の場合には、本人の利用者負担を配偶者が負担することになりかねず、家族依存型福祉の継続を残すという問題が指摘できる。

障害者自立支援法違憲訴訟

基本合意

介護保険優先原則と基本合意
「基本合意」では、「三新法制定に当たっての論点」の中で、「介護保険優先原則（障害者自立支援法第7条）を廃止し、障害の特性を考慮した選択制等の導入をはかること」を明記した。しかし、障害者総合支援法となった今でも、7条に介護保険優先原則が規定されている。
➡ p.152
本章10節参照。

祉サービスと補装具に関しては、利用者負担が無料となった。

　また国は、2010年1月、内閣府に「障がい者制度改革推進本部」を設置して、そのもとに障害者施策の意見を集約する「障がい者制度改革推進会議」を発足させた。さらに、同年4月には、新法制定のための機関として「総合福祉部会」を設けた。「総合福祉部会」は、約半数が障害当事者で占められ、障害者権利条約と基本合意の2つを基礎的指針として検討を重ねて、2011（平成23）年8月「骨格提言」をまとめた。

　そこには、多くの課題と、その克服のための制度転換が指摘された。新法が目指すべきポイントとして挙げられたのは、①障害のない市民との平等と公平、②谷間や空白の解消、③格差の是正、④放置できない社会問題の解決（家族依存型福祉や「社会的入院」など）、⑤本人のニーズに合った支援サービス、⑥安定した予算の確保、である。これらは、新法に反映されるはずであった。

E.「つなぎ法」による障害者自立支援法の改正

　しかし、「骨格提言」がまとめられるまでの間の2010（平成22）年12月、「障がい者制度改革推進本部等における検討を踏まえて障害保健福祉施策を見直すまでの間において障害者等の地域生活を支援するための関係法律の整備に関する法律」が公布される。これによる障害者自立支援法の重要改正は、以下の通りである。

①法文上、発達障害は精神障害に含まれ、障害者自立支援法の対象となることが明確化されたこと
②重度の視覚障害者の移動支援サービスである「同行援護」が創設され、個別給付化がなされたこと
③利用者負担は、障害福祉サービスと補装具の利用者負担を合算し負担を軽減したこと。そして、それ以外は見直すこともなく、法律上「応能負担」を原則とすることを明示したこと
④市町村に基幹相談支援センターを設置、「自立支援協議会」【⇒**障害者総合支援法上は「協議会」に名称変更**】の法律上への位置づけ、地域相談支援（地域移行支援・地域定着支援）の個別給付化、サービス等利用計画作成の対象者の拡大など、相談支援の充実を図ったこと
⑤成年後見制度利用支援事業を、市町村地域生活支援事業の必須事業としたこと
⑥グループホーム・ケアホーム【⇒**障害者総合支援法ではグループホームに一元化**】を利用したときの助成を創設したこと

骨格提言
正式な名称は、「障害者総合福祉法の骨格に関する総合福祉部会の提言―新法の制定を目指して―」と言う。構成は、はじめに、Ⅰ．障害者総合福祉法の骨格提言（法の理念・目的・範囲、障害（者）の範囲、選択と決定、支援（サービス）体系、地域移行、地域生活の基盤整備、利用者負担、相談支援、権利擁護、報酬と人材育成）、Ⅱ．障害者総合福祉法の制定と実施への道程（事業体系への移行問題、制定・実施までに行う課題、円滑な実施、財政のあり方）、Ⅲ．関連する他の法律や分野との関係（医療、障害児、労働と雇用、その他）、おわりに、からなる。

つなぎ法
正式な法令名は、本文参照。「整備法」とも呼ばれる。

高次脳機能障害
高次脳機能障害も、精神障害に含まれることが、「つなぎ法」の施行に際する事務通達で明確化された。

F. 障害者総合支援法への名称変更

2012（平成24）年12月の総選挙後、再び自由民主党・公明党連立政権へ移行がなされた。そして、2013（平成25）年4月には、新法として制定されるはずであった「障害者総合福祉法（仮称）」は、「障害者の日常生活及び社会生活を総合的に支援するための法律」（通称、障害者総合支援法）と名を変えて施行された。この番号法は、「平成17年11月7日法律第123号」とされているように、法律上は障害者自立支援法の単なる改正であった。そして、内容的にみても、法律の骨格をなす、利用者負担、サービス体系、支給決定、そして介護保険優先原則などに変更が加えられることはなかった。詳細については、次節を参照されたい。

> 障害者総合支援法へ
> 「障害者自立支援法を廃止し新たな総合的な福祉法制を実施する」とした「基本合意」に反する可能性が高い、また「骨格提言」を踏まえていないという批判がある。

G.「骨格提言」にみる日本の障害者福祉の課題

最後に、「骨格提言」は、日本の障害者福祉の多くの課題と施策転換の必要性を明示したが、ここでは財政的側面に着目して言及する。国内総生産比でみた日本の障害者福祉予算は、OECD加盟国平均の半分程度でしかない。よって、「骨格提言」では、少なくてもOECD加盟国の平均並みを確保すべきことを提言している。また、一向に縮小しない施策水準の地域間格差や社会資源の偏在は、自治体間の財政力格差が影響している。したがって、ナショナルミニマムの保障と地域主権の進展という観点から、自治体の安定的な財源確保と財政調整システムが必要である。

 障害者総合支援法3年見直し

2003（平成15）年に施行された支援費制度によって、障害のある人のサービスの利用先や支援内容を行政が決定する措置制度から、サービスを利用する人が自分でそれを選んで利用することができる契約制度へと移行した。ところが、当該のサービスを利用する者が増え、財源問題が生じると、制度の見直しが行われ、2005（平成17）年、支援費制度に代わる障害者自立支援法案が国会に提出され、2006（平成18）年、障害者自立支援法が施行された。

その後、政権が交代し、「障がい者制度改革推進本部」が内閣に設置されると、障害のある当事者、自治体の関係者、福祉事業に携わる者、そして学識経験者らで構成される「障がい者制度改革推進会議」

が発足、障害者制度の抜本的な見直しが開始された。

　また、その下部組織である「障がい者制度改革推進会議総合福祉部会」(以下、総合福祉部会)においては、「障害者総合福祉法の骨格に関する総合福祉部会の提言」(以下、骨格提言)がまとめられるなど、画期的な障害者法案が同部会から提起されたものの、結果として、対象となる障害の範囲に一部の難病を加えたこと等にとどまり、障害者自立支援法を一部改正した障害者総合支援法が2013(平成25)年から施行された。

　障害者総合支援法においては、骨格提言に盛り込まれた内容を踏まえたという前提のもとで、検討に時間を要するものについては、段階的に対応していくとして、附則の第3条において、「3年後を目途として障害福祉サービスの在り方等について検討を加え、その結果に基づいて所要の措置を講ずる」ことが示されたのである。

　その検討すべき内容とは、①常時介護を要する障害者等の支援、②障害者等の移動支援、③障害者の就労支援、④その他の障害福祉サービスの在り方、⑤障害支援区分の認定を含む支給決定の在り方、⑥障害者の意思決定支援の在り方、⑦障害福祉サービス利用促進の観点から成年後見制度の利用促進の在り方、⑧意思疎通を図ることに支障がある障害者等に対する支援の在り方、⑨精神障害者及び高齢の障害者に対する支援の在り方など多岐にわたる。

　この「3年後の見直し」においては、上記の検討内容を、総合福祉部会の骨格提言のなかで検討された課題と連続したものとして捉え、それをたえず確認しながら、骨格提言の実現に向けて作業を進めるべきであった。なぜならば、日本の障害者福祉が国際標準に合致したものになるか否かが問われていたからである。

　ところが、2016(平成28)年5月25日に成立した障害者総合支援法の一部改訂法の主な内容は、以下のようなものであった。

〈障害者の地域生活支援〉
- 円滑な地域生活に向けた定期的な巡回訪問等の相談・助言等を行う「自立生活援助」の新設
- 就業に伴う生活面の課題に対応する「就労定着支援」の新設
- 重度訪問介護で医療機関への入院時も一定の対応を可能にする
- 65歳に至るまで相当の長期間にわたり障害福祉サービスを利用してきた低所得の高齢障害者が引き続き障害福祉サービスに相当する介護保険サービスを利用する場合に利用者負担を軽減(償還)でき

る仕組みの創設

〈障害児のきめ細かな対応〉
- 居宅訪問の発達支援の新設
- 保育所等訪問支援の訪問先に乳児院・児童養護施設を拡大
- 医療的ケアを要する障害児の自治体における保健・医療・福祉の連携促進
- 自治体の障害児福祉計画の策定

〈その他〉
- 補装具費について、成長に伴い短期間で取り換える必要のある障害児の場合等に貸与の活用も可能にする

注）一部を除いて2018（平成30）年4月施行であるが、現時点（2017年末）で詳細な内容は決まっていない。

　上記の改正事項を見ると、明らかに、「骨格提言」に即した、少なくとも法附則に条文化された見直しとはなっていない。多岐にわたる見直しが要請されたにもかかわらず、取り上げられたものは、そのうちのわずか一部でしかなかった。しかも、「障害者自立支援法に対する違憲訴訟団」と国との基本合意にあった「現行の介護保険制度との統合を前提にしない」という合意事項とは異なる「介護保険優先の原則」へと繋がりうる改定内容も盛り込まれることになった。
　今後さらに、「骨格提言」に即した、少なくとも法附則にある見直し内容、多岐にわたる総合的な見直しが必要であろう。

（日本社会事業大学社会福祉学部　冨永健太郎）

2. 障害者総合支援法の概要

A. 目的と対象者など

［1］障害者自立支援法からの改正内容

　主要な改正は、以下の通りである。
①法律の名称を障害者総合支援法に変更し、目的規定を変えたこと
②「基本理念」を追加したこと
③「難病等」を含んで、法の対象者の範囲を拡大したこと

④「障害程度区分」から「障害支援区分」に改めたこと
⑤重度訪問介護の対象者を拡大したこと
⑥共同生活介護(ケアホーム)を共同生活援助(グループホーム)に一元化したこと
⑦地域移行支援の対象者を拡大したこと
⑧市町村地域生活支援事業に意思疎通支援関係の事業などを追加し、必須事業を強化したこと、である。

なお、本節では、①目的、②基本理念、③対象者を中心にとりあげる。

[2] 法の目的

> 第1条　この法律は、障害者基本法の基本的な理念にのっとり、身体障害者福祉法、知的障害者福祉法、精神保健及び精神障害者福祉に関する法律、児童福祉法その他障害者及び障害児の福祉に関する法律と相まって、障害者及び障害児が基本的人権を享有する個人としての尊厳にふさわしい日常生活又は社会生活を営むことができるよう、必要な障害福祉サービスに係る給付、地域生活支援事業その他の支援を総合的に行い、もって障害者及び障害児の福祉の増進を図るとともに、障害の有無にかかわらず国民が相互に人格と個性を尊重し安心して暮らすことのできる地域社会の実現に寄与することを目的とする。

この目的規定は、障害者自立支援法の「自立した日常生活又は社会生活を営む」から、改正後は「基本的人権を享有する個人としての尊厳にふさわしい日常生活又は社会生活を営む」ことができるようにと改訂されている。障害者基本法の2011(平成23)年改正によって、障害者基本法の基本理念が変更されたことから、これを反映した内容となっている。また、「必要な障害福祉サービスに係る給付その他の支援」から「必要な障害福祉サービスに係る給付、地域生活支援事業その他の支援」に変更されて、国の財政責任が不明確な「地域生活支援事業」が強調された。

[3]「基本理念」の追加(創設)

この障害者総合支援法では、新たに「基本理念」が追加された。「障害者及び障害児が日常生活又は社会生活を営むための支援」は、障害者基本法の理念にのっとり、共生社会を実現するために、すべての障害者および障害児が、①可能な限り身近な場所での支援による社会参加の確保、②(可能な限り)「どこで誰と生活するか」の選択機会の確保と地域社会における共生、③社会的障壁の除去を旨として、総合的かつ計画的に行わなければならないことを示した。これも障害者基本法改正を受けたものである。

[4] 対象者

この法律でサービス・事業の対象者となるのは、「障害者」と「障害

「障害支援区分」へ
障害支援区分の認定が知的障害者・精神障害者の特性に応じて行われるよう、区分の制定に当たっては適切な配慮等を行うとした。ただし、障害程度区分の部分的修正であり、介護保険制度の要介護認定との類似性も維持するため、介護保険統合のための延命ではないかとの批判もできる。

重度訪問介護の対象者拡大
→ p.133
本章3節参照。

地域移行支援の対象者拡大
→ p.146
本章7節参照。

「つなぎ法」による改正
改正前の障害者自立支援法では「その有する能力及び適性に応じ、自立した日常生活又は社会生活を営む」(1条)であったが、「つなぎ法」で前段部分が削除された。

「基本理念」と障害者基本法
「全ての国民が、障害の有無にかかわらず、等しく基本的人権を享有するかけがえのない個人として尊重されるものであるとの理念にのっとり、全ての国民が、障害の有無によって分け隔てられることなく、相互に人格と個性を尊重し合いながら共生する社会を実現するため」とする「基本理念」(1条の2)の前段

は、障害者基本法の目的規定（1条）と一言一句同じである。また、後段の①〜③に示した内容も、基本法の「地域社会に行ける共生等」（3条1項1号、2号）と「差別の禁止」（4条2項）に類似している。

障害者総合支援法が対象とする「障害児」
障害児に固有のサービスと言える障害児通所支援と障害児入所支援は、児童福祉法で規定し、本法では規定していない。よって、本法が対象とする「障害児」は本法が規定するサービスを利用する障害児である。

児」である。「障害者」とは、①身体障害者福祉法4条に規定する身体障害者、②知的障害者福祉法にいう知的障害者（定義規定なし）のうち18歳以上の者、③精神保健福祉法5条に規定する精神障害者（発達障害者支援法2条2項に規定する発達障害者を含み、知的障害者福祉法にいう知的障害者を除く）のうち18歳以上の者、④「治療方法が確立していない疾病その他の特殊の疾病であって政令で定めるものによる障害の程度が厚生労働大臣が定める程度である者であって18歳以上」の者である。④の難病等を有する者については、疾病名などを「政令で」また「厚生労働大臣」が定めるとあり、現に「谷間」の問題が生じている。

「障害児」とは、児童福祉法4条2項に規定する障害児である。

[5] 特徴

前節で述べたように、障害者総合支援法は、障害者自立支援法の名称変更版である。したがって、障害者総合支援法の特徴は、幾度かの改正があった①利用者負担（一部修正）と②給付対象者となる障害者の範囲、⑤障害程度区分から障害支援区分への変更を除けば、「障害者自立支援法の特徴」である、③、④、⑥〜⑪に変化はない。よって、既に【⇒…………】で修正してある**本章第1節**を参照されたい。

B. 障害福祉サービスの全体像

ここでは、前節1. B.で挙げた「⇒障害者総合支援法の特徴」として述べた③サービス提供主体の市町村一元化と、④自立支援給付と地域生活支援事業からなる体系を示すことで、障害福祉サービスの全体像を概観する。図5-2-1 障害福祉サービス・事業の体系を参照されたい。

[1] 自立支援給付と地域生活支援事業の相違

裁量的経費の規定
市町村地域生活支援事業であれば、「予算の範囲内」で、国は50％以下、都道府県は25％以下を補助するという規定がある。

地域生活支援事業
市町村地域生活支援事業と都道府県地域生活支援事業とがある。また、それぞれにつき、必須事業と任意事業とがある（図5-2-1）。なお、事業・サービスの詳細については、本章8節を参照されたい。
➡ p.148

- 財政的側面：障害者総合支援法によるサービス・事業は、自立支援給付と地域生活支援事業からなる。自立支援給付と地域生活支援事業の相違は、前者は個別給付化されて、国、都道府県、市町村によって一定割合で負担される義務的経費であるのに対して、後者は負担割合が不明確な裁量的経費となっている。

- 実施主体：自立支援給付は、自立支援医療のうちの精神障害者通院医療を除けば、すべてのサービス・事業で、市町村が実施主体となっている。対して、地域生活支援事業は、市町村が実施主体となる市町村地域生活支援事業と、都道府県が実施主体となる都道府県地域生活支援事業

とがある。

［2］自立支援給付の概要

　障害者総合支援法は、福祉サービスの給付法としての性格を持つことから、サービス・事業の利用に際して、利用者負担を除いた費用が利用者に支給される（事業者が代理受領）。そのため、法文上もサービス・事業に「費」がつくことから、それに基づいて記述する。

　自立支援給付については、一般的なサービス利用、あるいは一般的な支給方法による場合には、それぞれのサービス利用につき、①介護給付費（9種類の障害福祉サービス）、②訓練等給付費（4種類の障害福祉サービス）、③地域相談支援給付費（地域移行支援、地域定着支援）、④計画相談支援給付費（サービス利用支援、継続サービス利用支援）、⑤自立支援医療費（3種類の医療サービス）、⑥補装具費（補装具の利用）が支給される。詳細については、図5-2-1および次節以降を参照されたい。

　また、その他の自立支援給付として、利用者負担の軽減や支給決定前の利用などのために、市町村から以下のような支給がなされる。

自立支援給付

（1）高額障害福祉サービス等給付費

　同一世帯内で複数の者が、障害福祉サービス・障害児（通所・入所）支援・補装具・介護保険を利用した場合、あるいは1人の者が障害福祉サービス・障害児（通所・入所）支援・補装具・介護保険などの複数のサービスを併用した場合に、1か月の自己負担額の合計が「世帯の基準額」を超えたとき、市町村が超えた金額を支給する。

介護保険の合算
同一世帯に、介護保険の利用者がいる場合であっても、その者が障害福祉サービスを併用していない場合には、その利用者負担額について合算の対象とはならない。

（2）特定障害者特別給付費（補足給付）

　施設入所支援などの施設サービスの利用において、障害者のうち所得の状況などの事情を斟酌して厚生労働省令で定める者（＝特定障害者）に、市町村が食費・居住費用（＝特定入所費用）を支給する。ちなみに、共同生活援助（グループホーム）利用では、月1万円の家賃補助がある。

（3）療養介護医療費（医療型個別減免のうち、障害者に対するもの）

　市町村は、療養介護の支給決定を受けた障害者が、指定障害福祉サービス事業者等から療養介護医療を受けたときは、その療養介護医療に要した費用（食費を含む）について支給する。

（4）特例介護給付費、特例訓練等給付費、特例特定障害者特別給付費（ここまでは以下の①②の場合双方）、特例地域相談支援給付費（①の場合のみ）、特例計画相談支援給付費（②の場合のみ）

　これらは、①申請から支給・給付決定の効力が開始する前日までに、緊急その他やむを得ない理由で指定障害福祉サービス（または「指定地域相

基準該当障害福祉サービスなど
指定障害福祉サービスとしての基準は満たしていないが、介護保険事業所等の基準は満たし、市町村が認めた事業所（＝基準該当事業所）などが、障害者を受け入れ、サービスを提供した場合には「基準該当障害福祉サービス」などとして、特例介護給付費などが支給される。

談支援」）を受けたとき、ないしは②「基準該当障害福祉サービス」（または「基準該当計画相談支援」）を受けたときに、支給される。

(5) 基準該当療養介護医療費

市町村は、療養介護の支給決定を受けた障害者が、基準該当事業所また

図 5-2-1　障害福祉サービス・事業の体系

```
┌─────────────────────────市町村─────────────────────────┐
│  ┌─────────────────────┐         ┌─────────────────────┐ │
│  │      介護給付        │         │   相談支援（一部）    │ │
│  │ ①居宅介護           │         │ ①地域相談支援        │ │
│  │ ②重度訪問介護       │         │  （地域移行支援・地域 │ │
│  │ ③同行援護           │ 自立支援 │   定着支援）         │ │
│  │ ④行動援護           │  給付    │ ②計画相談支援        │ │
│  │ ⑤重度障害者等包括支援│         │  （サービス利用支援・ │ │
│  │ ⑥短期入所           │         │   継続サービス利用支援）│ │
│  │ ⑦生活介護           │         ├─────────────────────┤ │
│  │ ⑧療養介護           │         │     自立支援医療      │ │
│  │ ⑨施設入所支援       │         │ ①更生医療            │ │
│  ├─────────────────────┤         │ ②育成医療            │ │
│  │    訓練等給付        │         │ ③精神障害者通院医療（※1）│
│  │ ①自立訓練（機能訓練・生活訓練）│├─────────────────────┤ │
│  │ ②就労移行支援       │         │       補装具          │ │
│  │ ③就労継続支援（A型・B型）      ├─────────────────────┤ │
│  │ ④共同生活援助（グループホーム）│その他の自立支援給付（※2）│
│  └─────────────────────┘         └─────────────────────┘ │
│                                                          │
│  ┌─────────────地域生活支援事業────────────────────────┐│
│  │ ┌─────────市町村地域生活支援事業─────────────────┐ ││
│  │ │（必須事業）※3                                    │ ││
│  │ │①障害者等の理解のための研修・啓発事業             │ ││
│  │ │②障害者や地域住民などの自発的活動に対する支援事業 │ ││
│  │ │③相談支援事業（一般的な相談）、虐待防止など権利擁護事業│
│  │ │④成年後見制度利用支援事業（経済的に利用困難な障害者に対する│
│  │ │  費用面での支援）                                │ ││
│  │ │⑤成年後見人の育成等研修事業                       │ ││
│  │ │⑥意思疎通支援者の派遣事業                         │ ││
│  │ │⑦意思疎通支援者の養成事業                         │ ││
│  │ │⑧日常生活用具の給付等事業                         │ ││
│  │ │⑨移動支援事業（同行援護、行動援護、重度訪問介護などを除く）│
│  │ │⑩地域活動支援センター事業                         │ ││
│  │ │                                                  │ ││
│  │ │（任意事業）                                      │ ││
│  │ │福祉ホーム事業、訪問入浴サービス事業、日中一時支援事業などが│
│  │ │あり、実施は市町村判断                             │ ││
│  │ └──────────────────────────────────────────────────┘ ││
│  └──────────────────────────────────────────────────────┘│
└──────────────────────────────────────────────────────────┘

┌─────────────────────都道府県─────────────────────────┐
│  ┌─────────都道府県地域生活支援事業─────────────────┐  │
│  │（必須事業）                                         │  │
│  │①専門性の高い相談支援事業                           │  │
│  │②専門性の高い意思疎通支援者の養成事業               │  │
│  │③専門性の高い意思疎通支援者の派遣事業               │  │
│  │④意思疎通支援者の派遣に係る市町村相互間の連絡調整事業│  │
│  │⑤その他広域的な対応が必要な事業                     │  │
│  │                                                    │  │
│  │（任意事業）                                         │  │
│  │①障害福祉サービス・相談支援の提供者又はその指導者の育成事業│
│  │②その他障害者等が自立した日常生活又は社会生活を営むために必│
│  │  要な事業                                           │  │
│  └────────────────────────────────────────────────────┘  │
└──────────────────────────────────────────────────────────┘
```

注1）自立支援医療のうち、精神障害者通院医療については、都道府県が実施主体となっている。
注2）その他の自立支援給付については、利用者負担の減免、支給決定前の緊急時の利用などのための制度がある。詳細については、本文を参照されたい。
注3）市町村地域生活支援事業の必須事業は、都道府県が、市町村の地域生活支援事業の実施体制の整備状況など地域の実情を勘案して、関係市町村の意見を聴いて、その市町村に代わって事業の一部を行うことができる。
出典）筆者作成

は基準該当施設から療養介護医療を受けたときは、その基準該当療養介護医療に要した費用について、これを支給する。

3. 介護給付と訓練等給付

障害者総合支援法において、個々の障害のある人々の障害程度や勘案すべき事項（社会活動や介護者、居住などの状況）を踏まえ、個別に支給決定が行われるサービスを障害福祉サービスという。介護の支援を受ける場合は「介護給付」、訓練などの支援を受ける場合は「訓練等給付」に位置づけられる。前者は障害支援区分の認定の必要性や介護に係わるサービスといった点で、介護保険におけるサービスに似た特徴があるが、後者は主として障害支援区分は必要なく、障害者独自のサービス的特徴といえる。

A. 介護給付の種類

(1) 居宅介護（ホームヘルプ）

対象者は、障害支援区分1以上（障害児にあってはこれに相当する心身の状態）の障害者である。

居宅において、入浴・排せつ・食事などの介護（身体介護）や、調理・洗濯・掃除などの家事（家事援助）、生活などに関する相談および助言、その他の生活全般にわたる援助が行われる。

(2) 重度訪問介護

対象者は、障害支援区分4以上であり、①重度の肢体不自由者で常時介護を必要とするか、もしくは②知的障害者・精神障害者で行動上著しい困難があり、常時介護を要する重度の障害者である。

居宅において、入浴・排せつ・食事などの介護、調理・洗濯・掃除などの家事、生活などに関する相談・助言、その他の生活全般にわたる援助や外出時における移動中の介護が総合的に行われる。

②の対象要件は2014（平成26）年4月より加わった。

(3) 同行援護

対象者は、視覚障害により、外出時の移動に困難がある障害者である。

基本は外出時に、利用者に同行し、移動に必要な情報を提供する移動時の支援であるが、それだけでなく、移動の前後や移動中における排せつ・

障害福祉サービス

介護給付

訓練等給付

介護給付における障害支援区分の認定の必要性
例外として、視覚障害者で、身体介護を伴わない場合、同行援護を利用するためには、障害支援区分の認定の必要はない。

居宅介護

重度訪問介護

重度訪問介護対象者
①二肢以上に麻痺などがある者、かつ、障害支援区分の認定調査項目のうち「歩行」「移乗」「排尿」「排便」のいずれも「できる」以外と認定されている者。または、②障害福祉サービスにおける障害支援区分の認定調査項目のうち、行動関連項目など（12項目）の合計点数が10点以上である者。①②のどちらかを満たす15歳以上の18歳未満の障害児に関しては、児童相談所長が認め、市町村長に通知した者。

同行援護

食事などの介護を含めた外出する際に必要な援助が認められている。

視覚障害をもつが、身体介護を伴わない場合には、障害支援区分の認定は必要ない。身体介護を伴う場合は、障害支援区分2以上（障害児にあっては、これに相当する心身の状況）で、視覚障害により、移動に著しい困難を有する者でなければならない。

(4) 行動援護

対象者は、障害支援区分3以上で、知的障害・精神障害により行動上著しい困難があるため常時介護を必要とする障害者である。その条件は、障害支援区分の認定調査項目のうち行動関連項目（12項目）などの合計点数が10点以上（障害児にあってはこれに相当する心身の状態）である。

行動する際に生じ得る危険を回避するために必要な援護、外出時における移動中の介護、排せつおよび食事などの介護、その他行動する際に必要な援助を行う。

(5) 療養介護

対象者は、病院での長期入院において医療的ケアを受けているが、同時に、常時の介護も必要とする障害者である。

主として昼間において、病院において機能訓練・療養上の管理・看護といった医療的ケアと、医学的管理の下における介護および日常生活上の世話などが行われる。また、療養介護のうち医療に係るものを療養介護医療として提供される。

(6) 生活介護

対象者は、地域や入所施設で安定した生活を営むため、常時介護などの支援が必要な障害者である。

主として昼間において、障害者支援施設等で、入浴・排せつ・食事などの介護、調理、洗濯および掃除などの家事並びに生活などに関する相談および助言、その他の必要な日常生活上の支援、創作的活動または生産活動の機会等の提供をする。

(7) 短期入所（ショートステイ）

対象者は、障害支援区分1以上で、保護者の病気等の理由により、障害者支援施設などへの短期間の入所を必要とする障害児者である。

短期間の入所中に、入浴・排せつ・食事その他の必要な保護を行う。

(8) 重度障害者等包括支援

対象者は、障害支援区分が区分6（障害児にあっては区分6に相当する心身の状態）で、意思疎通に著しい困難があり、厚生労働省の定める条件を満たす者である。居宅介護、同行援護、重度訪問介護、行動援護、生活介護、短期入所、共同生活介護、自立訓練、就労移行支援・就労継続支援

身体介護を伴う同行援護対象者
同行援護アセスメント票において、移動障害の欄に係る点数が1点以上であり、かつ、移動障害以外の欄に係る点数のいずれかが1点以上の者。

行動援護

療養介護

療養介護対象者
ALS患者など気管切開を伴う人工呼吸器による呼吸管理を行っている者であって、障害支援区分6の者、または、筋ジストロフィー患者または重症心身障害者であって、障害支援区分5以上の者。

生活介護

生活介護対象者
①障害支援区分3（施設入所者は区分4）以上の者、②50歳以上は障害支援区分2（施設入所者は区分3）以上の者、③生活介護と施設入所支援の両方を希望し、障害支援区分4（50歳以上の者は区分3）より低く、指定特定相談支援事業者によるサービス等利用計画作成を経て市町村が認めた者。

短期入所

重度障害者等包括支援

を包括的に提供する。

(9) 施設入所支援

対象者は、施設に入所している障害者である。

主として夜間において、入浴、排せつ・食事などの介護、生活などに関する相談・助言、その他の必要な日常生活上の支援を行う。

B. 訓練等給付の種類

(1) 自立訓練（機能訓練）

対象は、地域生活を営むうえで、身体機能・生活能力の維持・向上などのため、一定の支援が必要な身体障害者が想定されている。例として①入所施設・病院を退所・退院し、地域生活への移行などを図るうえで、身体的リハビリテーションの継続や身体機能の維持・回復などの支援が必要な者、②特別支援学校を卒業し、地域生活を営むうえで、身体機能の維持・回復などの支援が必要な者が挙げられている。

理学療法・作業療法等のリハビリテーション、生活等に関する相談・助言その他の必要な支援を行う。障害者支援施設やサービス事業所への通所だけでなく居宅への訪問もある。利用期限は原則1年6か月間である。

(2) 自立訓練（生活訓練）

対象者は、地域生活を営む上で、生活能力の維持・向上などのため、一定の支援が必要な知的障害者・精神障害者が想定されている。例として①入所施設・病院を退所・退院した者で、地域生活への移行を図るうえで、生活能力の維持・向上などの支援が必要な者、②特別支援学校を卒業した者、継続した通院により症状が安定している者で、地域生活を営むうえで、生活能力の維持・向上などの支援が必要な者が挙げられている。

入浴、排せつ・食事などに関する自立した日常生活を営むために必要な訓練、生活などに関する相談・助言、その他の必要な支援を行う。障害者支援施設やサービス事業所への通所だけでなく居宅への訪問もある。利用期限は原則2年間である。

(3) 就労移行支援

対象者は、就労を希望する65歳未満の障害者で、一般就労が可能と見込まれる障害者が想定されている。例としては、①就労を希望する者で、単独で就労することが困難であるため、就労に必要な知識および技術の習得、もしくは就労先の紹介その他の支援が必要な65歳未満の者、②あん摩マッサージ指圧師免許、はり師免許または灸師免許を取得することにより、就労を希望する者が挙げられている。

施設入所支援

施設入所支援対象者
①生活介護受給者で障害支援区分4以上（50歳以上は区分3以上）、②自立訓練・就労移行支援の受給者で、入所しながらの訓練実施が必要かつ効果的と認められた者、③地域における障害福祉サービスの提供体制の状況その他やむを得ない事情により通所による訓練を受けられない者、④就労継続支援B型と施設入所支援の両方の利用、または生活介護と施設入所支援の両方の利用を希望し、障害支援区分4（50歳以上の者は区分3）より低く、指定特定相談支援事業者によるサービス等利用計画作成を経て市町村が認めた者。

自立訓練
自立訓練には、本文にある「機能訓練」と「生活訓練」以外に、「宿泊型自立訓練」もある。対象者は、日中、一般就労や障害福祉サービスを利用している者などであって、地域移行に向けて一定期間、居住の場を提供して訓練や支援が必要な知的障害者・精神障害者である。内容は、居室その他の設備を利用し、家事などの日常生活能力の向上を図るものである。

機能訓練

生活訓練

就労移行支援

就労に必要な知識・能力の向上のために必要な訓練、求職活動に関する支援、その適性に応じた職場の開拓、就職後における職場への定着のために必要な相談、その他必要な支援を行う。利用期限は原則2年間である。

(4) 就労継続支援A型（雇用型）

就労継続支援A型

対象者は、一般就労が困難な者で、雇用契約に基づき継続的に就労することが可能な65歳未満の障害者が想定されている。例としては、①就労移行支援事業を利用したが、企業などの雇用に結びつかなかった者、②特別支援学校を卒業して就職活動を行ったが、企業などの雇用に結びつかなかった者、③企業などを離職した者など就労経験のある者で、現に雇用関係がない者が挙げられている。

就労に必要な知識・能力の向上のために必要な訓練、その他の必要な支援を行う。利用期限は定められていない。

(5) 就労継続支援B型（非雇用型）

就労継続支援B型

対象者は、就労移行支援事業などを利用したが一般就労に結びつかない者や、一定年齢に達している者で、就労の機会などを通じ、生産活動にかかる知識・能力の向上や維持が期待される者が想定されている。例としては、①就労経験がある者で、年齢や体力の面で一般企業に雇用されることが困難となった者、②就労移行支援事業を利用した結果、B型の利用が適当と判断された者、③上記に該当しない者であって、50歳に達している者または障害基礎年金1級受給者が挙げられている。

生産活動その他の活動の機会の提供、その他の就労に必要な知識・能力の向上のために必要な訓練、その他の必要な支援を行う。利用期限は定められていない。

(6) 共同生活援助（グループホーム）

共同生活援助

対象者は、地域で共同生活を営むのに支障のない障害者である。

主として夜間において、共同生活を営むべき住居において相談その他の日常生活上の援助を行う。共同生活援助には、①外部サービス利用型と②介護サービス包括型とがある。外部サービス利用型は、介護の必要な障害者が入居する場合であり、介護部分については外部の居宅介護事業者と委託契約を締結し、受託居宅介護サービスを提供する。事業者の生活支援員の配置は不要だが、従来の相談業務や日常生活の援助のほか、介護サービスの手配を行う。利用に際して、介護サービスの提供を受けることを希望する場合は、障害支援区分の認定が必要となる。

介護サービス包括型は、外部サービスを利用しない場合であり、事業者が利用者数、障害支援区分に応じて生活支援員（介護スタッフ）の配置をする必要がある。生活支援員が相談や食事の提供、介護全般、金銭や健康

の管理、個別支援計画の作成、緊急時の対応などの日常生活全般の介護を提供する。利用に際して、入浴・排せつ・食事などの介護の提供を受けることを希望する場合には、障害支援区分の認定が必要となる。

(7) 就労定着支援

対象者は、就労に向けた支援を受けて通常の事業者に新たに雇用された障害者である。当事業所での就労の継続を図るために必要な当該事業所の事業主、障害福祉サービス事業を行う者、医療機関その他の者との連携調整その他の厚生労働省令で定める便宜を供与する。最大3年間の利用が可能である。2018（平成30）年4月から施行。

(8) 自立生活援助

対象者は、施設入所支援または共同生活援助を受けていた障害者その他の厚生労働省令で定める障害者である。居宅における自立した日常生活を営む上での各般の問題につき、定期的な巡回訪問により、または随時通報を受け、当該障害者からの相談に応じ、必要な情報の提供および助言その他の援助を行うことをいう。1年間の利用が可能であるが、利用期間終了後について、市町村審査会における個別審査を経てその必要性を判断した上で適当と認められる場合には更新を可能とする。2018（平成30）年4月から施行。

4. 障害福祉サービスの支給決定、障害支援区分、利用者負担

A. 障害者福祉サービスの支給決定と支給決定プロセス

[1] 支給決定

支給決定とは、特定の事業者や施設からサービスを受けることを決定するものではなく、障害者または障害児の保護者等から申請された障害福祉サービスの利用について公費で助成することの要否を判断するものである。この際、身体障害者以外は障害者手帳の所持は必須ではない。支給決定や認定、自立支援給付の実施、費用の支弁は、原則として障害児者の保護者等が住む市町村等が行う（居住地原則）。

[2] 支給決定プロセス

障害福祉サービスの支給決定プロセスは、給付によって異なる（図5-4-1）。

申請主義
障害福祉サービス等は障害者等が申請しない限り、利用できない仕組みとなっている。

支給決定の例外
障害者等が居住地を有しない／不明の場合は、現在地の市町村等が支給決定等を行う。

居住地特例
施設等所在地の支給決定等事務および費用負担が過大とならないよう設けられている例外。一定の施設等入所者の支給決定、給付の実施、費用負担等は、利用者が入所等をする前の居住地であった市町村等が行う。
また、2017（平成29）年5月の介護保険法の一部改正で、知的障害者等の入所施設など介護保険適用除外施設から介護保険施設等に移行した場合も、費用負担等は適用除外施設入所前の居住地であった市町村等が行うことになった（2018〔平成30〕年4月施行）。

身体介助を伴う同行援護と共同生活援助の支給決定のポイント
同行援護（介護給付）の創設、ケアホームのグループホームへの一元化（共同生活援助〔訓練等給付〕）で、支給決定プロセスは複雑化した。しかし、ポイントは身体介助の要否である。身体介助を要する場合は、障害者支援区分認定が必要であり、介護給付と同様のプロセスとなる。ただし、同行援護の場合、同行援護アセスメント調査で身体介助の要否が決定される。

図 5-4-1　障害福祉サービスの支給決定プロセス

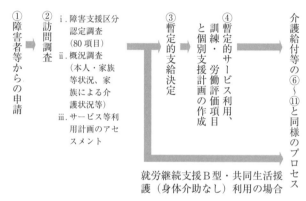

注1）同行援護の場合、①申請の後、同行援護アセスメント調査が行われ身体介助が必要か否か等の評価が行われる。「身体介助を伴う場合」、同行援護アセスメント調査の後、介護給付等の②~⑪と同じ支給決定プロセスとなる。「身体介助が不要な場合」、障害者支援区分認定も医師意見書も必要ない。このため、同行援護アセスメント調査の後、②ⅲサービス等利用計画のアセスメント、⑥計画案の作成~⑪モニタリングというプロセスとなる。

注2）地域相談支援の場合、障害支援区分認定は不要で、医師意見書も必要ない。ただし、サービス等利用計画案だけでなく地域相談支援給付決定案の作成が必要とされ、地域相談支援給付決定が行われた後にサービス等利用計画が作成される。

注3）地域生活支援事業の場合、障害者支援区分だけでなくサービス等利用計画の作成、モニタリングも不要である。

出典）筆者作成

以下では、介護給付等と訓練等給付のプロセスを説明する。

(1) 介護給付の支給決定プロセス

　介護給付については、①利用希望者から申請があった場合、②ａ認定調査員による障害支援区分認定調査と指定相談支援事業所等によるサービス等利用計画作成のためアセスメントが、日頃の状況を把握できる場所において行われる。そして、認定調査の結果と②ｂ主治医等の診断書等を用いた障害支援区分認定（③~⑤）が実施される。その後、⑥利用者へのサ

ービス利用の意向確認と⑦サービス等利用計画案の作成を経て、⑧支給決定がなされ、受給者証が発行される。支給決定に不服がある場合は、⑨都道府県に審査請求をすることもできる。不服がない場合は⑨'サービス提供事業者等がサービス担当者会議で調整等を行い、サービス等利用計画（個別支援計画）が作成される。そして、⑩利用者が事業者と契約を結び、サービス利用が開始される。ただし、状況やニーズには変化があるため、⑪指定相談支援事業所は、定期的なモニタリングとサービス等利用計画の更新、変更等を行う。

(2) 訓練等給付の支給決定プロセス

訓練等給付（身体介助を要する共同生活援助以外）の支給決定では、申請後、訪問調査（80項目の障害支援区分調査、概況調査、サービス等利用計画作成のためアセスメント）が行われる。しかし、障害支援区分認定は行われない。就労継続支援B型と身体介助が不要な共同生活援助の利用希望者の場合、訪問調査の後、⑥サービス利用の意向確認が行われる。その他の訓練等給付の利用希望者の場合、暫定的支給決定が行われ、利用者が実際にサービス利用をし、自分の希望に沿うか、合うかを判断する。この際、事業者は訓練・労働評価項目と個別支援計画を作成しなくてはならない。そして、⑥サービス利用の意向が確認される。それ以降は介護給付の支給決定と同様（⑦〜⑪）である。

B. 障害支援区分と認定プロセス

[1] 障害支援区分

障害支援区分とは、市町村等が支給決定手続きの透明性・公平性を保ちながら、障害の多様な特性とその他の心身状態に応じて必要とされる支援の度合を示すものである。障害者自立支援法では障害程度区分が用いられていた。しかし、①標準的な支援の必要度合を示す区分であることがわかりにくかった。②障害程度区分では知的・精神障害の評価が低い傾向にあり、公平性に欠けていた。このため、障害者総合支援法の施行に際して障害支援区分に変更された。有効期間は3年である。

ただし、①多様で類型化（定義）は困難な障害の特性やその他の心身状態をコンピュータ処理し、適切な支援量を決定できるのか。②認定調査員や市町村審議会の委員次第で、似たような状態の者でも障害支援区分が変わりうる。③家族等の状態や介護状況等の環境要因が判定に加味されないといった問題が残っている。また、「障害支援区分の認定を含めた支給決定」は、「骨格提言」の協議調整モデル等とも異なっている。

モニタリングの期間
→p.217
第11章2節参照。

概況調査結果の未反映が示す問題
2014（平成26）年1月に日本が批准した障害者権利条約は、障害者の人権を向上・擁護するための人権条約である。そのポイントは、障害の責任を個人に求めず、社会的責任で環境改善（合理的配慮）を行うという点にある（社会モデル）。しかし、概況調査による環境要因が加味されない認定方式は、従来と同様に医学モデル中心の方法であると言える。

協議調整モデル
「骨格提言」では「基本合意文書」を受け、協議調整モデルを提言した。これは障害者等が利用計画を作成・提出、必要に応じて当事者を含む関係者が協議調整し支給決定を行う方法である（総合福祉部会「骨格提言」2011〔平成23〕年）。これは、コンピュータを主体に判定する方法とは根本的に異なる。

[2] 障害程度区分と障害支援区分の同異点

障害支援区分と障害程度区分との共通点は、非該当と区分1～6（軽度⇒重度）で成り立っている点であり、主な相違点は以下の通りである。

①介護認定と同じだったコンピュータ判定式が新方式に変更された。
②認定調査項目の数が106項目から80項目に削減された（表5-4-1参照）。
③身体介助関係、日常生活関係、行動障害関係の選択肢が統一された。
④体調や症状、状況等による変動がある場合、「より頻回な状況」から「できない状況」へと判断基準が変更された。
⑤認定調査の際、特記事項で「必要とされる支援の度合い」や「できたり、できない場合の頻度」等も記載できるように調査票が見直された。
⑥医師意見書の一部項目（24項目）を一次判定で活用。

[3] 認定プロセス

障害支援区分認定は認定調査と一次判定、二次判定からなる（図5-4-1参照）。まず、市町村や市町村から委託された指定相談支援事業所等の職員（認定調査員）が認定調査（80項目）と本人・家族等の状況や家族による介護状況等に関する概況調査を行う。認定調査の結果は、医師の意見書の一部（24項目）とともにコンピュータ処理にかけられ、最も確率の高い障害支援区分が割りだされる（一次判定）。そして、学識経験者等からなる市町村審議会が、一次判定の結果、80項目の認定調査の特記事項・項目内容、および医師の意見書を勘案して（二次判定）、障害支援区分が決定される。

C. 利用者負担

利用者負担とはサービスを利用したとき、障害者が支払う費用である。2006（平成18）年からの障害者自立支援法の施行で応益負担（1割負担）が課され、重度者ほど負担が重くなるという問題が生じた。これを機に全国で障害者自立支援法違憲訴訟が相次ぎ、政府は訴訟団と「基本合意」を結んだ。これにより、2010（平成22）年4月から市町村民税非課税世帯の利用料が無料化され、現在は世帯の所得で月額上限が決められる段階的費用負担（応能負担）となっている（表5-4-2）。

判断基準の変更
精神障害者や難病疾患者等は体調や症状に波がある。認定調査は調子が良くなければ受けること自体難しく、頻回な状況では適切な評価が難しいという理由もあり、判断基準が変更された。

一次判定で評価される医師意見書の24項目
麻痺（左右の上肢・下肢、その他）、関節の拘縮（左右の肩・肘・股・膝関節、その他）、精神症状・能力障害二軸評価（精神症状評価・能力障害評価）、生活障害評価（食事、生活リズム、保清、金銭管理、服薬管理、対人関係、社会的適応を妨げる行動）、てんかん

その他の利用者負担減免
利用者負担の所得段階別月額負担上限だけなく以下の様な減免もある。
①医療型個別減免
　療養介護利用児者への医療費・食費減免
②高額障害福祉サービス等給付費
　世帯単位の所得段階別月額負担上限を超えた場合、超過分の利用料を償還方式で返還
　高齢者障害者に対する負担軽減
➡ p.153
　本章10節 B. 欄外キーワード参照。
③補足給付（特定障害者特別給付費／特定入所障害児食費等給付費）
　食費光熱水費の実費負担減免
　グループホーム利用者への家賃助成（障害者のみ）
④生活保護移行防止措置
　境界層該当者の生活保護への移行防止策として自己負担の負担上限月額や食費等実費負担額等の引き下げ

表 5-4-1　障害支援区分の調査項目（80 項目）一覧

1. 移動や動作等に関連する項目（12 項目）			
1-1 寝返り	1-2 起き上がり	1-3 座位保持	1-4 移乗
1-5 立ち上がり	1-6 両足での立位保持	1-7 片足での立位保持	1-8 歩行
1-9 移動	1-10 衣服の着脱	1-11 じょくそう	1-12 えん下
2. 身の回りの世話や日常生活等に関する項目（16 項目）			
2-1 食事	2-2 口腔清潔	2-3 入浴	2-4 排尿
2-5 排便	2-6 健康・栄養管理	2-7 薬の管理	2-8 金銭の管理
2-9 電話等の利用	2-10 日常の意思決定	2-11 危険の認識	2-12 調理
2-13 掃除	2-14 洗濯	2-15 買い物	2-16 交通手段の利用
3. 意思疎通等に関連する項目（6 項目）			
3-1 視力	3-2 聴力	3-3 コミュニケーション	3-4 説明の理解
3-5 読み書き	3-6 感覚過敏・感覚鈍麻		
4. 行動障害に関連する項目（34 項目）			
4-1 被害的・拒否的	4-2 作話	4-3 感情が不安定	4-4 昼夜逆転	4-5 暴言暴行
4-6 同じ話をする	4-7 大声・奇声を出す	4-8 支援の拒否	4-9 徘徊	4-10 落ち着きがない
4-11 外出して戻れない	4-12 一人で出たがる	4-13 収集癖	4-14 物や衣類を壊す	4-15 不潔行為
4-16 異食行動	4-17 ひどい物忘れ	4-18 こだわり	4-19 多動・行動停止	4-20 不安定な行動
4-21 自らを傷つける行為	4-22 他人を傷つける行為	4-23 不適切な行為	4-24 突発的な行動	4-25 過食・反すう等
4-26 そう鬱状態	4-27 反復的行動	4-28 対人面の不安緊張	4-29 意欲が乏しい	4-30 話がまとまらない
4-31 集中力が続かない	4-32 自己の過大評価	4-33 集団への不適応	4-34 多飲水・過飲水	
5. 特別な医療に関連する項目（12 項目）			
5-1 点滴の管理	5-2 中心静脈栄養	5-3 透析	5-4 ストーマの処置
5-5 酸素療法	5-6 レスピレーター	5-7 気管切開の処置	5-8 疼痛の看護
5-9 経管栄養	5-10 モニター測定	5-11 じょくそうの処置	5-12 カテーテル

出典）厚生労働省「認定調査員マニュアル」2014（平成 26）年を基に筆者作成

表 5-4-2　世帯所得別利用者負担

区分		生活保護世帯	市町村民税非課税	一般（市町村民課税世帯）				世帯の範囲	
				16 万円未満	28 万円未満	46 万円未満	46 万円超	障害者	障害児
居宅・通所サービス	【障害者】	0 円	0 円	9,300 円	37,200 円			本人と配偶者＊	住民基本台帳上の世帯＊
	【障害児】	0 円	0 円	4,600 円	37,200 円				
入所施設等サービス	【障害者】	0 円	0 円	37,200 円					
	【障害児】	0 円	0 円	9,300 円	37,200 円				
補装具		0 円	0 円	37,200 円			全額自己負担		

注）施設に入所する 20 歳未満の障害者または障害児については、利用者の保護者等が属する世帯とする。
出典）厚生労働省「利用者負担の見直しについて」（一部修正）

5. 自立支援医療

自立支援医療 | 　自立支援医療とは、「障害者等につき、その心身の障害の状態の軽減を図り、自立した日常生活又は社会生活を営むために必要な医療」（障害者総合支援法5条22項）であり、その医療費の一定割合を公費で負担する制度である。

　2005（平成17）年10月に成立した障害者自立支援法に基づき、2006（平成18）年4月より、「自立支援医療」による障害児者に対する医療の給付が実施されている。障害者自立支援法以前における障害者医療費公費負担は、身体障害者に対しては身体障害者福祉法に基づく「更生医療」、身体障害児に対しては児童福祉法に基づく「育成医療」、精神障害者に対しては精神保健福祉法に基づく「精神通院医療費公費負担制度」と、各個別の法律で規定されていた。その結果、障害種別の違いによって負担割合も異なっていた。また、在宅者よりも施設入所者や入院者のほうが負担上は有利になっていたため、障害者の公費負担医療制度そのものが逆に地域移行の足かせにもなっていた。そこで、これらを自立支援医療制度の下に一元化し、障害種別による負担の不均衡や、在宅者と施設入所者・入院者の負担の不均衡を公平化することで、地域移行の促進を図ったと言える。

精神通院医療費公費負担制度

　ただし、このように障害者医療費公的負担の根拠法が一元化されたものの、これらの区別そのものが無くなったわけではない。自立支援医療の中でも、身体障害児を対象とした「育成医療」、身体障害者を対象とした「更生医療」、精神障害者を対象とした「精神通院医療」の違いはある。

育成医療 | 　「育成医療」は、身体障害児の健全な育成を図るため、一定の障害のある障害児に対し行われる、生活の能力を得るために必要な医療である。申請先、実施主体とも市町村である。

更生医療 | 　「更生医療」は、身体障害者の自立と社会経済活動への参加の促進を図るため、一定の障害のある身体障害者に対し行われるその更生のために必要な医療である。申請先、実施主体とも市町村である。

　育成医療、更生医療ともに対象疾患は、確実な治療が期待できる疾患に限定されている。育成医療、更生医療の給付の内容は、①診察、②薬剤または治療材料の支給、③医学的処置、手術およびその他の治療、④居宅における療育上の管理およびその療養に伴う世話その他の看護、⑤病院または診療所への入院およびその療養に伴う世話その他の看護、⑥移送となっ

ている。

「精神通院医療」は、精神障害の適正な医療の普及を図るため、精神通院医療障害者に対し、当該精神障害者が病院または診療所へ入院することなく行われる精神障害の医療である。対象疾患は限定されており、対象者は統合失調症、躁うつ病・うつ病、てんかん、認知症等の脳機能障害、薬物関連障害等の精神疾患を有する者で、通院による精神医療を継続的に要する症状の者である。申請は都道府県で行い（市町村を経由することも可能）、実施主体は都道府県である。

精神通院医療

[1] 利用手続き

障害者または障害児の保護者は、市町村で支給認定の申請を行う。育成医療と更生医療は市町村が、精神通院医療は都道府県が実施主体となって支給認定の判定を行う。支給認定となった場合、実施主体は、有効期間・指定自立支援医療機関を定め、それらを記載した自立支援医療受給者証を当該の障害者や障害児の保護者に交付する。自立支援医療に基づく診療は医療機関に自立支援医療受給者証を提出することで行われる。

自立支援医療受給者証

[2] 利用者負担

従来、利用者は医療費の原則1割を自己負担することとなっていた。しかし、2012（平成24）年4月より、利用者の所得などに応じて自己負担額には上限が設けられている（**表5-5-1**、**表5-5-2**）。なお、自立支援医療の上限額などを算定する際の「世帯」は、住民票上の世帯にかかわりなく、同じ医療保険に加入している家族によって範囲が決まる。

表5-5-1　一定所得以下の世帯の自己負担上限額

区　分	自己負担上限
①生活保護の世帯	負担なし
②低所得1 （本人の年収が80万円以下の市町村民税非課税世帯）	2,500円
③低所得2 （本人の年収が80万円より多い市町村民税非課税世帯）	5,000円

表5-5-2　中間所得層、一定所得以上の世帯の自己負担上限額

区　分	自己負担上限
①中間所得層1 （市町村民税が合計3万3千円未満の世帯）	医療保険の 自己負担限度額
②中間所得層2 （市町村民税が合計3万3千円以上23万5千円未満の世帯）	
③一定所得以上 （市町村民税が23万5千円以上の世帯）	公費負担対象外

育成医療の経過措置	
①中間所得層1 （市町村民税が合計3万3千円未満の世帯）	5,000円
②中間所得層2 （市町村民税が合計3万3千円以上23万5千円未満の世帯）	10,000円
高額治療継続者（重度の障害者でかつ継続的に相当額の負担が発生する場合）	
①中間所得層1 （市町村民税が合計3万3千円未満の世帯）	5,000円
②中間所得層2 （市町村民税が合計3万3千円以上23万5千円未満の世帯）	10,000円
③一定所得以上 （市町村民税が23万5千円以上の世帯）	20,000円

6. 補装具

補装具

　補装具とは、「障害者等の身体機能を補完し、又は代替し、かつ、長期間にわたり継続して使用されるものその他の厚生労働省令で定める基準に該当するものとして、義肢、装具、車いすその他の厚生労働大臣が定めるもの」（障害者総合支援法5条23項）である（図5-6-1）。

補装具費支給制度

　かつては現物支給であったが、障害者自立支援法以後は費用負担に代わり、障害者総合支援法では、補装具費（購入費・修理費）を支給する補装具費支給制度として規定している。対象者は、補装具を必要とする障害者、障害児、難病患者等であり、支給を申請する時点で身体障害者手帳を所持しているか、または障害者総合支援法施行令で定める難病等で、判定等により補装具費の支給が必要な障害状況と認められる必要がある。補装具の購入または修理を希望する者は、実施主体である市町村に費用支給の申請を行う。市町村は、身体障害者更生相談所等の意見を基に補装具費の

図5-6-1　補装具の品目

①義肢	⑨電気車いす
②装具	⑩座位保持いす（児童のみ対象）
③座位保持装置	⑪起立保持具（児童のみ対象）
④盲人安全つえ	⑫歩行器
⑤義眼	⑬頭部保持具（児童のみ対象）
⑥眼鏡	⑭排便補助具（児童のみ対象）
⑦補聴器	⑮歩行補助つえ
⑧車いす	⑯重度障害者用意思伝達装置

出典）平成18年9月29日　厚生労働省告示第528号

支給を行うことが適切であるか審査し、適当であると認められた場合は利用者に対して補装具費の支給決定を行う。

償還払い方式の場合、利用者は市町村から補装具費の支給決定を受けた後、補装具業者に補装具費支給券を提示し、補装具の購入等について契約を結ぶ。補装具業者は、契約に基づき補装具の購入等のサービス提供を行う。利用者は、補装具業者から補装具の購入のサービスを受けたときは、補装具の購入に要した費用を払う。利用者は、領収書と補装具費支給券を添えて、市町村に補装具費を請求する。市町村は、利用者からの請求が正当と認めた場合は、補装具費の支給を行う。代理受領方式の場合には、利用者は補装具業者から補装具の購入のサービスを受けたときは、補装具の購入に要した費用のうち、利用者負担額を支払う。補装具業者は、利用者負担額に係る領収書を発行するとともに、補装具費支給券の引き渡しを受ける。補装具業者は、市町村に対し、「補装具費の代理受領に係る委任状」および補装具費支給券を添えて、補装具費を請求する。市町村は、補装具業者からの請求が正当と認めた場合は、補装具費の支給を行う（**図5-6-2**）。

費用負担は、原則定率1割負担であるが、世帯の所得に応じ、負担上限月額が設定されている。ただし、一定所得以上の世帯に属する者は支給対象とならない。また、2012（平成24）年4月からは補装具にかかる利用者負担が高額障害福祉サービス等給付費の支給対象となった（**表5-6-1**）。

公費負担については、補装具の購入または修理に要した費用の額（基準額）から利用者負担額（原則1割）を除した額を補装具費とし、この補装具費について国50％、都道府県25％、市町村25％を負担する。

図5-6-2　補装具費の支給の仕組み

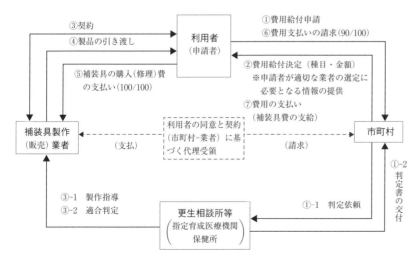

表 5-6-1 利用者の費用負担

対象	負担額
生活保護（生活保護世帯に属する者）	0円
低所得（市町村民税非課税世帯）	0円
一般（市町村民税課税世帯）	37,200円

7. 相談支援

障害者総合支援法において「相談支援」という用語が使われる事業には2つの種類がある。1つは、サービスの計画立案周辺の支援であり、もうひとつは、役所等の担当窓口でサービス等についての相談・質問等に対応する、一般的な相談支援である。前者の相談支援には、自立支援給付としての「計画相談支援」と「地域相談支援」の2つがあり、それぞれを「特定相談支援事業者」と「一般相談支援事業者」が行う。また、障害児通所支援サービスについては児童福祉法の下で行われるため、児童福祉法ではそれらの計画立案関連の支援として「障害児相談支援」が定められており、「障害児相談支援事業者」が行う。また、すべての相談支援事業者は「基本相談支援」も平行して行わなければならない（**表 5-7-1**）。

特定相談支援事業者
一般相談支援事業者

計画相談支援

(1) 計画相談支援

障害福祉サービスまたは地域相談支援を利用する障害者に対して、利用する障害福祉サービスなどの種類および内容を記載したサービス等利用計画案や支給決定後のサービス等利用計画を作成する「サービス利用支援」と、モニタリング期間ごとにサービスなどの利用状況を検証し、利用計画の見直しを行う「継続サービス利用支援」がある。これらの事業を行った指定特定相談支援事業者には「計画相談支援給付費」が支給される。

サービス利用支援

継続サービス利用支援

地域相談支援

(2) 地域相談支援

障害者支援施設に入所している障害者または精神科病院に入院している精神障害者（ならびに2014〔平成26〕年4月からは矯正施設や保護施設に入所している障害者）に対して、住居の確保や地域における生活に移行するための活動に関する相談などの支援を行う「地域移行支援」と、居宅において単身で生活する障害者に対して、常時の連絡体制を確保し、障害の特性に起因して生じた緊急の事態などに相談、緊急訪問などの支援を行

地域移行支援

う「地域定着支援」がある。これらの事業を行った指定一般相談支援事業者には「地域相談支援給付費」が支給される。

(3) 障害児相談支援

障害児通所給付費等の支給および変更の申請に係る障害児に対して、利用を希望する障害児通所支援の種類および内容などを定めた計画である障害児支援利用計画案や、通所給付決定後の障害児支援利用計画を作成する「障害児支援利用援助」と、モニタリング期間ごとにサービスなどの利用状況を検証し、利用計画の見直しを行う「継続障害児支援利用援助」がある。これらの事業を行った指定障害児相談支援事業者には「障害児相談支援給付費」が支給される。

(4) 基本相談支援

障害児者、その保護者、介護を行うものからの相談に応じ、必要な情報の提供および助言を行い、あわせて市町村および指定障害福祉サービス事業者等との連絡調整等を総合的に行う。

地域定着支援
障害児相談支援

障害児支援利用援助
継続障害児支援利用援助

基本相談支援

表 5-7-1 「相談支援」という名称のつく事業

	対象	相談支援
サービス等利用計画の作成など	障害者	**計画相談支援事業**(障害者総合支援法 自立支援給付) 指定特定相談支援事業者が行う ※事業者指定は市町村長が行う ・計画相談支援＝サービス利用支援＋継続サービス利用支援 個別給付による (・基本相談支援：事業者として必須)
地域移行定着支援など		**地域相談支援事業**(障害者総合支援法 自立支援給付) 指定一般相談支援事業者が行う ※事業者指定は都道府県知事が行う ・地域相談支援＝地域移行支援＋地域定着支援 個別給付による (・基本相談支援：事業者として必須)
居宅サービスのサービス等利用計画の作成など	障害児	**計画相談支援事業**(障害者総合支援法 自立支援給付) 指定特定相談支援事業者が行う ※事業者指定は市町村長が行う ・計画相談支援＝サービス利用支援＋継続サービス利用支援 個別給付による (・基本相談支援：事業者として必須)
通所サービスの障害児支援利用計画の作成など		**障害児相談支援事業**(児童福祉法) 指定障害児相談支援事業者が行う ※事業者指定は市町村長が行う ・障害児相談支援＝障害児支援利用援助＋継続障害児利用援助 個別給付による (・基本相談支援：事業者として必須)
※障害児の入所サービス：児童相談所が専門的な判断を行うため障害児相談支援事業の対象外		
一般的な相談への対応	障害者 障害児 保護者 その他関係者	**相談支援事業**(障害者総合支援法 市町村地域生活支援事業の必須事業) ・障害者相談支援事業＝一般的な相談を受ける相談援助 　窓口は市町村（特定相談支援事業者・一般相談支援事業者へ委託可） ・基幹相談支援センター等機能強化事業 ・住宅入居等支援事業（＝居宅サポート事業）

8. 地域生活支援事業

地域生活支援事業	地域生活支援事業は、地域の特性や利用者の状況に応じ、柔軟な形態により事業を効果的・効率的に実施されるものであり、市町村と都道府県によって行われるものである。市町村（指定都市、中核市、特別区を含む）
市町村地域生活支援事業	が実施主体となり取り組む事業を「市町村地域生活支援事業」といい、都
都道府県地域生活支援事業	道府県が実施主体となり取り組む事業を「都道府県地域生活支援事業」と

表 5-8-1　市町村地域生活支援事業の内容

必須事業	理解促進研修・啓発事業	市町村が実施する地域社会の住民に対して障害者等に対する理解を深めるための研修・啓発事業（イベントや教室の開催、パンフレットの配布等）を行う。
	自発的活動支援事業	地域において、障害者やその家族、住民等によって自発的に行われる活動（ボランティア活動やピアサポート、災害対策活動等）に対し支援を行う。
	相談支援事業	障害児者やその保護者などからの相談に応じ、必要な情報の提供の提供を行う。その他、相談支援事業の下、以下の事業も行う。 (1) 基幹相談支援センター等機能強化事業 特に必要と認められる能力を有する専門的職員を基幹相談支援センター等に配置し、相談支援事業者等に対する専門的な指導・助言、情報収集・提供、人材育成の支援、地域移行に向けた取組等を実施することで、相談支援機能の強化を図る。 (2) 住宅入居等支援事業（居住サポート事業） 賃貸一般住宅（公営住宅や民間賃貸住宅）への入居を希望しているが、入居が困難な障害者等に対し、入居に必要な調整等に係る支援を行う。家主等への相談・助言を通じて障害者等の地域生活を支援する。
	成年後見制度利用支援事業	障害福祉サービスを利用する知的障害者や精神障害者であり、補助を受けなければ成年後見制度を利用することが難しい人に対し、成年後見制度の利用を支援し、権利擁護を図る。具体的には、後見人等の報酬等の経費の一部について補助を行う。
	成年後見制度法人後見支援事業	成年後見制度における後見等の業務を適正に行うことができる法人を確保できる体制を整備するとともに、市民後見人の活用も含めた法人後見の活動を支援する。
	意思疎通支援事業	聴覚、言語機能、音声機能、視覚その他の障害のため、意思疎通を図ることに支障がある人に、手話通訳者や要約筆記者等の派遣等を行う。
	日常生活用具給付等事業	重度障害のある障害児者に対し、自立生活支援用具等の日常生活用具を給付又は貸与する。
	手話奉仕員養成事業	手話で日常会話を行うのに必要な手話語彙及び手話表現技術を習得した者（手話奉仕員）を養成し、意思疎通を図ることに支障がある障害者等の自立した日常生活又は社会生活を営むことができるようにする。
	移動支援事業	屋外での移動が困難な障害児者に対して、外出のための支援を行う。実質的は、自立支援給付における同行援護、行動援護、重度訪問介護の対象にならない人を対象とした事業。
	地域活動支援センター機能強化事業	創作的活動または生産活動の機会の提供、社会との交流の促進等を行う施設事業。
主な任意事業		福祉ホームの運営、訪問入浴サービス、生活訓練等、日中一時支援、地域移行のための安心生活支援、障害児支援体制整備、巡回支援専門員整備、相談支援事業所等（地域援助事業者）における退院支援体制確保、スポーツ・レクリエーション教室開催等、文化芸術活動振興、点字・声の広報等発行、奉仕員養成研修、自動車運転免許取得・改造助成、成年後見制度普及啓発、障害者虐待防止対策支援、盲人ホームの運営、重度障害者在宅就労促進、更生訓練費給付、知的障害者職親委託

いう。ただし、両事業とも、事業の全部または一部を団体等に委託または補助が可能であるとともに、都道府県が地域の実情を勘案して市町村に代わって、市町村地域生活支援事業の一部を実施することができる。市町村および都道府県は、障害福祉計画において、事業を実施するために必要な事項を定めるように規定されている。「市町村地域生活支援事業」は市町村ごとに事業内容が異なるため、利用手続きも各市町村によって異なる。国は、予算の範囲内において市町村および都道府県が支出する地域生活支援事業の費用の100分の50以内を補助することができる。また、都道府県は、予算の範囲内において市町村が支出する地域生活支援事業の費用の100分の25以内を補助することができる。

A. 市町村地域生活支援事業

必須事業、市町村の判断により実施できる任意事業がある（表5-8-1）。

B. 都道府県地域生活支援事業

必須事業、サービス・相談支援者、指導者育成事業、都道府県の判断により実施できる任意事業がある（表5-8-2）。

表5-8-2 都道府県地域生活支援事業の内容

必須事業	専門性の高い相談支援事業	特に専門性の高い障害について、相談に応じ、必要な情報の提供等を行う。主な事業に、発達障害者支援センター運営事業、高次脳機能障害支援普及事業、障害児等療育支援事業、障害者就業・生活支援センター事業
	専門性の高い意志疎通支援を行う者の養成研修事業	特に専門性の高い意思疎通支援者を養成し、派遣する体制を整備する。手話通訳者・要約筆記者養成研修事業、盲ろう者向け通訳・介助員養成研修事業
	専門性の高い意思疎通支援を行う者の派遣事業	特に専門性の高い意思疎通支援を行う者を派遣する体制を整備することにより、広域的な派遣や市町村での実施が困難な派遣等を可能にする。
	意思疎通支援者の派遣に係る市町村相互間の連絡調整事業	手話通訳者、要約筆記者の派遣に係る市町村相互間の連絡調整体制を整備することにより、広域的な派遣を円滑に実施し、聴覚障害者等が自立した日常生活や社会生活を行うことができるようにする。
	広域的な支援事業	都道府県相談支援体制整備事業、精神障害者地域生活支援広域調整等事業など、市町村を超えて広域的な支援が必要な事業を行う。
サービス・相談支援者、指導者育成事業		障害福祉サービスや相談支援を提供する者またはこれらの者に対し必要な指導を行う者を育成する。主なものとして、障害支援区分認定調査員等研修事業、相談支援従事者研修事業、サービス管理責任者研修事業、居宅介護従事者等養成研修事業
主な任意事業		福祉ホーム運営事業、オストメイト（人工肛門、人工膀胱造設者）社会適応訓練事業、音声機能障害者発声訓練事業、発達障害者支援体制整備、児童発達支援センター等の機能強化等、矯正施設等を退所した障害者の地域生活への移行促進

9. 苦情解決と審査請求

A. 苦情解決・第三者評価・不服申立て

障害福祉サービスを受ける利用者の権利擁護制度として、成年後見制度や日常生活自立支援事業の他、以下のものが挙げられる。

[1] 苦情解決制度

利用者はサービス提供事業者より提供されるサービスに関し、苦情を申し述べることができる。

社会福祉事業の経営者（以下、事業者）には、提供する福祉サービスに関する苦情を適切に解決する努力義務が課せられており（社会福祉法82条）、苦情解決責任者と苦情受付担当者を設けること、苦情解決に社会性や客観性を確保し、利用者の立場や状況に配慮した適切な対応を図るために第三者委員を設置することが求められる。また、都道府県社会福祉協議会に置かれ、社会福祉、法律または医療に関し学識経験を有する者で構成される運営適正化委員会でも苦情を受け付ける（83条）。

社会福祉法

運営適正化委員会

[2] 福祉サービス第三者評価事業

事業者は、福祉サービスを受ける者の立場に立って良質かつ適切な福祉サービスを提供する努力義務が課せられ、福祉サービスの質の評価などを行うなどの措置を講ずることとされている（社会福祉法78条1項）。福祉サービス第三者評価事業は、事業者が行うこれらの措置を援助するための事業として、個々の事業者が事業運営における問題点を把握し、サービスの質の向上に結びつけること、その結果を利用者に公表することにより適切なサービス選択に資するための情報を提供することを目的とする（「福祉サービス第三者評価事業に関する指針」）。

福祉サービス第三者評価事業

[3] 不服申立て制度（行政不服審査法）

行政不服審査法

市町村が行う障害福祉サービスまたは地域相談支援の個別給付にかかる処分に不服がある場合は、その障害者または障害児の保護者が、都道府県知事に対して審査請求をすることができる（障害者総合支援法97条）。対象となる行政処分は、障害支援区分認定や介護給付費・地域相談支援給付

費の支給決定（要否決定および支給量等の決定）、利用者負担上限月額に関する決定などである。なお、審査請求は処分があったことを知った日の翌日から起算して3か月以内にする必要がある（行政不服審査法18条）。

審査請求の裁決に不服がある場合、または審査請求があった日から3か月を経過しても裁決がないとき（行政事件訴訟法8条2項1号）は、原処分の取消しを求める行政訴訟を提起することができるが、審査請求を経ずに処分の取消訴訟を提起することができない（審査請求前置主義、障害者総合支援法105条）。

B. 制度に不服がある場合の審査請求・行政訴訟の実践例 ─障害者自立支援法違憲訴訟

では、制度自体に不服がある場合、当事者はどのように救済を求めれば良いのか。審査請求・行政訴訟の実践例でもある「障害者自立支援法違憲訴訟」は、司法に障害者福祉制度のあり方を問うた代表的な訴訟である。

障害者自立支援法の施行（2006〔平成18〕年）により採用された応益負担制度は多くの問題と矛盾をもち、障害当事者、家族などが不安や怒りを露わにした。まず、この応益負担制度は憲法14条に定める法の下の平等に反するとして障害者団体と弁護士による会議がもたれ、訴訟団を組織し行政訴訟を提起することが確認された。しかし、日本の司法制度では法制度自体の違憲性を問う訴訟は提起できないので、当事者になされた行政処分に対する取消訴訟を提起する中で違憲の主張を行う必要がある。

そこで、2008（平成20）年6月3日、利用者負担上限月額を0円にせよとする免除申請を全国一斉に行った。同年6月下旬、負担軽減措置としての緊急措置が実施され、利用者負担上限月額を変更する決定が出されたので、当事者らは60日以内に都道府県知事へ審査請求を行った。そして、一斉審査請求から5か月を経過した2008年10月31日、全国8地裁に30名の原告が、申請に対する支給決定に示された利用者負担上限額の0円を超える部分を取り消すとともに、利用者負担上限月額を0円にする支給決定の義務づけを求めて一斉提訴した。原告は最終的に71名まで増加した。

この訴訟は2009（平成21）年の政権交代、2010（平成22）年の「基本合意」を経て訴訟上の和解に至ったが、その後「障がい者制度改革推進会議」総合福祉部会へ、訴訟当事者・関係者・弁護団から多数のメンバーが加わった。この経験は、審査請求・行政訴訟は国民の権利であることを確認するとともに、障害当事者が制度改革に参画する契機となった意義深い

応益負担制度の問題点（障害者の不安と怒り）
応益負担制度は、サービス利用なくして生きていけない重度障害者に1割負担を課金し、また障害当事者の「はたらく場」にも、工賃をはるかに上回る負担を課すものであった。その結果、授産施設への通所をとりやめるなどの自発的利用抑制や、障害者自立支援法への不安を遺書に明記した心中事件も多発するなど、全国の障害当事者の応益負担制度に対する不安と怒りは頂点に達した。

障がい者制度改革推進会議
障害者自立支援法違憲訴訟弁護団編『障害者自立支援法違憲訴訟─立ち上がった当事者たち』生活書院, 2011. を参照した。

ものとなった。

10. 障害者総合支援法と他法との適用関係

A. 総合支援法と他法との調整規定

障害者総合支援法7条では他の法令との調整が規定されている。この条文の主旨は、他法で自立支援給付に相当する給付がある場合、他法を優先し他法からの受給分は総合支援法では支給しないということである。ここでは重要な以下の2点の適用関係を説明する。

B. 障害者総合支援法と介護保険法の適用関係

介護保険法の対象は65歳以上の者（第1号被保険者）と40歳～64歳で医療保険に加入している者（第2号被保険者）である。第1号被保険者が要介護・要支援状態（要介護状態等）になった場合、また第2号被保険者が介護保険法の特定疾病によって要介護状態等となった場合、原則として介護保険の介護給付・予防給付・市区町村特別給付が障害者総合支援法の自立支援給付に優先して支給される（介護保険優先原則）。

ただし、厚生労働省は通知「障害者の日常生活及び社会生活を総合的に支援するための法律に基づく自立支援給付と介護保険制度との適用関係等について」において、一律に介護保険サービスを優先すべきではないという考え方と自立支援給付を支給できる5つのケースを示している（図5-10-1）。

①障害福祉に固有のサービス（行動援護、同行援護、自立訓練／生活訓練、就労移行支援、就労継続支援等）である場合（横出し）。

②在宅の障害者で介護保険の給付では障害福祉の認定で必要とされるサービス量を確保することが困難な場合、不足分を支給（上乗せ）。

③利用可能な介護保険事業所や施設が近くにない、または定員に空きがない場合、事情が解消するまでの支給。

④要介護認定では非該当だが支援が必要な場合。ただし、介護給付のサービス利用には障害支援区分認定が必要。

⑤車いす等の福祉用具について、医師や身体障害者更生相談所等が個別対応（オーダーメイド）を要すると判断した場合、補装具費として支給。

障害者総合支援法に優先される法律
障害者総合支援法施行令2条で、健康保険法、介護保険法、労働者災害補償保険法など37の法律が規定されている。

障害児支援について
2012（平成24）年4月より児童福祉法に根拠規定が一本化、サービス体系も再編された。
→p.193
第9章4節参照。

特定疾病
介護保険法施行令2条の16疾病。2006（平成18）年、がん末期（医師が回復の見込みがないと判断したもの）、関節リウマチ、多系統萎縮症の追加、見直しが行われた。

介護保険優先原則の問題
障害者自立支援法訴訟団と国との「基本合意文書」および障がい者制度改革推進会議総合福祉部会の「骨格提言」においてもこの原則は問題視され、選択制の導入等が提言されている。

適用関係等の通知
2007（平成19）年「障害者自立支援法に基づく自立支援給付と介護保険制度との適用関係等について」が、2013（平成25）年3月の一部改正で名称変更された。

図5-10-1 総合支援法と介護保険法の適用関係（上乗せと横出しについて）

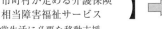
【厚労省が定める介護保険相当障害福祉サービス(*1)】
- 居宅介護（ホームヘルプ）
- 重度訪問介護（ホームヘルプ）
- 生活介護（デイサービス）
- 自立訓練（機能訓練・生活訓練）
- 短期入所（ショートステイ）

原則、介護保険サービス(*2)、介護予防・日常生活支援総合事業(*3)が優先

◇介護保健等では、障害福祉で利用していた支援量を満たせない場合
　→ 障害福祉サービスで補完（上乗せ）

◇介護保険事業所では障害に対応できない／介護保険の事業所がない場合など
　→ 障害福祉サービスで対応

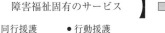
【市町村が定める介護保険相当障害福祉サービス】
- 日常生活に必要な移動支援
- 介護保険に共通する日常生活用具 など

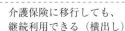
【障害福祉固有のサービス】
- 同行援護　● 行動援護
- 就労継続支援
- 障害者支援施設
- 補装具（オーダーメイド）など

介護保険に移行しても、継続利用できる（横出し）

(*1)優先原則とは関わらないが、児童発達支援と放課後等デイサービスも介護保険相当障害福祉サービスである。
(*2)厚労省が定める障害福祉相当介護保険サービス
　● 訪問介護　● 適所介護　● 地域密着型適所介護　● 短期入所生活介護　● 小規模多機能型居宅介護
(*3)ボランティアのみによる支援事業は除く

共生型サービス（2018〔平成30〕年4月施行）の導入にあたって、厚生労働省は介護保険相当障害福祉サービスを示した。ただし、介護保険に相当する障害福祉サービスの最終的な決定は市町村が行うため、優先されるサービスは同省が定めたものに限られるわけではない。また、上乗せの基準や介護保険に移行しない障害者への対応、介護保険給付と総合支援法地域生活支援事業の優先関係なども市町村の判断によるため、高齢障害者の支援に係る自治体間格差が生じ、訴訟問題に発展しているケースもある。さらに、介護保険制度への移行にあたっては、障害福祉では無料だった非課税世帯の障害者に対する利用者負担の発生や事業所の移動等による支援の質の低下・環境変化への不適合等の問題が各地で起こっている。

厚生労働省は、一部の高齢障害者に対する介護保険利用料の無料化（2018年4月施行）を図るとともに、共生型サービスの創設を創設することで、この問題を是正しようとしている。

C. 障害者総合支援法と生活保護法、介護保険法の適用関係

生活保護の受給者が要介護状態等になった場合、年齢と特定疾患の有無、医療保険の加入条件等により生活保護法、障害者総合支援法と介護保険法の適用関係が変わってくる（図5-10-2）。

共生型サービス
2017（平成27）年7月の障害者総合支援法改正で新設。介護保険事業所の指定基準を満たさない障害福祉事業所、および障害福祉事業所の指定基準を満たさない介護保険事業所であっても、訪問・通所・短期入所等に係る介護保険サービスまたは障害福祉サービスを提供できるようにする仕組みのこと。「我が事・丸ごと」地域共生社会実現のための第1弾とされる。

介護保険法と障害者総合支援法　地域生活支援事業のサービス
地域生活支援事業は自立支援給付ではないので障害者総合支援法7条の対象外。双方に共通するサービスには、訪問入浴、日常生活用具（一部）、日常生活に必要な移動支援等がある。これに対し、地域生活支援事業の固有のサービスにはコミュニケーション支援、社会参加のための移動支援等がある。

高齢障害者
65歳以上の障害者のこと。

介護保険優先原則に係る訴訟
岡山の浅田訴訟、千葉の天海訴訟などがある。

高齢障害者の負担軽減
2016（平成28）年5月の障害者総合支援法改正で新設。以下の条件を満たす高齢障害者に「高額障害福祉サービス等給付費」を支給（償還方式）し、介護保険の利用料を無料化。①原則5年間、介護保険相当障害福祉サービスの支給決定を受けていた。②低所得、または生活保護を受給。③障害支援区分2以上。④介護保険制度で要支援となった障害者、第二号被保険者は対象外。

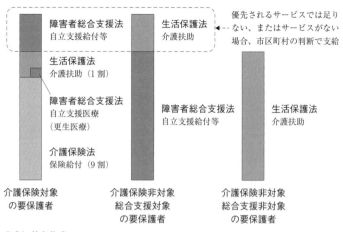

図 5-10-2　生活保護法と他法の適用関係

出典）筆者作成

[1] 介護保険法の対象となる場合

65歳以上の生活保護受給者は全員第1号被保険者となるが、40歳～64歳の場合、医療保険（国民健康保険以外）に加入している被保険者・被扶養者のみが第2号被保険者になる。これらの者が要介護状態等で介護保険の受給要件を満たした場合、補足性の原理に基づき介護保険給付が優先して支給され、1割の自己負担分を生活保護の介護扶助が補う。

[2] 介護保険法の適用はないが障害者総合支援法の対象となる場合

介護保険の対象外で障害を持つ生活保護受給者もいる。この場合、まず障害者手帳の取得や診断書等により障害者総合支援法の給付利用を検討し、利用可能な場合、障害福祉サービスの支給を優先する。

[3] 介護保険法・障害者総合支援法の対象外である場合

介護保険法の対象外で、かつ、一部の難病患者等のように身体者障害者手帳も取得できず、障害福祉サービスを利用できない者もいる。この場合、生活保護法の要介護認定を行い、介護費用の全額（10割）が介護扶助として支給される。

生活保護受給世帯の国民健康保険加入について
国民健康保険法6条9項で生活保護受給世帯の者は被保険者になれないと規定されている。このため、40歳～65歳で生活保護受給世帯の者は、その他の社会保険等の被保険者・被扶養者でない限り、介護保険の第2号被保険者にはならない。

補足性の原理
生活保護法4条（保護の補足性）2項で民法に定める扶養義務者の扶養および他の法律に定める扶助は、すべてこの法律による保護に優先して行われると規定されている。

介護扶助
生活保護法15条の2に規定される生活保護の扶助の1つであり、介護の給付を行う。介護保険制度の導入に伴い、2000（平成12）年に創設された。

第6章 障害者の福祉と労働

　障害者権利条約が国連総会で採択されてから、日本でも障害者の雇用・就労のあり方が問い直されてきた。条約の批准に向けて、障害者差別解消推進法（障害者差別解消法）が制定され、障害者雇用促進法も改正されることになったものの、福祉分野の就労支援施設における工賃の低さや、民間企業や公的機関での一般雇用と福祉分野での就労の位置づけなど、さまざまな課題が残されている。

　そこで本章では、障害者の雇用・就労の実態を把握するとともに、一般雇用を促進するための法律や支援、およびそこでの課題を理解する。そして、より多様な雇用・就労を実現するためのあり方について、これまでの議論をふまえつつ考える。

1

　第1節では、私たちにとっての働く意味を再確認したうえで、障害者の雇用・就労の実態を読み解く。一般雇用されている障害者や福祉分野で就労している人、そこで得られる収入を比較すると、障害の有無だけでなく、障害種別や就労の場によっても大きな差があることに気づく。

2

　第2節では、障害者の一般雇用を促進するための法律や、就労支援施設等からの商品購入を拡大するための法律について学ぶ。また、ハローワークや障害者職業センター等の機関や障害者の就労を支える専門職、障害者総合支援法に基づく就労支援の課題について学習する。

3

　第3節では、障害者の雇用・就労が労働分野と福祉分野とに二分されている現状をふまえ、それらを融合させ、福祉と労働を統一的に保障するための議論を学ぶ。私たちは今後、障害者の多様な働き方を可能にし、かつ十分な収入を確保するための形を考えていく必要がある。

1. 障害者の就労実態とニーズ

A. 働くことの意味

　私たちにとって、働くことはさまざまな意味を持つ。第1に、生活するために必要な収入を得ることである。私たちが生活を営むには、食費や光熱費、家賃などいろいろな面でお金がかかる。結婚し、子どもを産み育てるにもお金が必要である。収入に余裕があれば、趣味や余暇を楽しむこともできる。第2に、働くことが生きがいや自己実現につながる。仕事を通して自分を成長させることができ、また、人の役に立ち社会的な役割を果たすことができる。直接的・間接的な人とのつながりを、広げたり深めたりすることもできる。第3に、仕事で得た収入から税金を納めることによって、国全体や地域社会を支えるという役割もある。

　働くことのこうした意味は、障害のある人にとってもない人にとっても普遍的なはずであり、働くことを通してこれらを満たしたいという願いを実現できるよう、障害の有無によらず就労が等しく保障されるべきだろう。

B. 障害者の就労実態

[1] データからみる障害者の就労実態

> 生活のしづらさなどに関する調査

　「生活のしづらさなどに関する調査」（2011〔平成23〕年、厚生労働省）によれば、在宅で生活している18〜64歳の障害者手帳所持者は、192万6000人と推計されている。同調査の回答者のうち、65歳未満の障害者手帳所持者で就業している人（正職員・正職員以外・自営業）の割合は、身体障害者で30.5％、知的障害者で13.2％、精神障害者で15.6％であった。一方、「労働力調査」（2016〔平成28〕年、総務省）によれば、15〜64歳人口に占める就業者の割合は年度平均で74.5％であった。調査の時期に違いはあるものの、これらのデータから障害のある人とない人では就業率に大きな差があることが推測できる。

　日本では、障害者の雇用の促進等に関する法律（障害者雇用促進法）によって、障害者を雇用しなければならない割合（法定雇用率）が定められており、現在では民間企業で2.0％、国・地方公共団体で2.3％となっている。しかし「平成28年障害者雇用状況の集計結果」（厚生労働省）によれ

ば、実際に障害者が雇用されている割合（実雇用率）は民間企業で 1.92%であった。また、民間企業で法定雇用率を達成している割合は、48.8% と半数を下回っている状況である。

一方「社会福祉施設等調査」（2015〔平成 27〕年、厚生労働省）によれば、就労継続支援 A 型事業の利用者は 5 万 8377 人、就労継続支援 B 型事業の利用者は 22 万 6749 人であった。多くの障害者がこれらの事業所を利用していることがわかる。

> 公的機関における実雇用率
> 国の機関 2.45%、都道府県の機関 2.61%、市町村の機関 2.43%、都道府県等の教育委員会 2.18%。
>
> 社会福祉施設等調査

[2] 障害者の収入状況

次に障害者の就労に伴う収入についてみると、民間企業や公的機関で雇用されている人の平均賃金（月額）は、身体障害者で 22 万 3000 円、知的障害者で 10 万 8000 円、精神障害者で 15 万 9000 円であった（2013〔平成 25〕年「障害者雇用実態調査」厚生労働省）。一方で就労継続支援 A 型事業所における平均工賃（月額）は 6 万 7795 円、就労継続支援 B 型事業所における平均工賃（月額）は 1 万 5033 円であった（「平成 27 年度工賃（賃金）の実績について」厚生労働省）。一般雇用されている人の中でも障害種別によって賃金に差がみられ、また、一般雇用されている障害者と就労継続支援事業所で働く障害者とでは、収入に大きな差があることがわかる。

> 障害者雇用実態調査

2. 労働保障の制度

A. 障害者雇用促進法

日本では、民間企業や公的機関等での障害者雇用を進めるため、障害者雇用促進法が施行されている。この法律により、民間企業や公的機関等は雇用する従業員のうち所定の割合で障害者を雇用することが義務づけられている。法定雇用率は一定期間ごとに見直され、2013（平成 25）年 4 月からは、民間企業で 2.0%、国・地方公共団体等で 2.3%、都道府県等の教育委員会で 2.2% である。2018（平成 30）年 4 月から、民間企業で 2.2%、国・地方公共団体等で 2.5%、都道府県等の教育委員会で 2.4% へ引き上げられることになっており、さらに、2021（平成 33）年 4 月までには民間企業の法定雇用率は 2.3% となる。

> 障害者雇用促進法
>
> 法定雇用率

短時間労働と重度概念
短時間労働者のうち、重度の身体障害者や知的障害者については、1人分として数える。なお、精神障害者については、雇用率の算定上、重度概念が存在しない。よって、30時間以上の労働を行っても、ダブルカウントされることはない。

現在、雇用義務の対象は身体障害者および知的障害者であるが、精神障害者保健福祉手帳を持つ精神障害者を雇用した場合には、実際の雇用率に算入することができる。また、重度の身体障害者および知的障害者を雇用した場合は1人を2人分に数え（ダブルカウント）、1週間の労働時間が20時間以上30時間未満の短時間労働者（3障害共通）については、1人を0.5人分に数えることとなっている。法定雇用率を達成していない事業主（常用労働者100人超）からは不足人数に応じて障害者雇用納付金が徴収されるとともに、法定雇用率を超えて雇用する事業主には超過人数に応じて障害者雇用調整金が支給される。

なお、2013年（平成25）年には障害者雇用促進法が改正され、2016（平成28）年4月から障害を理由とした差別が禁止されるとともに、合理的配慮の提供が義務づけられることとなった。民間企業や公的機関等すべての事業主に対し、募集・採用、賃金、配置、昇進、教育訓練などにおいて、障害者であることを理由に障害者を排除することや、障害者に対してのみ不利な条件とすることなどの差別的取り扱いが禁止される。また、障害者と障害者でない者との均等な機会・待遇を確保したり、障害者の能力の有効な発揮の支障となっている事情を改善したりするための合理的配慮が、事業主にとって過重な負担とならない範囲で義務づけられる。加えてこの改正により、2018（平成30）年4月から精神障害者保健福祉手帳を持つ精神障害者も雇用義務の対象として含まれることとなった。

B. 障害者優先調達推進法

障害者優先調達推進法

さらに、2013（平成25）年4月からは「国等による障害者就労施設等からの物品等の調達の推進等に関する法律」（障害者優先調達推進法）が施行されている。この法律は、国や地方公共団体、独立行政法人などの公的機関が物品やサービス等を調達する際、障害者就労施設等へ優先的に発注することを勧め、そこで就労する障害者等の経済的な自立を促進しようとするものである。公的機関は、就労移行支援事業所や就労継続支援事業所（A型・B型）、生活介護事業所、地域活動支援センター等から、優先的に物品・サービスを購入する努力義務が課されている。

C. ハローワーク等における支援

一般雇用を希望する障害者に対する支援は、多様な形で提供されている。ハローワークでは、障害者の就職支援を専門に担当する就職促進指導官

等が配置されており、個々の障害特性や職業適性、希望する職種等に基づき、きめ細かな職業相談が行われている。また、職業紹介や就職後の職場定着、雇用継続のための支援も提供されている。こうした障害者に対する支援に加えて、事業主に対しても、障害者を雇用するための指導や相談、法定雇用率を達成するための支援も提供されている。

「平成28年度障害者の職業紹介状況等」（厚生労働省）によれば、ハローワークにおける障害者の有効求職者数は24万744人、就職件数は9万3229件であり、求職している障害者のうち実際に就職できたのは38.7％であった。有効求職者の就職率を障害種別ごとにみると、身体障害者で30.0％、知的障害者で46.9％、精神障害者で42.2％であり、知的障害者で最も高いものの半数には届かない状況である。

D. 障害者職業センター等における支援

独立行政法人高齢・障害・求職者雇用支援機構が運営する障害者職業センターには、①障害者職業総合センター、②広域障害者職業センター、③地域障害者職業センターの3種類がある。なかでも、地域障害者職業センターは各都道府県に1か所設置されており、ハローワークや福祉・医療・教育などの関連機関と連携しながら、障害者や事業主に対する総合的な支援を提供している。障害者に対しては、職業評価や職業相談をもとに、職業リハビリテーション計画が作られる。また、センター内では作業訓練が実施され、労働意欲や作業能力、コミュニケーション能力の向上などを目指し、職業準備支援が行われる。事業主に対しては、障害特性などの情報提供、雇用管理や職場適応を図るための助言や相談も提供している。

また障害者就業・生活支援センターでは、安定した職業生活の実現を目指し、就業面での支援と生活面での支援が一体的に提供されている。そこでは、就業に関する相談支援や雇用管理に関する助言、日常生活や社会生活に関する助言、関係機関との連絡調整などが行われる。

障害者の就業生活を支える専門職の1つとして、職場適応援助者（ジョブコーチ）が挙げられる。ジョブコーチは、障害者やその家族、事業主や職場の従業員に対して、作業の方法や職場環境、職場の人とのコミュニケーション等の面で障害者が職場に適応するために必要な支援を行う。ジョブコーチには、①地域障害者職業センターに配置される配置型ジョブコーチ、②障害者の就労支援を行う社会福祉法人等に雇用される訪問型ジョブコーチ、③障害者を雇用する企業に雇用される企業在籍型ジョブコーチがある。ジョブコーチによる支援では、障害者の職場適応とともに、職場の

障害者職業総合センター
全国で1か所（千葉県）設置されており、職業リハビリテーションの基盤整備と質的向上を図るための研究や支援議場の開発、専門的な人材の育成等を行っている。

広域障害者職業センター
全国に2か所（埼玉県・岡山県）設置されており、関係機関と連携しながら、職業的な重度障害者に対する職業評価・職業指導・職業訓練を体系的に実施している。

地域障害者職業センター

職場適応援助者（ジョブコーチ）

上司や同僚による支援（ナチュラルサポート）にスムーズに移行していくことを目指す。

E. 障害者総合支援法に基づく就労支援とその課題

障害者総合支援法
　障害者総合支援法のもとで行われる障害者への就労支援として、①就労移行支援事業、②就労継続支援A型事業、③就労継続支援B型事業がある。しかし厚生労働省によれば、2015（平成27）年にこれらの就労支援事業から一般雇用へ移行したのはわずか4.1％であった。就労移行支援事業からの移行は22.4％だったものの、大半の障害者が就労支援事業にとどまっていることがわかる。

　これに加えて、就労継続支援B型事業所における工賃の低さも大きな課題である。2007（平成19）～2011（平成23）年で実施された工賃倍増5か年計画では、行政機関や産業界、福祉施設などが協力し、工賃を引き上げる取り組みが行われてきた。2012（平成24）年からは新たに「工賃向上計画支援事業」が実施され、取り組みが強化され第2期に入っている。その結果、就労継続支援B型事業所の平均工賃（月額）は、2006（平成18）年度には1万2222円だったのが、2015（平成27）年度には1万5033円へ向上したものの、わずかな伸びがみられたにすぎない[1]。

社会福祉施設等調査
　さらに近年では、これらの就労支援事業への営利企業の参入が急増している。「社会福祉施設等調査」（厚生労働省）によれば、2015（平成27）年の時点で、これらの事業所のうち営利法人（企業）が経営するものの割合は、就労移行支援事業所で22.9％、就労継続支援A型事業所で54.8％、就労継続支援B型事業所で10.8％であった。こうした変化の一方で、特に就労継続支援A型事業所での不適切な運営が指摘されるケースも相次いでいる。収益の上がらない仕事しか提供しておらず最低賃金を支払うことが困難と思われるケースや、利用者の意向や能力をふまえず労働時間を一律に短時間としているケース、利用者の意向にかかわらず就労継続支援B型事業所に移行させるなど不当に退所させているケース等である。

　こうした事態を受け厚生労働省は指導強化に乗り出し、最低賃金を支払うことが可能な仕事が確保されているか、適切なアセスメントに基づいたサービスが提供されているか等を確認するよう都道府県に対して求めるとともに、指導後も改善がみられない場合には勧告、命令等の措置を講じ、場合によっては指定の取り消しや停止を検討するとしている[2]。

F. 学校卒業後の進路保障

　雇用や就労の前段階として、学校教育において障害のある子どもに対する支援が行われている。特別支援学校では、一人ひとりに応じた学習上・生活上の指導を行うとともに、卒業後の職業的な自立を促進するための職業教育や進路指導なども行われている。そこでは将来の就職に向けて、一般雇用に関する理解の促進や労働関係機関と教育、福祉、医療等関係機関との連携が図られてきた。近年では中小企業における取り組みが低迷していること、障害者の雇入れや継続雇用に不安を感じていることが課題とされ、①就労支援セミナーの実施等による企業理解の促進や職場実習の推進、②企業が障害者を継続して雇用するための支援の実施、③ネットワークの構築・強化に重点がおかれることとなった[3]。

　しかし一方で特別支援学校の卒業後の進路をみると、2012（平成24）年3月に高等部の卒業生で社会福祉施設等への入所・通所が66.6％、就職者は25.0％であった[4]。特別支援学校で職業教育や進路指導に力を入れており、国も教育分野から雇用分野へ移行できるための体制を強化しているが、実際の雇用に結びつきにくいのが現状と言える。

3. 福祉と労働の統一的保障

A. 福祉と労働の分断

　これまでみてきたように、民間企業や公的機関等での障害者雇用を促進するための障害者雇用率制度があり、一般雇用を実現するための支援にもさまざまなものがある。しかし実際には、法定雇用率は全体として充足されておらず、法定雇用率を達成していない民間企業も半分以上である。一方、障害福祉サービスにおける就労支援としては、就労移行支援事業・就労継続支援事業A型・就労継続支援事業B型が実施されているが、一般雇用への移行は少なく、工賃もきわめて低いことが課題である。

　こうした状況に対しては、一般の労働市場における雇用と福祉施設での就労とが分断されていることが問題視されている。生産性が低い、設備改修に費用がかかるといった理由により、障害者が働く場から排除されてきたことが指摘される[5]。就労継続支援事業A型は雇用契約を結んで働く

特別支援学校

就労継続支援事業A型
就労継続支援事業B型

形であり、労働分野と福祉分野の両方にまたがる施策と言えるが、B型事業所9431か所と比べて、A型事業所は3018か所と少ない（「社会福祉施設等調査」2015〔平成27〕年、厚生労働省）。

B. 障害者権利条約と残された課題

障害者権利条約
合理的配慮
障害者差別解消推進法

2006（平成18）年に障害者権利条約が採択され、障害者への差別を禁止するとともに、合理的配慮を行うための法整備を進めることが批准国に求められた。この条約を受けて、日本では2013（平成25）年に障害者差別解消推進法が制定されるとともに、障害者雇用促進法も改正された。これにより、雇用分野における障害を理由とする差別的取り扱いが禁止され、事業主に対して合理的配慮の提供が義務づけられた。

ただし、こうした差別禁止や合理的配慮によって実現されるのは、労働能力を発揮できる環境である。その結果、労働能力が高いと評価された場合は雇用されるが、そうでない場合の雇用までは保障されない。現段階では、労働能力に応じた処遇は障害を理由とした差別には該当しないのである。しかし、差別禁止や合理的配慮が行われても障害によって労働能力が制限されている場合も少なくないだろう。この問題については、差別禁止や合理的配慮の対象にする必要性や可能性はないだろうか。みなさんにも、さらに踏み込んで考えてみてほしい。

C. 新たな就労形態の検討

保護雇用

一方、スウェーデンやイギリス、フランス等では、障害者に対し雇用の場を公的に提供する「保護雇用」という制度が以前からとられてきた。これらの国々の保護雇用には労働法規が適用され、最低賃金の一部が公的に補填される。日本では就労継続支援A型事業が保護雇用に近いと考えられ、これをさらに拡大することが長年にわたって求められてきた。また、障害者の働く場が一般就労と福祉的就労に限られており、賃金・工賃に大きな差があることや、労働者か福祉サービス利用者かといった位置づけの違いもあることが指摘され、福祉的就労に労働法規を適用することが必要とされてきた[6]。

障がい者制度改革推進会議総合福祉部会

障がい者制度改革推進会議総合福祉部会による「『就労（労働及び雇用）』合同作業チーム報告書」（2011〔平成23〕年）では、労働施策と福祉施策を一体的に展開する形として「就労系事業」を創設し、労働法規を適用し公的に賃金補填を行うことが提案された。そこでは、新たな事業と

して「社会的雇用」「社会的事業所」「社会支援雇用」の3形態も示されている。

D. 福祉と労働の融合へ

　労働市場への参入が難しい障害者に対しては、一般雇用に向けた支援や福祉分野での就労の場が提供されているが、現状では一般雇用への移行は少なく、福祉分野での工賃は低い水準にとどまっている。こうした課題に対しさまざまな施策が検討されているが、いまだ実現には至っていない。

　今後は、障害によって労働能力が制限されている場合をどう位置づけ支援するかについて、さらに議論を深める必要があるだろう。こうした障害者の就労に労働法規を適用し賃金を補填するとしても、どのような根拠に基づいて実施するのか。障害による制限であると捉えれば、差別禁止や合理的配慮の中に支援を位置づけることも可能かもしれない。また、障害者優先調達推進法によって就労支援事業所からの製品等の購入を強化することで、工賃を上げることもできるかもしれない。就労支援事業の利用者を企業や公的機関で雇用する形もありうるかもしれない。それらの形は、どのような理由で制度化できるだろうか、他の法制度や仕組みと矛盾しないだろうか、障害のある人とない人との新たな不公平を生じることはないだろうか。今後のあり方について、みなさんはどのように考えるだろう。

社会的雇用
一般就労が困難な障害者が労働者として経済的自立ができるよう、就労支援や賃金補填等を行う仕組み。

社会的事業所
障害者など雇用の困難の人々が雇用契約に基づいて労働に参加する仕組み。

社会支援雇用
一般就労が困難な障害者が労働法規の下で賃金補填等の支援を受けつつ働く仕組み[7]。

注）
(1) 厚生労働省「障害者の就労支援対策の状況」
http://www.mhlw.go.jp/stf/seisakunitsuite/bunya/hukushi_kaigo/shougaishahukushi/service/shurou.html
(2) 厚生労働省「指定就労継続支援A型における適正な運営に向けた指定基準の見直し等に関する取扱い及び様式例について」2017.
(3) 文部科学省「障害者の雇用を支える連携体制の構築・強化について」2013.
http://www.mext.go.jp/a_menu/shotou/tokubetu/1334469.htm
(4) 文部科学省「特別支援教育について卒業者の進路」
http://www.mext.go.jp/a_menu/shotou/tokubetu/013.htm
(5) 松井亮輔・岩田克彦編『障害者の福祉的就労の現状と展望―働く権利と機会の拡大に向けて』中央法規出版，2011．p.125．
(6) 前掲書（5），pp.9-19．
(7) 障害者制度改革推進会議総合福祉部会就労合同作業チーム「『就労（労働及び雇用）』合同作業チーム報告書」2011．http://www.mhlw.go.jp/bunya/shougaihoken/sougoufukusi/2011/06/dl/0623-1a06_02.pdf（2014年11月24日取得）

コラム　日本の障害者雇用政策は国際条約に違反している！

　ILO（国際労働機関）とは国連の下部組織であり、労働問題の国際的な基準や基本原則の推進、また雇用機会の創出、社会保護の拡大などを目的に1919年に創設された。日本をはじめ現在187か国（国連加盟193か国）が加盟し、労働に関する189の条約と205の勧告を持っている。障害者の労働に関しては「障害者の職業リハビリテーション及び雇用に関する条約（第159号）」（1992〔平成4〕年日本政府批准）「身体障害者の職業更生に関する勧告（99号）」「職業リハビリテーション及び雇用（障害者）に関する勧告（168号）」がある。159号条約は、「すべての種類の障害者が雇用され、かつ社会において統合されるようにするため（中略）この問題に関する新たな国際基準を採択する」とされている。批准国は条約の目的に沿った国内政策を実施する義務を負うことになる。果たして日本の障害者雇用政策の現状はどうだろうか。

　日本で義務づけられている法定雇用率は2.0％（地方公共団体等2.3％）だが、実際には1.92％に留まっている（民間企業、2016〔平成28〕年政府統計）。それも重度障害者は2人と数えられていて（ダブルカウント）を、1人と数え直せば0.78％というのが実態である。

　また就労継続支援B型事業や就労移行支援事業など職業リハビリテーション施設で労働法が適用されていない問題、雇用主の「合理的配慮義務」の位置づけの不明確さ、障害者自立支援法（現在は、障害者総合支援法）による利用料負担など、欧米諸国では当たり前に保障されている施策が日本では実現しておらず、ILO条約・勧告に違反しているのである。

　そのため私たちは、日本障害者協議会と共同して、2007（平成19）年にILOに提訴を行った。その目的は労働組合として障害者の労働権を守ることであり、社会の底辺の労働者にスポットライトを当てることで、全体の労働者の処遇を高めることにある。

　提訴を受けてILOは、授産施設での労働権の適用、雇用主の合理的配慮義務、利用料の無償化など私たちの主張を認める見解をこれまでに示している。日本の憲法13条は「すべての国民の幸福を追求する権利」を定めているが、障害者も働くことを通じてその権利を享受できて然るべきである。

（全国福祉保育労働組合　清水俊朗）

法定雇用率
2018年（平成30）4月1日より法定雇用率は、民間企業2.2％、国・地方公共団体2.5％に引き上げられ、2021（平成33）年4月までに、さらに0.1％引き上げられることが予定されている。

第7章 障害者の所得保障

　私たちは、市場を通じて、多くの必要な商品（ときとして不必要なものまで）を購入して、生活を成り立たせている。そのためには、いうまでもないが、所得が必要である。所得は、雇用・就業によって得るか、社会保障制度のうち所得保障制度（生活保護を含む）によって得るかしかない。しかし、それができない、あるいは低水準である場合には、家族・親戚などに依存するよりほかはない。それもできない場合には、生活や生命を維持するためにホームレスになるか、犯罪者になるなどしかない。これらは、「家族依存」とともに、障害者にとっては既に社会問題化している。

　本章のテーマは、障害者の所得保障である。だが、ほとんどの障害者世帯は低所得である。それは、障害当事者は一般就労が困難であり、またそれが実現しても労働市場の最下層に位置付けられて低所得であり、加えて家族にまで介護を要求するために家族もまた低所得にならざるを得ないからである。さらに障害を原因として経済的負担がかかる場合も多い。そのために、本章では、さまざまな所得保障や経済的負担軽減のための制度を学ぶ。しかし、障害者世帯が低所得である理由は、これらの所得保障制度の低水準性などの問題によることも大きい。

1

　第1節では、まず無年金障害者に着目して、その低所得性について考える。次に、年金受給者であっても生活保護受給率が高まっている実態を捉えて、日本の年金制度を中心とした所得保障制度の問題点について学習する。

2

　第2節では、障害者の所得保障を目指す制度として、障害基礎年金などの公的年金制度、特別児童扶養手当などの社会手当制度、生活保護制度などを取り扱う。これらの制度の内容を理解することは当然として、同時にこれらの制度が対象者を排除する仕組みを持っている、ないしは支給水準が著しく低いなど、多くの欠陥を持つことも事実であるため、批判的に学ぶことも重要である。

1. 障害者の低所得性と所得保障の課題

A. 不安定就労・低所得な障害者

無年金障害者

無年金障害者の会『第2回 無年金障害者実態調査報告書』2005.

障害者の実態については**第2章**において紹介されているが、ここでは、不安定就労・低所得な障害者の実態がより顕著に現れている無年金障害者の実態を示す。**表7-1-1**は「無年金障害者の会」が2005（平成17）年に実施した「第2回無年金障害者実態調査」の分析結果の一部である。

「1か月の収入」は、「無収入」が35.6％と最も多いが、「5万円未満」も29.5％になっており、無年金障害者の約3分の1が障害基礎年金2級相当額程度の収入があることがわかる。一方、「就労状況」は、「働いていない」が52.8％と突出している。しかし、就業していても「パート・アルバイト」と「臨時・日雇い」が約1割であり、「常用雇用者」と「自営業者」などを併せた割合とほぼ同じである。

これらをクロス集計した**表7-1-1**によると、「常用雇用者」の1か月の収入は10万円以上が相対的に多いのに対して、「パート・アルバイト」で

表7-1-1 無年金障害者の「就労状況」と「1か月の収入」のクロス集計

上段：実数　下段：横%		合計	1か月の収入							
			無収入	1万円未満	1万〜3万円未満	3万〜5万円未満	5万〜10万円未満	10万〜15万円未満	15万〜20万円未満	20万円以上
	全体	163 100.0	58 35.6	19 11.7	21 12.9	8 4.9	23 14.1	14 8.6	10 6.1	10 6.1
就業状況	常用雇用者	11 100.0					1 9.1	3 27.3	3 27.3	4 36.4
	自営業者（雇用者なし）	4 100.0			2 50.0		1 25.0	1 25.0		
	自営業者（雇用者あり）	2 100.0								2 100.0
	会社役員など	3 100.0					2 66.7		1 33.3	
	パート・アルバイト	13 100.0			3 23.1		9 69.2		1 7.7	
	臨時・日雇い	1 100.0								1 100.0
	その他	35 100.0	3 8.6	7 20.0	10 28.6	6 17.1	2 5.7	5 14.3	1 2.9	1 2.9
	働いていない	86 100.0	54 62.8	10 11.6	5 5.8	2 2.3	7 8.1	4 4.7	3 3.5	1 1.2

出典）無年金障害者の会『第2回無年金障害者実態調査報告書』2005, p.19.

は 13 名中 12 名が 10 万円未満である。これは、賃金・労働条件の両面から、無年金障害者の就労を通した経済的自立が困難であることを示していると言える。

経済的自立

B. 所得保障の課題

　日本の所得保障の枠組をセーフティネットとして見た場合、救貧政策としての公的扶助、防貧政策としての所得保障・医療保障、生活関連施策としての労働・住宅政策などと 3 つの輪から定義される。しかし、日本のセーフティネットは機能不全を起こしている。

大友信勝「社会福祉からみるセーフティネットの課題」日本社会福祉学会『社会福祉学』51（2），2010.

　障害者の所得保障も例外ではない。ここでは、田中聡一郎、百瀬優らの研究成果を引用しながら、その実態を示す。図 7-1-1 によると、1980（昭和 55）年度の旧法に基づく拠出制障害年金の受給者と障害福祉年金受給者の生活保護との併給率は 9％を超えており、高い割合を示している。その後、1986（昭和 61）年度の障害基礎年金と生活保護の併給率はやや高い割合であるが、1990（平成 2）年代半ばまで併給率は低下している。

田中聡一郎・百瀬優「日本の生活保護・障害年金と障害者」庄司洋子・菅沼隆・河東田博・河野哲也編『自立と福祉』現代書館，2013.

生活保護

障害基礎年金

　しかし、1990 年代後半からは、障害年金と生活保護との併給率、併給者数ともに徐々に上昇し、併給率は 5％を超えている。この要因として、「障害年金が防貧機能を低下させ、障害者の生活保護への落層を防げなくなっている」ことが指摘されている。

　これは、障害者の所得保障においても、生活保護の救貧機能、社会保険の防貧機能はともに低下しており、セーフティネットは「すき間問題」を引き起こしやすい構造になっていることを示していると言える。

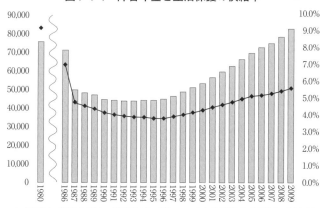

図 7-1-1　障害年金と生活保護の供給率

　　国民年金の障害年金受給かつ生活保護受給の件数　　―◆―年金/生保供給率（国民年金の障害年金）

出典）社会保険庁（厚生労働省）『事業年報』および厚生労働省「被保護者全国一斉調査」を基に作成

2. 所得保障、経済的負担軽減の制度

障害を持つこと、あるいは障害を持つ子どもを養育することで、就職困難や失業などが生じ、所得の喪失・減少が起こる場合が多い。また、障害を持つことで生じる特別な経済的負担もある。つまり、障害を持つことが、貧困などの生活困窮や生命の危機を生み出す状況にあるといえよう。そのために、社会保険や社会手当、生活保護、各種の経済的負担軽減のための制度などがある。前節が明らかにしたように、その負担は十分に解消できていないのが事実であるが、ここではそれらの制度の概要について述べる。

A. 障害基礎年金・障害厚生年金と特別障害給付金など

[1] 障害基礎年金（根拠法：国民年金法）

障害基礎年金は、国民年金から支給される年金である。ただし、初診日の年齢によって、支給要件が異なる2種類の年金に分けられる。① 20歳以上65歳未満の傷病による障害基礎年金、② 20歳前の傷病による障害基礎年金である。①は国民年金への加入を前提として、社会保険としての性格を持ち、②は国民年金加入前で、社会保険の例外として認めたことによる。しかし、障害の等級と、年金給付額などは同じである。

(1) 2種類の障害基礎年金の受給要件

① 20歳以上65歳未満の傷病による障害基礎年金

ⅰ）またはⅱ）のいずれかの保険料の納付要件を満たすこと

ⅰ）初診日のある月の前々月までの年金加入期間の3分の2以上の期間に、保険料が納付（免除・猶予を含む）されていること

ⅱ）初診日のある月の前々月までの1年間に保険料の未納がないこと

② 20歳前の傷病による障害基礎年金

保険料の納付要件はない。国民年金の加入前であるため、保険料の納付実績が問えないからである。よって、社会保険というよりも社会手当としての性格を持ち、他の社会手当と同様に、所得制限がある。

(2) 障害等級と年金額

障害基礎年金の等級は、その障害の重さに応じたもので、1級と2級があり、1級は2級よりも障害の程度が重い。2級は、老齢基礎年金の満額と同額であり、1級は2級の1.25倍となっている。また、子がいる場合に

所得保障の問題

障害者にとって、所得保障の制度的欠陥（金額水準の低さ、受給要件の厳格さ、捕捉性の低さなど）が、社会的孤立を伴うとき、ホームレス、触法障害者、女性の場合には性産業での就労などへと結びつく。また、厚生労働省では、障害者総合支援法上の障害福祉サービスなどの利用に際して、65歳未満の障害者の約9割の人々は利用者負担が無料であると言及する。だが、それは65歳未満の障害者の9割が住民税非課税世帯となる所得水準しかなく、低所得性の課題ばかりか、障害年金などの所得保障制度の欠陥をも示すのである。

障害認定日（年金）

社会保険としての性格

社会保険は、保険料の拠出を前提とするため、支給要件に納付実績を問う。よって、この要件を満たせなければ、無年金障害者を生み出す。

障害認定の地域間格差

障害基礎年金認定の不支給率が自治体間で約6倍に達するという報道がある。不支給率の高い自治体では特に多くの無年金障害者が生じるという問題もある。そのような矛盾を解消するため、精神・知的障害者の障害認定に「新ガイドライン」と「診断書記載要領」が設けられた。また、障害基礎年金の障害認定も、障害厚生年金と同様に日本年金機構で一括して行うことになった。今後、これらの功罪は検証が必要であるといわれている。

国民年金の免除・猶予制度

は、加算がある。給付額は2017(平成29)年度で以下の通りである。

> 1級：97万4125円（月額8万1177円）＋子の加算
> 2級：77万9300円（月額6万4941円）＋子の加算

［2］障害厚生年金（根拠法：厚生年金保険法）

障害厚生年金は、厚生年金から支給される年金である。

(1) 受給要件

厚生年金の加入期間中に初診日がある障害があり、あわせて障害基礎年金の支給要件を満たしていること。

(2) 障害等級と年金額

障害等級は、障害基礎年金と異なり、1級から3級まである。またさらに軽度な障害に対しても、障害手当金という一時金がある。1級は、2級（報酬比例の年金額）の1.25倍である。また、配偶者加算は、1級と2級のみに認められ、3級や障害手当金にはない。

> 1級：（報酬比例の年金額）× 1.25 ＋配偶者の加算
> 2級：（報酬比例の年金額）＋配偶者の加算
> 3級：（報酬比例の年金額）　※最低保障額あり
> 障害手当金［一時金］：（報酬比例の年金額）× 2

(3) 障害基礎年金との併給・単給関係（図7-2-1）

厚生年金加入者は、基礎年金制度として国民年金にも加入しているため、その障害の程度が障害基礎年金の1級、あるいは2級に該当する場合には、障害厚生年金は、障害基礎年金に上乗せして支給される。3級に該当する

図7-2-1　障害基礎年金と障害厚生年金の供給関係（1級，2級，3級）

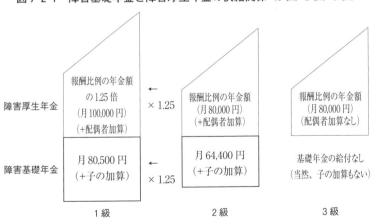

注：(1) 障害基礎年金の年金額は、2014年度の実績による．
　　(2) 障害厚生年金における報酬比例の年金額は960,000円（月額80,000円）と仮定した．
　　(3) (2)の仮定のもとでの障害手当金（一時金）は、報酬比例年金額960,000円の2年分で、1,920,000円となる．
出典）筆者作成

20歳前傷病による障害基礎年金の所得制限
たとえば、2人世帯の場合、所得額が約400万円を超えると年金額の2分の1相当額を支給停止とし、約500万円を超えると全額支給停止となる。

子の加算
1人目、2人目は、1人につき年額22万4300円（月額約1万8691円）、3人目以降、1人につき、年額7万4800円（月額約6233円）である。なお、ここでいう「子」とは、18歳の誕生日のある年度の末日を経過していない子、または20歳未満で障害等級1級もしくは2級の障害を持つ子を指す。

障害共済年金

報酬比例の年金額
厚生年金の被保険者期間の長短、期間中の賃金（標準報酬月額）などによって算出され、個人差がある。ただし、被保険者期間が、300月（25年）未満の場合は、300月とみなして計算する。

配偶者の加給年金額
65歳未満の配偶者がいる場合に支給され、その額は年額22万2400円（月額約1万8500円）である。

障害厚生年金の最低保障額
年額58万4500円（月額約4万8708円）

場合には、障害厚生年金のみが支給される。

障害厚生年金の1級、2級に配偶者加算はあるが、子の加算については、障害基礎年金で対応するため、障害厚生年金には特異な制度としては存在しない。

[3] 特別障害給付金

（根拠法：特定障害者に対する特別障害給付金の支給に関する法律）

1961（昭和36）年、国民年金法の全面施行により、国民皆年金が実現した。しかし、現実には、国民年金制度上、強制加入とはされず、任意加入とされた人々がいた。この間に、国民年金の未加入の状態で障害を持ったことで、障害基礎年金などを受給できない人々が生じた。そこで、そのような無年金障害者に、国民年金制度の発展過程において生じた特別な事情を考慮して、特別障害給付金が支給される。

(1) 支給の対象者（＝「特定障害者」）

ⅰ）1991（平成3）年3月以前に国民年金の任意加入対象であった学生

ⅱ）1986（昭和61）年3月以前に国民年金任意加入対象者であった、厚生年金等加入者などの配偶者

ⅰ）、ⅱ）のいずれかに該当し、国民年金に未加入の期間中に生じた傷病が原因で、障害基礎年金の1級、2級の状態にある者

(2) 特別障害給付金の障害等級と支給額（2017〔平成29〕年度）

障害基礎年金と同様に、1級と2級とがあり、1級は2級の1.25倍となっている。また、20歳前傷病による障害基礎年金と同様の理由と方式で、所得制限がある。

> 障害基礎年金1級に該当する者：月額5万1400円
> 障害基礎年金2級に該当する者：月額4万1120円

[4] 障害年金生活者支援給付金

（根拠法：年金生活者支援給付金の支給に関する法律）

2012（平成24）年11月に、社会保障と税の一体改革の一環として、障害基礎年金受給者（低所得などの一定要件がある）に対して、年金制度の枠外で給付金を支給する法律が成立した。2015（平成27）年10月の消費税引上げ（8％から10％へ）に併せての施行を予定していたが、増税の延期に伴い2017（平成29）年4月の施行予定となった。しかし、増税は再び延期され、2019（平成31）年10月の施行予定となっている。給付基準額（物価スライドする）は、障害基礎年金2級受給者が月額5000円、1級の者がその1.25倍である月額6250円である。

国民年金任意加入者の強制加入化
国民年金の任意加入者は、20歳以上の学生と、いわゆる専業主婦などである。強制加入となったのは、専業主婦などが1986（昭和61）年4月、学生が1991（平成3）年4月である。

特別障害給付金の所得制限
20歳前傷病による障害基礎年金と同様に、国民年金（ただし、国庫負担分）を財源として支給される。納付実績がないことから、社会手当としての性格を持ち、所得制限がある。また、その方法は、一定所得以上で、半額停止と全額停止という2段階方式をとる。

残された無年金障害者
国民年金の加入義務はあったが前述の年金加入期間「3分の2以上」の要件を満たせない者、国籍条項の撤廃（1982〔昭和57〕年1月）前に障害を持った在日外国人、任意加入せずに海外滞在中に障害を持った在外邦人がいる。また、軽度であるとされて不支給と認定された者も無年金障害者である。本章コラムも参照されたい。

B. 障害児者に関する社会手当 （根拠法：特別児童扶養手当等の支給に関する法律、略称「特別児童扶養手当法」）

障害児者に関する社会手当は、1964（昭和39）年に制定された「特別児童扶養手当法」（現行法令名）を根拠法として、20歳未満の障害児に対して給付される「特別児童扶養手当」、「障害児福祉手当」、20歳以上の障害者に対して給付される「特別障害者手当」、「経過的福祉手当」の計4種類がある。支給要件や支給額などの詳細については、**表7-2-1**を参照されたい。ただし、これから扱う障害に関するすべての社会手当で、本人、または扶養義務者等の所得による支給制限がある。

[1] 特別児童扶養手当

特別児童扶養手当は、障害基礎年金1級、あるいは2級と同程度の障害を持つ児童を養育する親、または養育者を対象として給付される。ただし、入所施設に入所している場合には支給停止となることから、在宅の障害児に限定される。また、20歳に達したときに同程度の障害がある場合には、手続きは必要だが、障害基礎年金の受給が可能である。この場合、障害基礎年金の受給要件は在宅に限らないので、在宅という要件は失われる。

[2] 障害児福祉手当と特別障害者手当

障害児福祉手当と特別障害者手当は、前者は障害児、後者は障害者を対象とする点では異なるが、ともに日常生活において常時介護を必要とする状態にあるほどの重度者である「重度障害児」と「特別障害者」を対象として、在宅という要件を満たす場合に給付される。常時介護を要する障害児者が在宅での生活を続けるのであれば、本人、家族の精神的、経済的負担を要するという前提のもと、その特別な負担の軽減を図る一助となることを目的としている。障害児福祉手当は特別児童扶養手当と、特別障害者手当は障害基礎年金と、それぞれ併給が可能である。

[3] 経過的福祉手当

経過的福祉手当は、従前の福祉手当が1986（昭和61）年3月31日に廃止されたときに20歳以上で、特別障害者手当または障害基礎年金の支給を受けることができなかった者に支給される。すなわち、障害基礎年金等の要件を従来の福祉手当制度より厳しくした結果、制度の枠外に置かれた者への救済措置として給付されている。給付額は、障害児福祉手当と同額である。

社会保険と社会手当
両者の最大の相違は、社会保険が保険料という拠出を前提とするのに対して、社会手当は拠出を前提としないことにある。よって、社会保険は、保険料の納付実績をみて、要件を満たさない場合には、給付がなされず、排除してしまう。無年金障害者がそれである。一方、社会手当は、納付実績は問わないことから条件さえ満たせば、誰もが給付の対象になる。しかし、日本の社会手当は、低水準での所得制限があるとともに、給付額が低いという問題がある。

特別児童扶養手当

障害児福祉手当
特別障害者手当

経過的福祉手当

表 7-2-1　障害児者に関する社会手当

	特別児童扶養手当	障害児福祉手当	特別障害者手当	経過的福祉手当
目的	精神又は身体に障害を有する児童について手当を支給することにより、これらの児童の福祉の増進を図る。	重度障害児に対して、その障害のため必要となる精神的、物質的な特別の負担の軽減の一助として手当を支給し、重度障害児の福祉の向上を図る。	特別障害者に対して、重度の障害のため必要となる精神的、物質的な特別の負担の軽減の一助として手当を支給し、特別障害者の福祉の向上を図る。	経過措置による福祉手当の支給を行うことで、その経済的・精神的負担の軽減の一助とする。
支給対象者	20歳未満で精神又は身体に障害（障害基礎年金の1級、2級と同程度）を有する児童を、家庭で監護、養育している父または母、あるいは養育者	精神又は身体に重度の障害を有するため、日常生活において常時の介護を必要とする状態にある20歳未満の者（＝「重度障害児」）で、在宅の者	精神又は身体に著しく重度の障害を有するため、日常生活において常時特別の介護を必要とする状態にある20歳以上の者（＝「特別障害者」）で、在宅の者	1986（昭和61）年3月31日時点（翌日、福祉手当制度を廃止）において20歳以上で、従来の福祉手当の受給者であった者のうち、特別障害者手当の支給要件に該当せず、かつ障害基礎年金も支給されない者
支給金額	1級　5万1450円 2級　3万4270円	1万4580円	2万6810円	1万4580円
備考	※所得制限がある。 ※入所施設利用の場合は不支給となることから、実質的には在宅を要件とする。	※所得制限がある。 ※特別児童扶養手当との併給ができる。	※所得制限がある。 ※障害基礎年金との併給ができる。	※所得制限がある。 ※当然ながら、特別障害者手当や障害基礎年金と併給されることはない。

注）支給金額は、2017（平成29）年4月実績である。
出典）厚生労働省ウェブサイトから作成

C. 労働者災害補償保険制度による障害（補償）給付と傷病（補償）年金（根拠法：労働者災害補償保険法）

労働者が職務を行ううえで職業病に罹患する、過労が原因で精神疾患になる、あるいは通勤中の事故で傷病を負うなどの場合がある。労働者にはいかなる責任もないことを前提に、事業主が保険料の全額を拠出して、業務上、あるいは通勤上の労働災害に備える制度として、労働者災害補償保険制度がある。そこから、医療保障や所得保障、介護保障などを目的に、さまざまな保険給付がなされる。

ここでは、所得保障を目的として、労災による傷病は治癒したが、障害が残った場合に支給される障害（補償）給付と、療養開始後1年6か月を経てもなお治癒しない場合に支給される傷病（補償）年金を扱う。

[1] 障害（補償）給付

労災による傷病が治癒した後、障害が残ったときに支給される保険給付である。障害等級は、1級から14級まである。1級から7級までの相対的

（補償）の意味
障害（補償）年金を例にすると、労働災害の原因が業務災害による場合には、障害補償年金と呼ばれ、「補償」が付与される。一方、通勤災害による場合には、障害年金と呼ばれ、「補償」が付かない。

労働者災害補償保険における「治癒」
治癒とは、完全に健康時まで回復することだけではなく、一般的な医療行為を行っても、症状の回復・改善が期待できない状態も含む。よって、症状が固定した状態を指す。

に重い障害に対しては、年金として支給し、8級から14級までの障害に対しては、一時金として1回のみ支給する。

> ①障害（補償）年金：障害等級1級から7級までの障害
> ②障害（補償）一時金：障害等級8級から14級までの障害
> どちらも、給付基礎日額（＝被災する直近3か月の1日当たりの平均賃金額〔賞与等は除く〕）を基礎として、右の日数分を支給する。

ただし、この他に、以下のような支給も併給される場合がある。

- 「障害特別支給金」：一時金として支給され、各級ごとに異なる。たとえば、1級：342万円、5級：225万円、10級：39万円、14級：8万円など
- 「障害特別年金」（1級から7級）・「障害特別一時金」（8級から14級）：賞与が支給されていた場合に給付され、その給付額は、算定基礎日額（＝被災前1年間の賞与額を365で除した、1日当たりの平均賞与額）をもとに計算した日数分（障害〔補償〕給付と同じ日数）である。

[2] 傷病（補償）年金

労働者が労災による傷病により療養したが、療養開始後1年6か月経過した日または同日後になっても治癒せず、その症状が傷病等級1級から3級に該当する場合に、療養開始日1年6か月経過後から支給される保険給付である。給付額は、右の通りであるが、障害（補償）年金の1級から3級と同額となっている。

D. 生活保護（根拠法：生活保護法）

生活保護は、憲法25条の理念に基づき、国が生活困窮に陥ったすべて

図7-2-2　障害者などに固有の制度（2017〔平成29〕年度基準額）

> ①障害者加算
>   ⅰ）重度者（たとえば、障害基礎年金1級）の場合、在宅（1級地：2万6310円〜3級地：2万2630円）、入所・入院（2万1890円）
>   ⅱ）中度者（たとえば、障害基礎年金2級）の場合、在宅（1級地：1万7530円〜3級地：1万5090円）、入所・入院（1万4590円）
> ②重度障害者加算：特別障害手当対象者に加算（1万4580円）
> ③他人介護料：一般基準（6万9960円）と特別基準があり、特別基準にはさらに福祉事務所長承認（10万4950円）と大臣承認（級地とは別基準で、13万9500円〜18万5000円）とがある。
> ④住宅扶助特別基準1.3倍額の適用（住宅扶助基準額が約1.3倍になる）
> ⑤住宅改造：生活福祉資金との併用で、全国一律250万円
> ⑥高額福祉機器：生活福祉資金との併用で、全国一律170万円

障害（補償）年金
給付基礎日額の以下の日数分を年金として支給する。1級：313日分、2級：277日分、3級：245日分、4級：213日分、5級：184日分、6級：156日分、7級：131日分

障害（補償）一時金
給付基礎日額の以下の日数分を一時金として支給する。8級：503日分、9級：391日分、10級：302日分、11級：223日分、12級：156日分、13級：101日分、14級：56日分

傷病（補償）年金
給付基礎日額の以下の日数分を年金として支給する。1級：313日分、2級：277日分、3級：245日分。

生活保護とその課題
生活保護の受給世帯のうち、障害者・傷病者世帯は約3分の1を占める。また、障害者のうち約1割の者が、生活保護を受給している。障害者の経済的生活にとっての生活保護の重要性を示すものである。だが、同時に、障害者世帯の低所得性、生活困窮をも示す。また、障害者にとっては、扶養義務の存在が、生活保護受給の足かせとなり、経済的自立を阻害し、家族依存を継続させる。障害者や障害者団体が、扶養義務の強化に反対するのはそのためである。

の国民に、健康で文化的な最低限度の生活を保障するとともに、その自立を助長することを目的とする。よって、障害者にとっての生活保護は、障害者加算などの障害者に固有の制度を持ち、地域における自立生活を保障するうえで、重要な役割を果たしている。また、現時点で地域生活が困難と判断された人々、授産が必要とされた人々などに対しては、保護施設がある。しかし、障害者にとっては「扶養義務」などの課題も指摘できる。

保護施設
➡ p.270
国家試験対策用語集参照。

E. 税制による負担軽減措置

障害者の経済的生活への配慮として、税の軽減措置がある。

(1) 所得税や住民税の措置（根拠法：所得税法、地方税法）

①障害者控除（所得税27万円、住民税26万円）

②特別障害者の場合の障害者控除（所得税40万円、住民税30万円）

③配偶者・被扶養親族が特別障害者で同居を常況とする場合の障害者控除（所得税75万円、住民税53万円）

(2) 相続税の措置（根拠法：相続税法）

相続人が85歳未満で障害者のときは、相続税の額から一定額を差し引く障害者控除と特別障害者控除とがあり、控除額が異なる。他に、特別障害者扶養信託契約に係る贈与税の非課税措置があり、対象者は中軽度者まで拡充した。

(3) 事業税の措置（根拠法：地方税法）

重度の視覚障害者があん摩、はり、きゅう、柔道整復その他の医業に類する事業を行う場合、事業税は非課税とする。

(4) その他の軽減措置

地方税法には、障害者などで所得金額が125万円以下の者の住民税を非課税とする措置、自動車税・自動車取得税の減免措置がある。消費税法でも、義肢、盲人安全つえ、特殊寝台などの譲渡などの非課税措置、社会福祉事業等として行われる資産の譲渡等の非課税措置などがある。

税制上の障害者と特別障害者
身体障害者では、手帳所持者が障害者、うち1級、2級の手帳所持者が特別障害者となる。知的障害者では、児童相談所や知的障害者更生相談所などから知的障害者と判定された者が障害者、そのうち「重度」と判定された者が特別障害者となる。精神障害者では、手帳所持者は障害者、うち1級の手帳所持者が特別障害者となる。また、「常に精神上の障害により事理を弁識する能力を欠く状態にある人」は特別障害者となる。他にも該当者がいる。

相続税の障害者控除額
障害者控除の額は、その障害者が満85歳になるまでの年数1年につき10万円で計算した額である。特別障害者控除の額は1年につき20万円で計算した額となる。

F. 各種の負担軽減措置

障害者の文化的な地域生活を保障するため、負担軽減施策がある。

①交通権、交通アクセシビリティの保障という観点から、JRや航空機、その他の公共交通機関の旅客運賃割引、有料道路の通行料金の割引、駐車禁止規制の適用除外

②情報アクセシビリティ、知る権利の保障の観点から、NHK放送受信料

の免除、郵便料金の減免、NTT 無料番号案内、加入電話設置のための負担金の分割払制度（無利子）、福祉用電話機器の工事費や利用料金の割引

③住宅保障の観点から、公営住宅の優先入居、都市機構賃貸住宅（通称UR）の優遇制度

④教育権、生活権の文化的側面の保障の観点から、国立の博物館、美術館、劇場の入場料の減免

他に、経済的自立や地域生活を目指して、市町村社会福祉協議会が貸付を行う生活福祉資金貸付制度がある。主要な負担軽減措置の詳細については、表7-2-2 を参照されたい。

表7-2-2　障害者に関する各種の負担軽減施策

		内　容	
JRの旅客運賃割引	第1種身体・知的障害者に介護者が同行する場合（区間制限なし）	本人と介護者1人 50％割引（乗車券、定期乗車券・回数乗車券・普通急行券など）	
	12歳未満の第2種身体・知的障害者に介護者が同行する場合（区間制限なし）	介護者のみ 50％割引（定期乗車券のみ）※本人の小児定期券に割引なし	
	第1種身体・知的障害者、第2種身体・知的障害者が単独で片道101km 以上（他社線との連絡含む）乗車する場合	本人 50％割引（普通乗車券のみ）	
航空旅客運賃割引	第1種身体障害者（満12歳以上）、第1種知的障害者が介護者と共に利用する場合	本人と介護者1人 割引運賃額は、事業者又は路線によって異なる	
	第1種・第2種の身体障害者（満12歳以上）、第1種・第2種の知的障害者が単独で利用する場合	本人 割引運賃額は、事業者又は路線によって異なる	
その他の公共交通機関の旅客運賃割引	各公共交通機関で、割引を実施。また、自治体運営のバス等では独自に割引等を行っている場合もある。	各交通機関によって、割引率を設定	
有料道路の通行料金の割引	身体障害者が自ら自動車を運転する場合、または重度の身体・知的障害者が乗車し、その移動のために介護者が自動車を運転する場合	50％割引	
NHK放送受信料の免除	身体障害者、知的障害者又は精神障害者を構成員に有し、かつ、構成員すべてが市町村民税非課税の世帯	全額免除	
	視覚障害者又は聴覚障害者が世帯主、重度の身体障害者、重度の知的障害者又は重度の精神障害者が世帯主	半額免除	
生活福祉資金の貸付け（経済的自立と生活意欲の助長促進を図る）	＜1＞生業を営むために必要な経費 ＜2＞技能習得に必要な経費及びその期間中に生計を維持するために必要な経費 ＜3＞住宅の増改築、補修等に必要な経費 ＜4＞福祉用具等の購入に必要な経費 ＜5＞障害者用自動車の購入に必要な経費	＜1＞460万円以内 ＜2＞580万円以内 ＜3＞250万円以内 ＜4＞170万円以内 ＜5＞250万円以内	

出典）内閣府ウェブサイト（図表77 障害者に関する割引・減免制度及び福祉措置一覧）より一部抜粋・作成

コラム　無年金障害者問題とは

坂口力
1934〜

　日本の社会保障の基軸である国民皆年金体制のもと、現に日常生活に支障のある障害者、とりわけ稼働能力の減退・喪失のある障害者は障害年金が受給できていると思われている。しかし、実際には、加入要件、障害状態要件、保険料納付要件という公的年金の受給要件があまりにも厳格であるため、無年金障害者が多く存在している。厚生労働大臣の私的な提案として2002（平成14）年に示された坂口試案では、無年金障害者の総数は約12万人と推計されている。

　たとえば、加入要件では初診日の証明が重要であるが、カルテが保存されていない場合や災害などによってカルテが紛失された場合には、無年金障害者になる可能性が高い。また、障害状態要件では、国が定めた画一的な障害認定基準が評価基準になるが、これは平均的な生活環境における一般的な日常生活能力を考慮した想像上のものである。

　そのため、症状が流動的・非定型的である難病などの場合には無年金障害者になる可能性が高い。特に保険料納付要件は厳格であり、保険料の納付期間と免除期間の合計が加入期間の3分の2以上であるか、初診日以前の1年間に保険料の滞納がないという要件を1か月間でも満たさなかった場合には無年金障害者になる。

　このような国民皆年金体制の「すき間問題」への対応は、行政訴訟へと結実していった。それが在日韓国・朝鮮人無年金障害者訴訟と学生無年金障害者訴訟である。在日韓国・朝鮮人無年金障害者とは、1982（昭和57）年に国民年金法から国籍要件が撤廃される前に障害が発生した在日外国人のことである。学生無年金障害者とは、1991（平成3）年に学生が国民年金に強制加入になる前に、任意加入せずにその期間中に障害の発生した20歳以上の学生のことである。

　そして、学生無年金障害者訴訟（身体）、東京地裁判決における違憲判決を受け、無年金障害者に対する救済策の立法化が模索された。いわゆる「特別障害給付金法」が議員立法によって制定され、その結果国民年金への加入が任意であった時期に初診がある学生と専業主婦の無年金障害者に対する救済が行われた。同法の附則には、在日外国人と在外邦人の無年金障害者を適用対象にすることが明記されている。

　しかし、昨今の雇用の流動化・非正規化は、若年層を中心にした無年金障害者を増大させ、問題を一層多様化・複雑化させている。

（無年金障害者の会　幹事　磯野博）

第8章 障害者の社会生活参加

　一般の大人がそうであるように障害者においても、日中の活動の場、家庭生活を営む居住の場だけではなく、3つ目の文化・スポーツ、趣味などの余暇を過ごす社会生活への参加保障が課題となってきている。

　余暇は「余っている暇」とされて、その保障は後回しにされてきたが、人間の基本的な生活が日中活動・暮らし・社会生活という、この3つの世界で成り立つと明らかにされてきている。特にこの3つ目の世界の障害者への保障は、障害者を包み込むインクルーシブな社会の成熟度が試される。本章では、障害者の社会生活参加の意義を確認しつつ、その実態と課題について学習する。

1

　第1節では、障害者権利条約に照らして障害者の社会生活参加の意義を明らかにし、その実態と基本的な課題を学習する。残念ながらその実態は、基本的人権にかかわる制度上の参加制限に主たる特徴がある。

2

　第2節では、障害者を包み込む社会、特に市民の理解や意識についての到達点を学習する。ここにおいても差別や偏見、さらに理解不足としての実態を述べざるを得ない。

3

　第3節では、障害者を包み込む社会、特に建築などの物的環境について到達点を学習する。バリアフリーが法制定などによって面的広がりを作り出してきているが、さらにユニバーサルなものにしていく課題が提起されている。

1. 障害者の社会参加実態とニーズ

A. 国連・障害者権利条約における社会参加の理念

日本においては、2014（平成26）年2月から国連・障害者権利条約が批准発効した。障害者の社会参加についても、改めて権利条約の内容から実態等を見ていく必要がある。

権利条約19条「自立した生活及び地域社会への包容」は、「締約国は、全ての障害者が他の者と平等の選択の機会をもって地域社会で生活する平等の権利を有することを認めるものとし、障害者が、この権利を完全に享受し、並びに地域社会に完全に包容され、及び参加することを容易にするための効果的かつ適当な措置をとる。」と基本的な理念を提起している。すなわち社会参加の理念は、たとえば余暇も余った時間があればではなく、当然の権利として保障されるべきであり、そのために、①参加の入り口を障害を理由に閉ざさないこと、②平等に参加するための積極的な措置が取られていること、③個々別々の合理的な配慮がされていること、となる。

> **国連・障害者権利条約の批准発効**
> 国連・障害者権利条約は、批准すると憲法に次ぐ位置、すなわち憲法以外の法制度の上位に位置づいて発効する。
>
> **権利条約19条**
> 政府公定訳による。

B. 障害者の社会参加実態

大阪の障害者団体が、2013（平成25）年に発表した「障害児者・家族のくらしと健康の調査」（主として知的障害者・家族の実態）によれば、以下のような暮らしの実態が浮かび上がる。

主たる介護者の96.3％が障害児者の母親であり、高齢化した親が高齢化した障害者を介護している様子がうかがえることからも、介護問題がきわめて深刻になっている。そのうえに、家計の貧困問題も深刻になっている。世帯所得も低所得が多数を占め、仕事を持っていない無業者層が多数を占めている。18歳を越えて高等部を卒業し作業所に通って働くが、最低賃金法は適用されず、年間所得で1万円未満の人が24.6％もいる。また、近所づきあいについても、介護者自身が、つきあいの最低範囲までは参加しているが、それ以外は参加できておらず、孤立化していると言える。さらに相談相手も幅が狭く、二重三重に孤立化している。

余暇どころではない、という暮らしの実態であるが、権利条約は、この人たちにも、この人たちこそ、余暇を権利として保障すべきと提起してい

> **障害児者・家族のくらしと健康の調査**
> 2013（平成25）年12月発行：障害者家族の暮らし健康実態調査実行委員会（NPO法人大阪障害者センター気付）

図 8-1-1　3か月以内の趣味の活動、スポーツへの参加状況

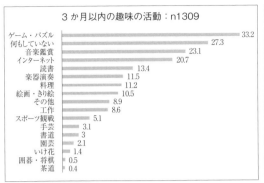
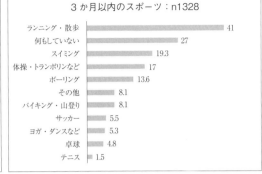

る。しかし、前記調査の「3か月以内の趣味の活動、スポーツへの参加状況」（図 8-1-1）によれば、親・当事者の買物や、余暇・スポーツ等の活動参加は、3割弱が「何もしていない」と答えるなど、きわめて制約的である。まだまだ、一般国民の暮らしとは大きくかけ離れていると言える。

なお東日本大震災でも、大規模災害時の障害者の実態は、緊急避難の支援のみならず避難所生活等も含め、きわめて困難な状況であった。障害者の暮らしを安全・安心できるものにしていくうえでは深刻な課題も残る。

C. 障害者の社会参加における制度上の課題

[1] 各種資格における参加制限

各種資格や免許の法制度には、その取得の参加者を制限する「欠格条項」があり、この「欠格条項」で病気や障害を理由に資格、免許を与えない、と制限されている。この「欠格条項」を撤廃しようと、聴覚障害がある人の薬剤師資格取得が拒否された問題を契機として、障害者団体等の欠格条項撤廃運動が広がり、2001（平成13）年6月になってやっと「障害者等に係る欠格事由の適正化等を図るための医師法等の一部を改正する法律」が成立する。聴覚障害者の薬剤師参加がこれによって認められたのである。

この経過で政府も、1999（平成11）年、63の資格免許制度を見直し、障害名、病名を挙げて「免許を与えない」とする条文の削除を行った。しかし、欠格条項が全廃されたのは、栄養士、調理師等の6つだけであった。他の資格や免許のほとんどは、絶対的欠格条項が相対的欠格条項（与えないこともある、取り消すことがある）の表現に変わっただけであった。その後も改善はされてきているが、まだ課題は残されている。

欠格条項
公的な資格・免許・許認可を受けるにあたって、事前に排除されるべき条件を規定するもの。なお公営住宅法施行令の入所条件では重度の障害者が1人で入所申込みできない、など施行令や条例などで公的資源への参加・利用を制限するものもある。

欠格条項撤廃運動
国内の法令・諸制度における障害者欠格条項をなくすことを最終的な目的とした「障害者欠格条項をなくす会」がある。

障害者等に係る欠格事由の適正化等を図るための医師法等の一部を改正する法律
医師法等の欠格事由等に従来存在した障害者等に対する差別を解消することを目的とする法律である。2001（平成13）年6月29日公布、2001（平成13）年7月16日施行。

[2] 政治への参加制限

　参政権は、憲法によって保障された基本的な権利である。しかし障害者の場合、①情報が得られない、②投票場に行けない・入れない、③投票できない、④プライバシーが守れないなど、参政権が十分保障されているとは言えない状況がある。投票所のバリアフリー化や投票サポート体制である点字投票、郵便投票等の環境整備とともに、選挙放送や公報等の手話・字幕スーパー・点字化など十分な情報提供とともに、選挙活動等についても配慮ある対応が行われる必要がある。

　なお従来から問題が指摘されてきた被後見人の選挙権剥奪については、被成年後見人となった障害者が国を被告に起こした選挙権回復訴訟で、2013（平成25）年3月に東京地裁が違憲判決を下す。そして成年後見人が付くと選挙権を自動的に失うとした公職選挙法が改正された（2013年5月）。

[3] 司法への参加制限

　障害者が犯罪等に巻き込まれることも近年後を絶たない。知的障害者の冤罪事件として有名な宇都宮事件（2004〔平成16〕年）では、知的障害者の意思表示上の困難性として、迎合的になりやすい、誘導にのりやすい、NOと言い通せない、理由の説明や時間場所の特定が困難である等、その障害の特性が十分配慮された取り調べや判決が行われているのかと、多くの問題点が指摘されている。同じく堺事件（2009〔平成21〕年）でも同様の問題が指摘されている。冤罪は、それ自体看過できないことであるが、とりわけ知的障害や精神障害、発達障害の人たちの事件関与がある場合の捜査・取調べ・公判等の司法手続きにおける彼らへの配慮は皆無に等しい。2012（平成24）年の障害者基本法改訂で、配慮を求める条項が盛り込まれたが、同法の具体化への今後の期待は大きい。

　なお2012年7月に大阪市で起きた42歳の発達障害の男性が自分の世話をしてきた46歳の姉を殺害した事件の1審裁判では、求刑16年を上回る懲役20年が言い渡された。2審では、「1審は障害の影響を正当に評価しておらず、不当に重い」と指摘して、1審判決を破棄し懲役14年とした。この2審裁判では、1審が加刑の理由に「社会に返しても対応できる場がない」ことを揚げていたことを批判している。しかし全く異常な判断があったことは見逃せない。

[4] 情報アクセシビリティ

　情報アクセスの課題は、視覚・聴覚障害者をはじめとして、肢体障害者

東京地裁違憲判決
東京地裁判決では「我が国の国民には、様々なハンディキャップを負う者が多数存在するが、そのような国民も本来、我が国の主権者として自己統治を行う主体であることはいうまでもないことであって、そのような国民から選挙権を奪うのは、まさに自己統治を行うべき民主主義国家におけるプレイヤーとして不適格であるとして主権者たる地位を事実上剥奪することにほかならない。」とした。

冤罪（えんざい）
無実であるのに犯罪者として扱われてしまうことを言う。

宇都宮事件
重度知的障害の男性をめぐる強盗事件として起訴された宇都宮誤認逮捕・起訴訴訟は2008（平成20）年2月28日、宇都宮地裁が県警、宇都宮地検の違法性を認定した。

堺事件
2009（平成21）年12月に大阪府貝塚市の住宅に侵入しライターですだれに火を付けたとして逮捕、大阪地検堺支部は現住建造物等放火罪などで起訴。しかし犯人の男性には知的障害があり、事件の状況を詳しく理解できていないのに、取り調べを担当した当時の地検堺支部の検事が回答を誘導して自白調書を確認する様子がDVDに記録されていたことがわかり、自白の信用性を立証できないとして起訴を取り消し、男性は釈放された。

や知的障害者にとっても切実である。

　現在、「情報通信アクセス協議会」等が設置され、「高齢者・障害者に配慮した電気通信アクセシビリティガイドライン」のもとに、各種情報機器等の機能、条件、仕様などで、ユニバーサルデザインの普及が進み始めている。しかし障害の特性に合わせた機器開発は特殊なものという位置づけになっているなど、その拡充が求められる。

　聴覚障害者の団体等では、すべての聴覚障害者に情報アクセス・コミュニケーションの権利を保障するために「情報・コミュニケーション法」の制定を求めている。権利条約が「手話は言語」と位置づけたことからすれば、十分な手話の共有化が進んでいるとは言えない実態がある。

　なお2012（平成24）年障害者基本法改訂などで新たに提起された意思疎通支援は、聴覚・視覚障害者にとどまらず、言語障害がある身体障害者や知的障害者等にとっても自己決定を行っていくうえでは大切な支援となる。特に、成年後見の立場やサービス利用計画等の作成にあたって、必要性が指摘され、発達障害連盟等そのあり方についての調査報告をした提案などを契機に、2017（平成29）年4月から厚労省は、各障害サービス事業所に対し「意思決定支援ガイドライン」を提示し対応を求めているが、引き続き支援内容の検討も課題といえる。

　その他に、精神障害者の「社会的入院」がある。

2. 市民の障害理解と差別・偏見の実態とニーズ

A. 差別禁止と偏見

　「障害者差別解消法」が成立し、2016（平成28）年4月から施行された。この法律では、「差別的取り扱いの禁止」「合理的配慮不提供の禁止」が規定され、政府は、差別解消に関する施策の基本的な方向、行政機関等および事業者が講ずべき措置に関する基本的な事項等が定められた。

　同法施行後、NHKが全国の自治体に調査した結果（2017〔平成29〕年4月）、「障害者などから寄せられた相談は1年間で、およそ2800件に上り、自治体が事業者などに指導や助言をしたケースが78件ある」とされており、今後の対応が急がれ、自治体で進められている「障害者差別禁止条例」等との関係も検討の課題であろう。

情報通信アクセス協議会
電気通信設備を、障害者・高齢者を含むすべての人々が円滑に利用可能なものとする（アクセシビリティを確保する）ことを通じて、わが国の電気通信の均衡ある発展のために活動する組織である。

電気通信設備・サービスのアクセシビリティ確保・向上のためのガイドライン
情報通信アクセス協議会：2004（平成16）年5月26日

ユニバーサルデザイン
➡ p.184
本章3節B.参照。

発達障害連盟等そのあり方についての調査報告
平成27年度障害者総合福祉推進事業「意思決定支援のガイドライン作成に関する研究報告書」（2016〔平成28〕年3月、公益社団法人日本発達障害連盟）。この報告書で一定の意思決定支援のガイドラインが提案された。
➡ p.20
第1章2節B.[5]欄外キーワード「意思決定支援」参照。

精神障害者の社会的入院
➡ p.43
第2章2節C.参照。

障害者差別解消法
正式名称は「障害を理由とする差別の解消の推進に関する法律」。
➡ p.118
第4章3節B.参照。

障害者差別禁止条例
千葉県・北海道等、地方自治体で条例作りが進められている。公益財団法人　日本障害者リハビリテーション協会　情報センターのウェブサイトに紹介がある。

これらの対応にあたっては、基本的な権利侵害としての「差別」の禁止と、「偏見」（個別の見方や不理解から来る固執的考え方）の解消とは分けて考えるべきである。インクルーシブ社会の実現に向かって広範な取り組みを意識的に広げていくことが大切である。

B. 世論の障害理解の実態

市民や企業などでも、障害の理解が不十分で、差別や偏見が生じている実態もある。ある散髪チェーン店では「車いすの入場を拒否する」という店があったり、ある私鉄では、一定の駅舎バリアフリーが実現した反面で、無人駅が増加し、障害者の乗下車の際、他駅から駅員を送るためかなりの待ち時間が必要とされる、等々である。設備の整備も必要だが、人権感覚を定着させ、社会そのものが「インクルーシブ社会」足りうるかが問われている。

「障害者に関する世論調査」によれば、「共生社会」の周知度（「知っている」と答えた人の割合が40.9％、「言葉だけは聞いたことがある」と答えた人の割合が24.2％、「知らない」と答えた人の割合が35.0％）、「障害者週間」の周知度（「知っている」とする人の割合が28.6％、うち「月日も含めて知っている」3.1％、「月日までは知らないが、『障害者週間』があることは知っている」25.5％、「知らない」と答えた人の割合が71.4％）は低い。障害者理解の浸透はまだ遅れている。だからこそ、障害者の母親からも「暮らしの場には何が必要か」との問いに関して、「地域に理解してもらい、受け入れてもらうこと」という声（個々の暮らしを支えていくことの困難さの中に「地域の理解力」を求めている）が多く寄せられている（調査結果のうち53％）。

なお差別や偏見を助長するものとして、障害者と犯罪の関連性を訝る声もある。いわゆる累犯障害者や触法精神障害者について、知的障害者が犯罪を繰り返しやすい、精神障害者等が触法を犯しやすい、などが報道で安易に流布される傾向がある。その背景等を慎重に精査し、その誤解を解くための情報提供が必要であり、また、地域における社会的支援の不足がこうした偏見を助長する温床となっている面も見逃せない。

以下、特に深刻な事例を紹介し、今後の課題を提起する。

障害者に関する世論調査（平成24年7月調査）内閣府大臣官房政府広報室

共生社会
これまで必ずしも十分に社会参加できるような環境になかった障害者等が、積極的に参加・貢献していくことができる社会である。それは、誰もが相互に人格と個性を尊重し支え合い、人々の多様な在り方を相互に認め合える全員参加型の社会である。このような社会を目指すことは、我が国において最も積極的に取り組むべき重要な課題である。（文科省）

障害者週間
日本国民の間に広く障害者の福祉についての関心と理解を深めるとともに、障害者が社会、経済、文化その他あらゆる分野の活動に積極的に参加する意欲を高めることを目的とした週間。

「知的障害者の地域生活にとって暮らしの場に何が必要か―選択できるくらしの場を！―」2008（平成20）年11月（この子を主人公に！ 実行委員会）より。

累犯障害者
『累犯障害者』は、山本譲司氏によるノンフィクション作品。2006（平成18）年に新潮社より発行。また、「厚生労働科学研究 研究費補助金 障害保健福祉総合研究事業―累犯・触法等の障害者の地域生活支援に関する研究」（田島良昭等）を参照。

C. 典型的な偏見事例と課題

[1] 施設コンフリクト問題

「地価が下がる」「子どもが襲われる」等の理由でグループホームや施設の設置に反対する「施設コンフリクト」は、残念ながらまだ数多く存在する。施設の設置が暗礁に乗り上げたり、通所路と別のコースで登所することを地域から強要されたりすることもある。しかし、行政が間に入り、丁寧に福祉サービスの意義や実績を説明する、開所後の地域交流で偏見を取り除いていくなどで解決していくケースも多く生まれている。

さまざまな偏見への対処、その解消も、共生社会実現への避けて通れない大きなプロセスとも言える。

[2] 障害者の住居賃貸上の諸問題

居住・移転の自由は憲法で保障された権利である。確かに公営住宅の優先入居制度はあるが、しかし、「精神障害があるだけで契約を拒否された、後でわかって退去を告げられた」「身体障害の方に火事を出されると困る、火事の際逃げ遅れると困る等の理由から契約を拒否された」「近隣の住民から騒音の苦情が寄せられている」等々の現実がある。

千葉県では、「障害のある人の不動産取引に係る検討会」を設置し、「障害のある人への不動産賃貸に係る問題の解決に向けて」(2011〔平成23〕年3月)を発行している。情報提供やトラブル対策等の入居支援ネットワーク構築支援を積極的に行う自治体も出てきている。私人間のトラブルであっても、積極的に問題を解決していくために公が果たすべき役割は大きい。

[3] 今後への提言

これらの事例にみられるように、早くから問題が指摘されながら、未だ多くの課題が残されたままとなっている。

障害者差別解消法が制定され、いよいよ公的機関を中心に差別解消への方策が推進される。自治体では「障害者差別禁止条例」等の制定も進んできている。福祉・医療・教育・就労・交通・商業取引・情報の提供など幅広い分野から現状を再把握し、解決に向けた取り組みが要請されている。

市民の障害理解もまだまだ不十分である。個別・個人の問題とすることなく、差別や偏見の事実を十分把握し、その解消に向けた啓発活動の強化や解消調整の仕組み作りを進めていくことも要請されている。

このように、権利条約の趣旨、条文内容に照らして制度や社会的支援の仕組みを見直していくことが大切である。

施設コンフリクト
数年前から使われるようになった言葉。一般的な概念定義では、社会福祉施設を新しく建てようとするときに、住民や地域社会が強い反対運動を起こし、そのため建設計画が頓挫してしまったり、施設を建てる代わりに大きな譲歩を余儀なくされたりするという、施設と地域間での紛争を指す。

公営住宅の優先入居制度
公営住宅の入居の抽選等において、障害児者がいる世帯について優先させる制度。ただし単身による障害者の入居は優先されない。

3. バリアフリー環境の整備

A. バリアフリー

バリアフリー

障壁

　バリアフリー（Barrier Free）とは、障害者が社会生活をしていくうえで障壁（バリア）[1]となるものを除去するという意味で、もともとは建築用語として建築内の段差解消等物理的障壁の除去という意味で使用されていたが、社会の変化に伴って発展を遂げてきた。現在では、障害者を含め、すべての人の社会参加を困難にしている物理的、社会的、制度的、心理的なすべての障壁の除去という意味で用いられている。

B. ユニバーサルデザイン

ユニバーサルデザイン

メイス
Mace, Ronald
1941～1998

　ユニバーサルデザイン（Universal Design）の概念を、世界で最初に提唱したのはロナルド・メイスである。メイスは建築家であり、工業デザイナーだった。ノースカロライナ州で設計事務所を営むかたわら、ノースカロライナ州立大学のユニバーサルデザインセンターを拠点としてユニバーサルデザイン推進の中心的役割を担った最も先駆的な実践者だと言われている。メイスはユニバーサルデザインを「能力あるいは障害のレベルにかかわらず、ほとんどの人びとが利用できるような環境の要素に関連しており、これはすべての要素と空間が、すべての人びとにとってアクセシブルで利用可能であるべきことを意味する」と定義し、ユニバーサルデザイン7原則を編集した（**表8-3-1**）。

ユニバーサルデザイン7原則

　原則は、既存のデザインの評価や、デザインプロセスの方向づけに使え

表8-3-1　ユニバーサルデザインの7原則

原則1．誰にでも使用でき、入手できること
原則2．柔軟に使えること
原則3．使い方が容易にわかること
原則4．使い手に必要な情報が容易にわかること
原則5．間違えても重大な結果にならないこと
原則6．少ない労力で効率的に、楽に使えること
原則7．アプローチし、使用するのに適切な広さがあること

るだけでなく、使いやすい製品や環境とはどうあるべきかを、生産者のみならず消費者に理解させるためにも活用できるものである。7原則は誰でも利用可能なデザインという視点を中心にしているが、実際のデザインでは、使いやすさ以上のことにも配慮が必要であり、デザイナーが設計するプロセスにおいて、経済性や、技術的条件、文化的要件、男女差や環境への影響など、関連する諸要件を考慮に入れなければならないことは言うまでもない。

C. バリアフリー新法の成立のプロセス

1994（平成6）年に、「ハートビル法」が制定された。この法律の目的は、本格的な高齢社会の到来を迎えて、高齢者や身体障害者等の自立と積極的な社会参加を促すため、不特定かつ多数が利用する建築物において、高齢者や身体障害者等が円滑に利用できるような整備を促進し、良質な建築物のストックの形成を図ることであった。

ハートビル法（高齢者、身体障害者等が円滑に利用できる特定建築物の建築の促進に関する法律）

2000（平成12）年には、「交通バリアフリー法」が制定された。この法律では、公共交通事業者や地方自治体を対象にバリアフリーの基準を定め、車内、各種乗降施設、駅前広場、道路などのバリアフリー化について、定められている。

交通バリアフリー法（高齢者、身体障害者等の公共交通機関を利用した移動の円滑化の促進に関する法律）

2006（平成18）年には、高齢者や障害者などの自立した日常生活や社会生活を確保するために、ハートビル法と交通バリアフリー法が統廃合され、バリアフリー新法が制定された。バリアフリー新法が制定されることにより、従来、ハートビル法や交通バリアフリー法において、法の対象となっていた建築物、公共交通機関、道路に加え、路外駐車場、都市公園にもバリアフリー化が促進された。また、バリアフリー新法では、高齢者や身体障害者だけでなく、知的障害者や精神障害者、発達障害者を対象に含んでいるのが特徴である。

バリアフリー新法（高齢者、障害者等の移動等の円滑化の促進に関する法律）

D. 日本の行政の情報バリアフリー整備の取り組み―字幕を中心に

視覚障害者や聴覚障害者が放送を通じて情報を得、社会参加をしていくうえで、視聴覚障害者向け放送の普及を進めていくことは重要な課題となっている。ここでは情報バリアフリー整備の取り組みについて、字幕放送を中心に取り上げる。

1997（平成9）年、放送法の改正の際に、4条に、テレビ放送事業者は、字幕番組・解説番組をできる限り多く設けるようにしなければならないこ

放送法
放送を公共の福祉に適合するように規律し、その健全な発達を図るための法律。1950（昭和25）年に制定。

ととする放送努力義務が規定された。放送法改正を受けて、1997（平成9）年には、2007（平成19）年までの10年間に、新たに放送する字幕付与可能な放送番組のすべてに字幕を付与することを目標とする「字幕放送普及行政の指針」を策定し、進捗状況が公表されるようになった。次いで、2007年から2017年度まで「視聴覚障害者向け放送普及行政の指針」を策定し、字幕付与可能な放送番組の定義を拡大し、新たに解説放送の普及目標を加えた。

視聴覚障害者向け放送普及行政の指針

字幕番組等の制作にはコストを要することから、「字幕・解説番組等制作費の一部助成」制度が、1993（平成5）年に創設された。本助成制度は、「身体障害者の利便の増進に資する通信・放送身体障害者利用円滑化事業の推進に関する法律」に基づき、視聴覚障害者がテレビ放送から情報を得るために不可欠な字幕番組、解説番組、手話番組等を制作する者に対し、独立行政法人情報通信研究機構が制作費の2分の1を上限として助成金を提供するものである。

字幕・解説番組等制作費の一部助成

次に、「障害者基本計画」の策定について触れる。同基本計画は、障害者施策の総合的かつ計画的な推進を図るため、障害者基本法に基づく「障害者基本計画」を国として策定したものである。2002（平成14）年の障害者基本法に基づいて策定された「障害者基本計画（第2次）」は、2003（平成15）年度から2012（平成24）年度までの10年間に講ずべき障害者施策の基本方針について定めている。この障害者基本計画は2012年度に終了することから、2013（平成25）年度以降の新たな「障害者基本計画（第3次）」の策定に向け、2012年7月から障害者政策委員会（事務局：内閣府）が立ち上がった。同年12月に、障害者政策委員会は、「新『障害者基本計画』に関する障害者政策委員会の意見」を公表し、字幕放送、解説放送、手話放送の普及目標の達成に向けた取組を強化する必要性を取り上げた。そして、第3次障害者基本計画において、障害者が円滑に情報を取得・利用し、意思表示やコミュニケーションを行うことができるように、情報通信における情報アクセシビリティの向上、情報提供の充実、コミュニケーション支援の充実等、情報の利用におけるアクセシビリティの向上を推進することを基本的考え方とし、情報アクセシビリティについて明記した文言が反映された。

障害者基本計画

E. 高等教育のバリアフリー・ユニバーサルデザイン

日本学生支援機構の2016（平成28）年度調査結果によれば、現在、日本国内には、2万7257人の障害をもつ学生が高等教育で学んでいること

がわかっている。

　2006（平成18）年に採択された国連の「障害者権利条約」では、24条において「障害者が、差別なしに、かつ、他の者との平等を基礎として、一般的な高等教育、職業訓練、成人教育及び生涯学習を享受することができることを確保する。このため、締約国は、合理的配慮が障害者に提供されることを確保する」と規定されている。合理的配慮とは、「障害者が他の者との平等を基礎として全ての人権及び基本的自由を享有し、又は行使することを確保するための必要かつ適当な変更及び調整であって、特定の場合において必要とされるものであり、かつ、均衡を失した又は過度の負担を課さないもの」（障害者権利条約　外務省仮訳）を言い、この合理的配慮は障害を社会モデルとして理解する考え方に基づいている。すなわち、障害があることによって生じるバリアを除去するための手段としての「合理的配慮」を提供することが必要とされる。日本では「障害者差別解消法」が2016（平成28）年から施行されたが、現段階では国公立大学では障害を持つ学生に合理的配慮を提供することが法的義務、私立大学においては努力義務とされている。したがって、大学によって障害者支援が進んでいたり、いなかったりと支援のあり方に差がみられる。この法律によって、全国の大学においてバリアフリー化が進んでいくことが期待される。

> 合理的配慮

> 障害者差別解消法

F. これからの環境整備

　社会には多様な人が存在する。障害者はもちろんのこと、高齢者、子ども、外国人、妊産婦、男性、女性といったように、私たちの周囲を見渡すと、実に多様な人が存在することに気がつくだろう。身近な日常生活から、人々の多様性を理解し、それをベースにしたまちづくり、社会・環境整備や情報社会の構築がユニバーサルデザインの目指すものといえる。

　読者のみなさんも、自分の立場を超えて、社会を構成する多様な人々とどのように一緒に暮らしていけばよいのかを考えてみませんか。

注）
(1)　『平成8年度版　障害者白書』によると、障害者を取り巻く4つの障壁として以下の4点を取り上げている。①歩道の段差、車いす使用者の通行を妨げる放置自転車や電柱等の障害物、乗降口に段差のある車両構造のバス、鉄道・地下鉄等の駅の狭い改札口やホームまでの段差、施設等の出入り口の段差等の物理的な障壁、②障害のあることを理由に資格・免許等の付与を制限する等の制度的な障壁、③音声案内、点字、手話通訳、字幕放送、わかりやすい表示の欠如などによる文化・情報面での障壁、④心ない言葉や視線、人間としての尊厳を傷つけるような扱い、障害者を庇護されるべき存在として捉える等の意識上の障壁（心の壁）。

コラム　自動車運転の欠格条項

　てんかん患者に対する欠格条項であった自動車運転免許取得が可能になって10年近く、暮らしの中にようやく定着してきたと実感していた頃だった。2011（平成23）年4月に栃木県鹿沼市でてんかん患者によるクレーン車事故が起きて6人の児童が死亡する事故が発生した。早速、遺族の会が「危険運転致死傷罪の適用を」という請願書を提出したが、1年後に京都祇園で同様のワゴン車事故が発生、警察庁、法務省などで、法規制に関する検討が進められるに到った。そうした中でてんかん協会やてんかん学会は、相次いでてんかんについての正しい理解を求めて、てんかんを持つ人の運転免許の現状と問題点についての報告や声明を発表した。

　てんかんは脳の病気で、全国に100万人の患者がいるが、医学の進歩、早期発見・治療で約70％の人が発作に悩まされない生活を送れるようになっていて、社会のさまざまな分野で多くの人が活躍している。しかし、医療情報や発作の介助に関する教育が行われておらず、社会的な無理解や偏見を招いている。そうした中で、今回の事故報道や法律の厳罰化の動きはてんかんを過度に危険な病気と印象づけ、学校や職場での不適切な対応が急増した。そして国会での審議を経て、一定の病気等に関わる運転者対策ということで道路交通法の一部が改正実施されるに到った。てんかん協会は、犯した罪について社会的責任を負うことは当然であるが、てんかんをはじめ対象となる6つの病気を取り上げて、過大に危険視することは、差別そのものであり絶対に認めることができないと主張した。ごく一部の例外的な人の起こした事故を捉え、形式的に病状申告率が低いという理由で、病名を特定して厳罰化が実現したことになる。国会における審議の中でも、政府は「対象となった6疾患が統計上危険という根拠はないが、病気としての概念が定着してきている」と述べている。根拠なく特定の疾患だけを刑罰の対象とすることは、障害者基本法に対する抵触のみならず、憲法違反にも値し、理不尽な差別がいっそう助長されるものとして、6疾患に関わる関係学会がそろって改正の要望書を提出したところである。

　今後は、欠格条項の廃止が実現した時の初心にかえって、法の適正な改正を求めるとともに、障害者権利条約の批准国にふさわしく、社会的支援体制の充実を実現するために全力をあげていく所存である。

（元　日本てんかん協会理事　福井典子）

第9章 障害児の福祉サービス

　大人を主たる対象とする社会福祉士の職場であるが、障害者にとって子ども期がどのようであったかは重要な要素となる。障害児も1人の個であり、基本的人権の保障など大人にあるものは当然、障害児にも適用されなければならない。その上に障害児は、他の子どもと同様に、発達しつつある、未来の主人公であり、子ども期固有な最善の利益が保障される権利を有している。

　したがって障害児の制度は、年齢にかかわりなくある障害者権利条約、障害者総合支援法に加えて、児童の権利条約、児童福祉法が基礎となっている。本章では、これら障害児の法体系に即して諸制度の意義、現状、課題を学習する。

1

　第1節では、障害児の固有な権利、すなわち子ども期という年齢や発達の状況に即した支援の意義について学習する。障害児支援の基本的な視点となる。

2

　第2節では、障害児支援が依って立つべき国際的な到達点、児童の権利条約、障害者権利条約の意義について学習する。

3

　第3節では、子ども期に特に重要な障害の早期発見、それにつながる早期の対応に関する制度の意義と実態、課題について学習する。

4

　第4節では、障害児の福祉サービスについて、法体系ごとに整理して、制度の意義と実態、課題について学習する。大人と同様のものもあるが障害児固有な体系になっており留意する必要がある。なお参考までに学校教育の制度も紹介する。

障害児支援

乳幼児期から学齢期を経て18歳にいたる障害児（以下、障害児）への福祉施策を中心とした支援を「障害児支援」と呼ぶ。障害者基本法16条「教育」や17条「療育」などを基調としながら、直接的には児童福祉法、障害者総合支援法、学校教育法等に基づいて施策が講じられている。

1. 子ども期の特徴と障害児支援

　生まれてからの6年間は、身体や運動、ことばやコミュニケーションの力、日常生活の力などを獲得していく、人間としてかけがえのない大切な時期である。障害児の場合の多くが、この時期に障害の診断、あるいはその疑いについての指摘を受ける。また、乳幼児期に続く学齢期（概ね後期中等教育を終える18歳まで）は、一生の中でも成長・発達が著しい時期であり、学校教育という集団生活の場の比重が大きくなる。子ども期にはこうした他のライフステージとは異なる特徴があるために、障害児支援は、以下のような成人の障害者福祉施策にはない独自の視点が求められる。

　その第1は、母子保健や保育など、すべての子どもの健康と発達を保障する土台の施策との関わりである。土台の制度がもろくなってしまうと、障害がある場合のケアはますます機能しなくなってしまう。たとえば、周産期の医療が維持できない地域では、出生時の重い障害への対応が困難を抱えざるを得ないし、市町村による乳幼児健診のありようは、障害の発見や早期の対応を大きく左右する。また、子どもの発達を保障するための保育条件を整えなければ、障害児保育は発展しない。

特別児童扶養手当
➡ p.171
第7章2節 B. 参照。

　第2に、家族への支援、すなわち親やきょうだいへの支援を視野に入れる必要がある。障害児の子育ては物心両面で負担が大きい。特別児童扶養手当などの経済的支援、一時預かりの制度とともに、将来の見通しや子育て不安などでストレスを感じやすい親への精神面でのケア、きょうだい児への支援などが必要である。

　第3に、子どもの年齢にふさわしい生活や遊び、学習を保障することである。乳幼児期の保育所や幼稚園では、生活のリズムを整えたり、子ども同士や大人とのコミュニケーションの基礎を築いたりすることを目標に、思いっきり身体を動かし、楽しく遊ぶ。学校では発達と障害に応じた学習と生活を経験し、仲間を作り、放課後や休日に趣味のために活動の場を広げるなど、子どもらしい生活を保障する視点を大事にしたい。

2. 2つの権利条約と障害児支援

　このような子どもという時期を対象とした障害児支援は、児童の権利に関する条約、障害者の権利に関する条約という2つの国際人権条約の理念にそって進められなければならない。

A. 児童の権利に関する条約

　児童の権利に関する条約は原則部分に障害による差別の禁止（2条）を盛り込み、また障害児の権利も謳っている（23条）。同条約には、子どももひとりの人間として尊重されなければならないという普遍的人権としての理解と、子どもの時期が人間にとって特別な意味のある時代であるという認識が貫かれている。発達しつつある存在として守られることと、成人と同等の権利を保障することを統一して実現しようとしたものと言える。

　社会の責任において子どもにとって何が一番よいことかを検討し、優先してものごとにあたること（3条 児童の最善の利益）を基本に、健康に暮らすことや学ぶこと、遊ぶことなど、子どもの全生活に関わる諸権利が書き込まれており、そのすべてが障害のある子どもにもあてはまるという考え方をとる。23条（障害児）では、子どもとして成長発達するためにこそ、特別なケアへの権利が保障されなければならないと謳っている。

> 児童の権利に関する条約
> 1989（平成元）年11月、国連総会採択。
> 1994（平成6）年11月、日本政府批准。

B. 障害者の権利に関する条約

　障害者の権利に関する条約は、障害のある人が尊厳を守られ、障害のない人との平等を基礎として人間らしい生活を送る権利があることを確認し、政府が講じるべき施策について述べた国際人権条約である。同条約は、すべてのライフステージを視野に入れているので、原則的には全条項が子どもにも適用されるという見地に立っているが、前文r項までで、障害のない子どもとの平等を実現するためにこの条約があることを押さえ、児童の権利に関する条約にふれている。

　3条（一般原則）のh項において「障害のある児童の発達しつつある能力の尊重及び障害のある児童がその同一性を保持する権利の尊重」を掲げ、7条に「障害のある児童」の条項を設けている。

> 障害者の権利に関する条約
> 2006（平成18）年12月、国連総会採択。
> 2014（平成26）年1月、日本政府批准。

3. 障害の早期発見と早期対応

子どもの障害が明らかになる時期は、障害の種類や程度によって異なる。出生とほぼ同時期に医療機関において明らかになる場合もあれば、保育所・幼稚園などの集団生活や子育ての中で気づき、医療機関等において診断される場合もある。この時期、母子保健法のもとに行われる乳幼児健診（乳幼児健康診査）は障害の早期発見につながる重要な施策である。

A. 母子保健法と乳幼児健診

母子保健法は、母子健康手帳の交付をはじめとする母親の保健指導と、出生後から就学までの子どもの保健に関する法律である。同法において市町村が実施する乳幼児健診には、①1歳6か月児健診、②3歳児健診、③その他必要な時期の健診がある。

健診項目は、身体発育の状況、栄養状態、運動障害、歯・口腔の疾病、耳や鼻の疾病の有無、精神発達の状況や言語障害の有無など多岐にわたっており、医師などが専門的に診る。これによって、子どもの発達上の課題や多動など育てにくさの背景にある障害の可能性を明らかにすることができる。なお、健診対象月齢は、市町村ごとに幅がある。

健診によって、特別な子育て支援や検査などが必要と判断された子どもに対して実施されるのが、乳幼児精密健康診査である。より精密な健診が必要とされた子どもに対して、医療機関等の専門機関を受診するように指導される。

このように、母子保健分野は障害の疑いがあることを含んだ子どもの障害の早期発見の機能を備えているがゆえに、すべての子どもが受診できるような工夫が必要である。また近年は子どもの障害ばかりでなく、虐待リスクの早期発見、子育て支援などの機能を備えることが求められている。

> 乳幼児精密健康診査
> 内容は、「乳幼児に対する健康診査の実施について」（1998年4月8日、児発第285号、厚生省児童家庭局長通知）に付された「乳幼児健康診査実施要綱」を参照。

B. 乳幼児健診の現状と課題

乳幼児健診の改善課題に即して現状を紹介する。

課題の第1は、健診受診率の向上である。市町村は、居住する乳幼児のすべてを対象として乳幼児健診を実施する。2015（平成27）年度の厚生

労働省調査によれば、各健診の受診率は1歳6か月児健診95.7％、3歳児健診94.3％、任意の乳児健診（前述③その他必要な時期の健診）は87.2％である。受診率9割台という数値は、高いようにみえる。しかし、本来、100％にしなければならない。市町村レベルでみると、8割台の市町村もある。「未受診」の1割の子どもの中に、障害や虐待のリスクが潜んでいることもあり、受診率を上げることは子どもの生命と発達に深く関わっている。

第2は、乳幼児健診の内容や方法の改善である。健診の月齢や内容、方法の詳細は市町村に委ねられている。健診に行くための親の負担軽減を理由に、健診を医療機関に委託する自治体もある。しかし、診療科によっては地域の開業医では対応できないこともあり、乳幼児期特有の疾病や障害の発見、その後のフォローの重要性を考えると、保健センターによる集団健診の意義は大きい。

第3は、障害、あるいはその疑いの発見から早期療育等への橋渡しである。乳幼児精密健康診査を受けたあと、定期的に通って、親が子育ての見通しを持つことができるような支援の場の設置は自治体に義務づけられていない。そのために、障害があると言われたけれど、何か月も家で過ごしたという経験を持つ親子もいまだ多い。

4. 障害児の福祉サービス

児童福祉法の障害児支援関係条項は、2010（平成22）年12月に改正され、2012（平成24）年4月から施行されている。改正のポイントは以下の通りである。

①同法4条の2（障害児の定義）に、身体障害、知的障害に加え、発達障害が位置づけられた（法文上は「精神に障害のある児童」であり、発達障害者支援法に規定する発達障害を含む）　　発達障害者支援法

②障害種別で構成されていた障害児施設（入所施設、通園施設）の障害種別をなくし一元化

③障害種別の障害児通園施設を児童発達支援センターに改組し、実施主体を都道府県から市町村に変更

④家庭生活を送る障害児への支援を「障害児通所支援」としてまとめ、そこに放課後等デイサービス、保育所等訪問支援を加え、さらに障害児通　　障害児通所支援

障害者総合支援法

所支援を受けるための手続きとして「障害児相談支援」を新設
⑤障害児入所施設に18歳を過ぎても在園する入所者の見直し（18歳以上の障害者は障害者総合支援法で対応）

　障害児の発達を保障し、家族も含めた支援を行うためには、物的・人的両面において多様な施策が講じられる必要がある。国はこれを「重層的な支援体制の構築」と呼び、図9-4-1のように描いている。

　ここでは、障害児の福祉サービスの中心を担う児童福祉法と障害者総合支援法によって提供されるものについて述べる。それらの福祉サービスをまとめたものが、表9-4-1である。各事業の概要と課題を述べる。

図9-4-1　障害児の地域支援体制の整備の方向性のイメージ

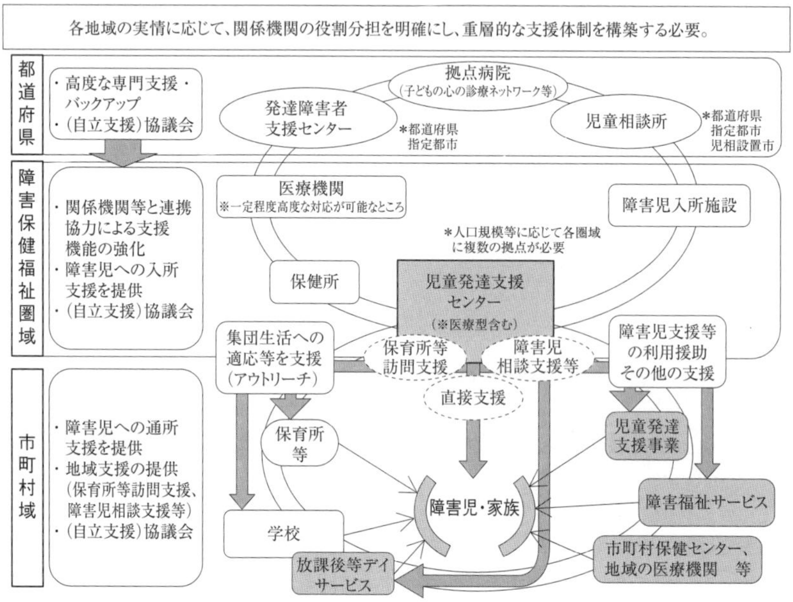

出典）障害児支援の在り方に関する検討会「今後の障害児支援の在り方について（報告書）」2014年より

表9-4-1　障害児が利用できる福祉サービス

	事業名	根拠法
障害児通所系	児童発達支援 医療型児童発達支援 放課後等デイサービス 保育所等訪問支援	児童福祉法
障害児入所系	福祉型障害児入所施設 医療型障害児入所施設	
相談支援系	障害児相談支援 計画相談支援	
訪問系	居宅介護（ホームヘルプ） 同行援護 行動援護 重度障害者等包括支援	障害者総合支援法
日中活動系	短期入所（ショートステイ）	

A. 障害児福祉計画

　2016（平成28）年6月3日に公布された「障害者の日常生活及び社会生活を総合的に支援するための法律及び児童福祉法の一部を改正する法律」において、重度の障害等によって児童発達支援等に通所困難な児童に対する「居宅型児童発達支援」、サービス提供体制の計画的な推進を図るための「障害児福祉計画」、医療的ケア児への支援の促進を新設した。また、保育所等訪問支援の対象を乳児院や児童養護施設へと拡大した。

　新設された障害児福祉計画は、第5期障害福祉計画と同時に策定されるもので、2018（平成30）年度から2020（平成32）年度末までを第1期としている。具体的には、障害児の地域生活を支援するためのサービス基盤整備等に係る2020（平成32）年度末の数値目標を設定するとともに障害児通所支援および障害児入所支援並びに障害児相談支援を提供するための体制の確保が計画的に図られるようにすることを目的として策定される。

　第1期障害児福祉計画の成果目標として基本指針に定められているのは次の3点である。1点目は「重層的な地域支援体制の構築を目指すための児童発達支援センターの設置及び保育所等訪問支援の充実」である。2020（平成32）年度末までに、児童発達支援センターを各市町村に少なくとも1か所以上設置すること、また、すべての市町村において、保育所等訪問支援を利用できる体制を構築することを基本としている。2点目は「主に重症心身障害児を支援する児童発達支援事業所及び放課後等デイサービス事業所の確保」である。2020（平成32）年度末までに、主に重症心身障害児を支援する児童発達支援事業所および放課後等デイサービス事業所を各市町村に少なくとも1か所以上確保することを基本としている。以上の2点については、市町村単位での設置が困難な場合には、圏域での設置であっても差し支えないとしている。3点目は「医療的ケア児支援のための関係機関の協議の場の設置」である。これは2018（平成30）年度末までに、各都道府県、各圏域および各市町村において、保健、医療、障害福祉、保育、教育等の関係機関等が連携を図るための協議の場を設けることを基本としている。この厚生労働大臣が定めた基本指針に即して、市町村は障害児通所支援等の提供体制の確保にかかる目標、必要な見込み量、見込み量確保のための方策等を定め、都道府県は基本方針に即して市町村障害児計画を達成できるよう、各市町村を通ずる広域的な見地から計画を定めることとされている。この障害児福祉計画によって、見込み量を過少に設定し支援を受けられない子どもが出ないよう、実態に合った計画策定が必要である。

児童発達支援センター

児童発達支援事業

放課後等デイサービス

B. 在宅の障害児のための福祉サービス

[1] 児童福祉法による福祉サービス

(1) 児童発達支援・医療型児童発達支援

児童発達支援とは、障害児に対して提供される、「日常生活における基本的な動作の指導、知識技能の付与、集団生活への適応訓練」などの支援である（6条の2第2項）。利用年齢の制限はないが、主として乳幼児の通園を想定している。

通園の形態は、施設や子どもの状態によって異なる。すなわち、一般の保育所・幼稚園と同様に、毎日通園を基本としている場合、保育所・幼稚園に通いながら週数日通園している場合（並行通園）などである。児童発達支援を提供する施設は、設備や職員配置の基準によって、児童発達支援センターと児童発達支援事業に分かれる。

医療型児童発達支援とは、肢体不自由の障害のある子どもに対して、上記児童発達支援に加えて治療を行う支援である（6条の2第3項）。この種の支援を提供する施設が医療型児童発達支援センターである。医療型児童発達支援センターには、医師や看護師、理学療法士等が配置されている。なお、児童福祉法上は「肢体不自由」という運動障害に限定しているが、診療機能を備えた障害児施設として、障害の種類を問わずに医療を必要とする障害児を受け入れている。

図9-4-1にみるように、児童発達支援センターと医療型児童発達支援センターには、通所してくる子どもの支援のみならず、具備した専門性を生かして、地域の学校や保育所・幼稚園等における障害のある子どもを支援する機能が求められている。こうした機能を果たすためには、市町村や障害保健福祉圏域ごとの計画的な施設整備が要請される。

(2) 放課後等デイサービス

放課後等デイサービスとは、就学している障害児が「授業の終了後又は休業日」に、「生活能力の向上のために必要な訓練、社会との交流の促進」等の支援を受ける通所支援である（6条の2第4項）。放課後等デイサービスは、放課後や長期休業中の子どもの居場所として、また就労している保護者のニーズからも歓迎され、近年、事業所数が急増し、営利企業の参入も増加している。そのため、施設や指導内容などに格差が生じている。このような格差をなくすため「放課後等デイサービスガイドライン」の活用による質の確保や、同じ地域内にある他施設との研修を通して指導内容を一定に保つ必要がある。他に、職員待遇も含めた条件整備も課題である。

児童発達支援センターと児童発達支援事業の指定基準の違いの例
- 人員基準
児童発達支援センター：嘱託医1人、児童4人に対し保育士・児童指導員1人以上、児童発達支援管理責任者1人
児童発達支援事業：児童10人までは保育士・指導員2人以上、児童発達支援管理責任者1人
- 設備基準
児童発達支援センター：医務室、相談室、調理室、便所、屋外遊戯場などの他、支援の提供に必要な設備および備品
児童発達支援事業：指導訓練室、支援の提供に必要な設備および備品

放課後等デイサービスガイドライン

(3) 保育所等訪問支援

保育所等訪問支援とは、「児童が集団生活を営む施設」に通う障害児に対して、訪問して「集団生活への適応のための専門的な支援」を提供するものである（6条の2第5項）。保育所や幼稚園で集団生活を送る障害児への支援を主眼においているが、訪問先は限定されていない。児童発達支援センター等の専門施設の職員が、当該障害児の保育等に関する指導を行うとともに、保育所等の職員への助言も行う。この支援を受けるためには、保護者による申請が必要で、障害児相談支援による利用計画に組み込まれ、あらかじめ受給者証を取得しなければならない。

[2] 障害者総合支援法による福祉サービス

表9-4-1に示した福祉サービスのうち、居宅介護（ホームヘルプ）、同行援護、行動援護、重度障害者等包括支援、短期入所（ショートステイ）は、障害者総合支援法内の事業であるが、18歳未満の子どもも利用することができる（一部年齢等の制限あり）。これら福祉サービスを受けるためには、障害者相談支援による利用計画の作成と、それに基づく受給者証の交付を受ける必要がある。

> 障害者総合支援法

[3] 障害児相談支援

上記［1］(1)〜(3)の支援を障害児通所支援と言う。障害児通所支援を利用するためには、予め「障害児支援利用計画案」を作成し、これに基づいて市町村において「通所給付」の決定を受け、利用を決定するという一連の手続きが必要である。このような福祉サービスの利用手続きを支援するのが障害児相談支援事業である（6条の2第6〜8項）。基本的な手続きは、障害者相談支援事業と同じだが、子どもの場合、障害支援区分の認定は行われない。発達期にある場合、障害の状態が変化するからである。

この時期は、こうした福祉サービス利用の計画のみならず、障害が確定する前の相談や子育て全般にわたる相談など、間口を広げた相談の場を利用できることが重要である。

> **障害児が入所する施設**
> 障害児入所施設の他、要保護児童のための児童福祉施設である児童養護施設、児童心理治療施設、児童自立支援施設等にも障害児が入所しており、その人数は増加傾向にある。2009（平成21）年7月の厚生労働省報告によれば、入所児中、「障害あり」の割合は順に23.4％、70.7％、35.4％であった。

C. 入所施設

障害児が入所して保護や指導を受ける施設を障害児入所施設と言う。障害児入所施設も障害種別の体系をとっていないが、医療機能を付した施設を医療型障害児入所施設と言う（7条2項）。自閉症児や重度知的障害児、肢体不自由児、重症心身障害児を主な対象としている施設がこれにあたる。

> **重症心身障害児**
> 法律上は、重度の知的障害および重度の肢体不自由が重複している児童を指す（児童福祉法7条2項）が、医学上の診断名ではない。成人期にある人を含めて、「重症心身障害者」と表記されることも多く、児・者一貫した支援が必要である。そのため、施設は医療型障害児入所施設と療養介護（障害者総合支援法）を併設した運営が求められる。

障害児入所施設への入所については都道府県に権限があり、また保護者の養育状況等を勘案して措置による入所を決定できる。

D. 学校教育（特別支援教育）

> 特別支援教育
> 学校教育法第8章（72条〜82条）参照。

わが国では、すべての子どもが満7歳を迎える年の4月に就学する。障害がある場合は、障害による生活や学習上の困難に配慮した特別な教育（特別支援教育）を受けることができる。視覚障害、聴覚障害、知的障害、肢体不自由、病弱などの障害のある子どものための特別支援学校（小学部、中学部、高等部）、小学校・中学校においては、特別支援学級、通常学級に在籍しつつ決まった時間のみ特別な指導を受ける通級による指導などの形態がある。これらで学んでいる子どもは、義務教育児童生徒総数の3.88％（文部科学省、2016〔平成28〕年）である。

特別支援教育ではまた、通常学級で学習している発達障害等の子どもに対する教育のための校内体制整備を推進している。

通常学級における生活上・学習上の支援を必要とする児童生徒の割合は6.5％（文部科学省、2012〔平成24〕年）である（図9-4-2）。いずれの場合も増加傾向にある。

図9-4-2　文部科学省による特別支援教育の概念図（義務教育段階）

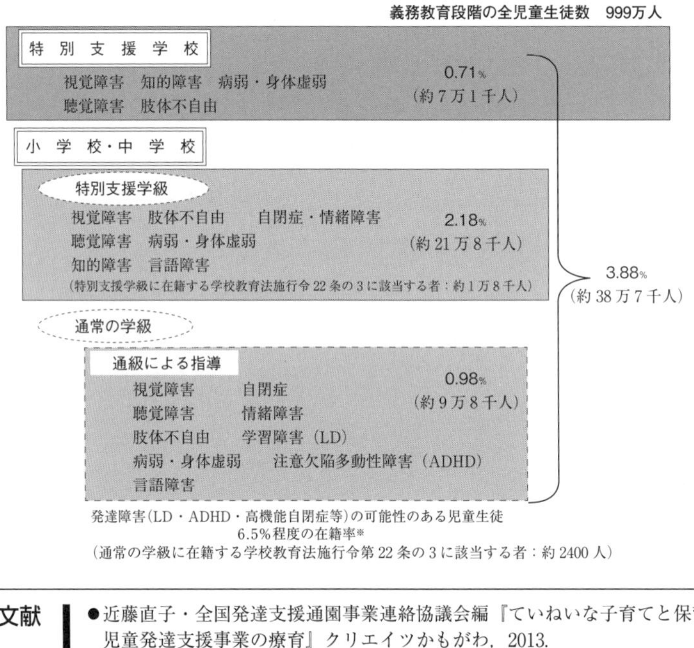

義務教育段階の全児童生徒数　999万人

特別支援学校
視覚障害　知的障害　病弱・身体虚弱
聴覚障害　肢体不自由
0.71％（約7万1千人）

小学校・中学校

特別支援学級
視覚障害　肢体不自由　自閉症・情緒障害
聴覚障害　病弱・身体虚弱
知的障害　言語障害
2.18％（約21万8千人）
（特別支援学級に在籍する学校教育法施行令22条の3に該当する者：約1万8千人）

通常の学級

通級による指導
視覚障害　自閉症
聴覚障害　情緒障害
肢体不自由　学習障害（LD）
病弱・身体虚弱　注意欠陥多動性障害（ADHD）
言語障害
0.98％（約9万8千人）

3.88％（約38万7千人）

発達障害（LD・ADHD・高機能自閉症等）の可能性のある児童生徒
6.5％程度の在籍率※
（通常の学級に在籍する学校教育法施行令第22条の3に該当する者：約2400人）

※この数値は、平成24年に文部科学省が行った調査において、学級担当を含む複数の教員により判断された回答に基づくものであり、医師の診断によるものではない。（※を除く数値は平成28年5月1日現在）
出典）文部科学省特別支援教育ウェブサイトより、一部改変

参考文献
- 近藤直子・全国発達支援通園事業連絡協議会編『ていねいな子育てと保育―児童発達支援事業の療育』クリエイツかもがわ，2013．
- 中村尚子『障害のある子どものくらしと権利』全国障害者問題研究会出版部，2013．
- 障害乳幼児の療育に応益負担を持ち込ませない会編『8人のママからのメッセージ―子どもと私と療育と』全国障害者問題研究会出版部，2013．

第10章 障害福祉の整備計画と障害者運動

　障害福祉サービスの量が今どのような充足状況にあるのか、今後どのくらい必要なのか、これらを明らかにして今後に作る数値を具体化するのが整備計画である。これらは、当然、障害者の意向を聴きながら、さらに障害者の参加で進められるべきである。そして個々の障害者あるいはその団体の声、参加だけでは十分に意向が反映されない場合もある。整備計画作成等に「障害者の意向を汲むように」などの圧力をかける社会運動が必要となる。本章では、これらの意義と制度、実際、課題を学習する。

1

　第1節では、障害者あるいは障害者関係団体が施策や運営に参加する意義を学習する。障害者参加の理念、そのもとでのサービス利用時の参加、さらに法律の制定や改定、整備計画づくりへの参加の意義、障害者運動の意義を学習する。

2

　第2節では、第1節の理念と意義に照らして、障害者参加で進める責務を担う行政の役割分担とその実際、さらに障害者参加の仕組みと実際について、障害者基本法、障害者総合支援法で学習する。

3

　第3節では、その具体化で作成される整備計画、障害者基本法の障害者基本計画、障害者総合支援法の障害福祉計画の制度上の内容と実際について学習する。

4

　第4節では、その整備計画やその他の施策を、より障害者の意向を汲んで、さらに事業者とも連携して進める意義をもって創設された「自立支援協議会」（地方公共団体の「協議会」）の意義と課題について学習する。

1. 障害者・関係団体の法参加、整備計画参加

A. 国連・障害者権利条約と日本の到達点

<small>障害者権利条約4条1項公定訳</small>

国連・障害者権利条約(以下、権利条約とする)は、「締約国は、障害に基づくいかなる差別もなしに、全ての障害者のあらゆる人権及び基本的自由を完全に実現することを確保し、及び促進することを約束する」と国の一般的義務を定め、締約国の約束ごととして同4条(a)で「この条約において認められる権利の実現のため、全ての適当な立法措置、行政措置その他の措置をとること」を定めている。さらに同4条3項では「締約国

<small>障害者権利条約4条3項公定訳</small>

は、この条約を実現するための法令及び政策の作成及び実施において、並びに障害者に関する問題についての他の意思決定過程において、障害者(障害のある児童を含む)を代表する団体を通じ、障害者と緊密に協議し、及び障害者を積極的に関与させる」と締約国の一般的義務を定めている。

すなわち国際的には、障害者の権利に対する保障の確保責務は国にあること、その責務の実施に当たっては障害者参加を保障することが国の一般的義務として定められている。しかし前者については、「確保」だけではなく「促進」も掲げられ、後者については権利条約批准時の国際的なスロ

<small>「私たち抜きに私たちのことを決めないで」
国連総会の障害者権利条約採択時に採用されたスローガン。
nothing about us without us</small>

ーガンに「私たち抜きに私たちのことを決めないで」が採用されるなど、到達点は途上にある。障害者参加による国の施策充実、障害者参加の充実だけではなく、それらを充実していく国際的な障害者運動も要請されている。

この条約を批准し発効した日本においては、どうであろうか。国の確保責務が大きく遅れていることは言うまでもない。さらに、広範な障害者団体や障害者運動の声を無視した法制度が政府によって提案され与党によって強行採決される事態が現在もある。障害者参加も大幅に遅れている。ここでは、改めて国の確保責務と障害者参加の意義を明らかにする。

B. 障害福祉サービス利用における国、事業者の責務と障害者の運営参加

[1] 障害者参加の理念
—国の財政保障責任と事業者の実施責任

<small>生存権
憲法25条1項</small>

国民は、障害者も含めて、生存権の主体である。これを否定することは誰もできないであろう。障害福祉サービスの利用にあたっても、障害者を

主人公に、真ん中に、と誰もが言う。したがって現代的課題は、障害者の権利を誰がどのような責任をもって確保し保障していくのかにある。

憲法25条2項は、国民の生存権を保障・確保する責務を「国は福祉の増進に努めなければならない」と国にあることを定めている。戦後、日本の社会保障はこの具体化から出発するが、日本では国や地方自治体による公的施設や事業がほとんど実施されていない中での出発であった。すなわち民間の慈善事業等に依拠せざるを得ないのが実態であった。

そして諸議論を経て制定されたのが社会福祉法人制度である。憲法98条の例外として、国に代わる社会福祉事業を実施する民間事業体の制度である。行政に認可された団体で、国が定める「最低基準」以上の設備・運営を、国からの最低基準に足る財政補助で委託され、その監督指導のもとに、非営利で運営する民間の福祉サービス提供事業体である。

福祉サービスの財政保障責任は国が担い、その実施責任は民間が担うというもので、もちろん民間として社会福祉法人の自由裁量はある。こうして、どこに障害者が住んでいようと、どのようなサービス提供体であろうと、平等に最低基準に即した設備運営のもとにある障害福祉サービスが保障され、かつ自由裁量で発揮された多様性を選べる仕組みが構想されたのである。

障害福祉サービスもこの例外ではない。多くの福祉サービス提供者は民間である。障害者の権利を保障するためのサービスの提供では多くが民間の事業主が実施している。そしてそこでは不十分なものしか実施されていないという実態は確かにある。しかし主に問われるべきは、国が定める財政保障基準が障害者の権利保障に足り得るのか、すなわち事業主がサービスを実施するにあたって必要となる十分な財政を提供するための国の財政保障責任が十分に果たされているかどうかなのである。

[2] 国の責務の縮小と障害者参加

民間のサービス提供体であろうと、基本的には国の財政保障責任の状況で、障害者の権利保障の水準が規定されると述べてきたが、それは障害者の事業利用における参加状況をも規定する。

国の責任の縮小は、1960年代以後、一貫している。その特徴の第1は、国庫補助金の一括削減など、国庫補助金負担割合の縮小とその責任の地方自治体への転嫁にある。地域間格差を持ち込み、たとえば地方財政の危機の中での福祉費削減など、地域住民の生活と福祉利用者の財政支援を天秤にかけるような事態も生み出している。

第2は、支援費制度から障害者自立支援法への移行が典型であろうが、

社会福祉事業法による社会福祉法人制度
現行の社会福祉法の旧法に当たる。社会福祉の事業に関することを定めた法で、1951（昭和26）年、社会福祉法人制度を創設。

社会福祉法人の自由裁量
社会福祉法61条では「国及び地方公共団体は、他の社会福祉事業を経営する者に対し、その自主性を重んじ、不当な関与を行わないこと」と定めている。

国の福祉における責務の縮小
➡ p.10、p.122
第1章2節、第5章1節参照。

国の補助金一括削減
1985（昭和60）年、一括法として採択。福祉も国・都道府県・市町村の拠出割合が生活保護等を除いて8・1・1から5・2.5・2.5とされた。

支援費制度から障害者自立支援法への移行
2006（平成18）年から5年の経過措置で移行。
➡ p.122
第5章1節参照。

経過措置で国の事業者に対する財政保障がそれまでの90％とされるなど、事業者への国庫補助金基準額の引き下げである。事業所は補助金を引き下げられた範囲内でサービスを提供せざるを得ない。処遇を維持しようとすると、労働条件における事業主と職員、処遇水準における事業主と利用者、処遇内容における職員と利用者のジレンマが大きくならざるを得ない。連携する人たちへの分断でもある。

第3は、利用契約制度に移行し（**第5章1節**参照）、利用者と事業者の消費契約履行という、縮小された国庫補助金のもとでの責任のなすり合いもされている。これに市場化による参入事業体の規制緩和（社会福祉法人以外のNPO法人や企業などの営利事業の参加）で競争も課され、前述のジレンマはさらに大きくなってきている。

第4は、2016（平成28）年8月、社会福祉法改正による社会福祉法人制度改革により、国の財政保障責任ではなく社会福祉法人の役員等の賠償責任（実質的には経営責任）のみ一面的に強化された点もある（2017〔平成29〕年4月施行、**第2章4節**参照）。

全般には、国の財政保障責任が縮小され、事業主がその範囲内で、障害者の権利の維持を実施せざるを得なくなってきている。そのため障害者の権利としての福祉維持・向上が、職員の仕事量や内容、事業主の財政経営手腕、さらに地域住民の障害者理解の度合いで決まることになる。明らかに、多くを規定する国の財政保障責任が軽視されている。

障害者にとっては、事業の主人公でありながら、身近にいる人たちに「これ以上働けとは言い難い」「住民の予算もこれ以上削れないし」「事業主にこれ以上頑張れとは言えない」となろう。障害者にとっては、参加制約にもなっている。

［3］障害者を真ん中にした障害者運動の意義

1980年代に展開された障害者の施設づくり運動は「共同作業所づくり運動」と言われる。それ以前の施設づくりに対して、利用者・家族・職員・事業主・地域住民が共同して、という理念である。障害者も共同して作業所づくりを担う「仲間」と呼称し、「柱1本ずつ持ち寄って」など関係者が参加できる運営委員会等を作り、廃品回収やバザー・お祭りなど地域住民が参加できる方法も採用し、関係者が共同して参加する施設づくり運動である。これらは、それ以前の一部の篤志家による慈善的な施設づくりに対して、施設づくりの民主主義を創設したものと言える。現代的に発展されなければならない。

国の財政保障責任の縮小のもと、地方自治体は厳しい地方財政の範囲内

国庫補助金基準額の引き下げ
利用契約制度では、個人単位の利用を補助金の報酬単価基準とした。それ以前にあった人件費の産休代替加算、経験年数増による人件費アップの改善費などは廃止され、実際の補助金は減額となった。

消費契約の履行
利用契約制度は消費売買の契約である。消費者保護という売買関係での苦情処理制度はあるが、国と利用者の関係における苦情は問われない。

社会福祉法人制度改革
2016（平成28）年3月社会福祉法改正により、国の財政保障責任のもとに非営利であった社会福祉法人に、企業と同様な役員体制が導入され、かつ企業と同様な競争、吸収合併制度等も導入される。
➡ p.64
第2章4節参照。

共同作業所作づくり運動
ここでは、ある特定の人が運営するのではなく、また特定の人が財産を出して位置を占めるのとも違う、障害者もサービスを受ける存在としてだけではなく、みんなが対等で平等に共同で、という意味で使っている。

で地域住民の生活と障害者の権利保障を、事業主と職員は引き下げられた補助金の範囲内で、さらに国規則という限られた中でそのサービスを実施しなければならない、というジレンマを抱えている。しかし反面で、「障害者が住みよい街は高齢者も、乳幼児も、そして誰もが住みよい街」と言われてきたように、障害者の願いは地域住民にとっての願いでもあると、サービスの充実を願う障害者は「サービスを使ってここまできた、だからさらに」とサービスを利用していない地域の障害者もそのサービスを利用できるようにと連帯の輪を広げつつ、新たな要求をつくりだす。そしてこれらを日々の仕事や財政経営で直接に感じられるのが障害者施設の職員であり、事業主である。国に向けた新たな共同の障害者運動を発展させる条件も蓄積されてきている。

　障害者、家族、職員、事業主、それらの団体による共同した障害者自立支援法廃止の障害者運動は、国に対して重要な要求実現を果たしてきた。応益負担廃止を掲げ、障害者のサービス利用における月負担上限額を低所得者の場合ゼロにし、ほとんどの障害者の無料利用を実現してきた。一方で「日割り払い報酬の月割り払い化」「障害程度区分制度の抜本見直し」という国庫補助金の運用に関わる、すなわち事業主の財政経営に関するものは、わずかしか実現していない。あえて言えば、ほとんどの障害者の利用料が無料になったとしても事業所に割り当てられる国庫補助金額は変わらないが、障害者運動によって「障害者の願いを真ん中にした」大きな輪を作り、障害者の願いを一歩ずつ実現させることが可能となる。

　以上が地域に端を発した、障害者を真ん中に置いた、障害者・関係者が共同した障害者運動の教訓である。分断に抗するだけではなく、新たな一致点を作り出して大きく輪を広げている。障害者の権利としての福祉実現への願い、その過程への参加はこのような障害者運動と相まって具体化されよう。

障害者自立支援法廃止運動
主に「応益負担廃止、報酬の日割払いを月割払いに、障害程度区分制度の抜本的見直し」を掲げた。
➡ p.122
第5章1節参照。

月負担上限額制度
障害福祉サービスの利用料を合算して所得に応じて上限額を定め、負担軽減する制度。障害者の場合、低所得者は無料。

C. 整備計画における国の責務と障害者・関係団体参加

　障害者の権利を保障・確保する施策は、中長期的・総合的・計画的に進められなければならない。ここでは整備計画の意義および抜本的な新法制定時を取り上げ、国の責務内容および障害者参加の意義を述べる。

［1］総合的な計画

　障害者権利条約は、締約国がとるべき措置について、5条から30条まで、「平等及び無差別」「障害のある女子」「障害のある児童」等々の26の

権利、自由の保障を提起している。すなわち一般市民のあらゆる生活部門を網羅した権利と自由において、障害者配慮施策の措置を国がとるべきとしている。日本で言うならば、憲法に規定するすべての権利と自由の行使を保障し、すべての省庁が管轄する法制度で障害者の配慮施策を講ずるべきとなる。障害者も他の市民と同様の立場であると考えれば当然の措置となる。

障害者基本法
3条以下、あらゆる生活部門の障害者配慮施策を提起している。
➡ p.86
第4章1節参照。

日本の障害者法制の根本法に該当する障害者基本法は、内閣府管轄で、各省庁にまたがる施策を担う位置にある。同法では、3条「地域社会における共生等」4条「差別の禁止」9条「障害者週間」14条「医療、介護等」15条「年金等」16条「教育」17条「療育」18条「職業相談等」19条「雇用の促進等」20条「住宅の確保」21条「公共的施設のバリアフリー化」22条「情報の利用におけるバリアフリー化等」23条「相談等」24条「経済的負担の軽減」25条「文化的諸条件の整備等」26条「防災及び防犯」27条「消費者としての障害者の保護」28条「選挙等における配慮」29条「司法手続きに置ける配慮等」と、権利条約と同様な部門が網羅されている。ただしこれらは2011（平成23）年法改正により新設されたもの（17条、26条、27条、28条、29条）が多い。その具体化は現在でも課題となっている。

[2] インクルーシブな整備計画

障害者の権利の保障・確保施策は総合的でなければならないが、それは法の上下関係や管轄行政との関係を明確にしなければ有効にならない。しかし、たとえば障害者法制の根本法に該当する障害者基本法は、「施策の基本方針」で「有機的連携の下に」とし、障害者基本計画の策定では「内閣総理大臣は、関係行政機関の長に協議する」とあるだけで、有機的連携関係は必ずしも明確にされていない。

障害者基本法10条

障害者基本法11条4項

日本の障害者法制は、障害者雇用促進法、障害者虐待防止法、障害者差別解消推進法（障害者差別解消法）など、障害者を主たる対象にした法整備や計画作成は進んできているが、厚生労働省以外の省庁の基本法に該当する道路交通法、住宅法、労働基準法などに障害者の配慮施策を位置づけたものはまだ少ない。一般市民の法すべてに障害者配慮責務を位置づけ、それにインクルーシブされた、すなわち厚生労働省以外の省庁施策にも拘束力を持った法整備、整備計画作成が必要になってきている。

[3] 総合的な実態、ニーズ把握による整備計画

障害者権利条約31条

障害者権利条約は、政策立案および実施を可能とするための情報収集と

公開を、特に一条項立てて、政府の一般義務としている。政策立案の基礎作業を国の必須事項にしている。

　しかし日本における全国規模の障害者実態調査では、法定されているのは在宅の身体障害児・者実態調査のみで、それも5年に1回である。知的障害児・者等実態調査も3年に1回行われているが、法外でありその内容や実施は担当部局任せにならざるを得ない。精神障害者を対象にした調査は、患者という医療に関わる患者調査に含まれたものしかない。入所施設にいる障害者については個々に視点を当てた全国調査もない。その他に法定で「障害者雇用集計」はあるが、これは事業主による障害者雇用人数報告の集計でしかない。残念ながらこうした実態把握で作成されているのが日本の整備計画である。国の責務として、統一した総合的な実態およびニーズ把握が要請されている。

　こうした実態把握の問題点を改善しようと、調査設計に障害者・関係者が参加した新たな取り組みで実施されたのが厚生労働省「平成23年　生活のしづらさなどに関する調査（全国在宅障害児・者実態調査）」である。在宅者に限定されているが、障害種別を超えて、手帳非所持で病気やけが等で生活のしづらさを持つ人も調査対象に含め、さらに「生活のしづらさ」という支援ニーズに視点を当てた調査内容に改善された。結果の一部は、**第2章1節**に紹介されているが、国の整備計画や施策にさらに活用していく必要があろう。

[4] 地域に即して具体化できる国の財政保障

　国の全国的な整備計画は、それぞれの地域の特色を生かして具体化されなければならない。障害者基本法は、財政上の措置を政府の責任としているが、B.[2]で前述したように、その責務は縮小されてきている。地方公共団体によっては、整備計画のニーズ把握はできるが、それを保障する提供体制の確保については抽象的な表現にせざるを得ない事態も生じている。障害者の権利保障における地域間格差は拡大してきている。

　国の財政保障があってこそ地域の特色も開く、という視点は重要である。

[5] 抜本的改定法作成への障害者・関係団体参加の試み
　　　—「骨格提言づくり」の経験から

　障害者・関係団体が、障害者権利条約第4条第3項で言うように、「緊密に協議し」「積極的に関与」して、抜本的な法改定の骨格を提言してきた。おそらく日本では初めての経験であろう。

身体障害者福祉法14条
「厚生労働大臣は、身体に障害のある者の状況について、自ら調査を実施し」と規定。

障害者雇用集計
障害者雇用促進法における毎年度6月1日現在の障害者雇用率の集計。
➡ p.156
第6章1節参照。

障害者基本法12条（法制上の措置等）
「政府は、この法律の目的を達成するため、必要な法制上及び財政上の措置を講じなければならない」

骨格提言
障害者制度改革推進本部（内閣府）のもとにある同会議・総合福祉部会「障害者総合福祉法の骨格に関する総合福祉部会の提言—新法の制定を目指して」2011（平成23）年8月

全国組織を持つ障害者団体の多くが参加し、かつ当事者だけではなく家族、事業者団体も参加し、約1年間に18回に及ぶ協議を55人が進め、その一致点として内閣府に意見具申している。

抜本的な法制度改革、整備計画づくりは数年に1回ぐらいであるが、その後の障害者の生活等を大きく規定する。障害者基本法等では、後述するように障害者・関係団体の「意見を聞く」あるいは「一構成員として含める」ということは実現されてきている。しかし障害者のことを決めるのにそれだけでよいのであろうか。障害者・関係団体が協議してそのまとめを意見として出せるように保障すべきであろう。その保障こそ、必要である。

この骨格提言づくりは、多くの団体が協議することで、障害ごとに異なる多様な配慮事項があることを学び合い、かつ多様な団体の考え方も学び合い、互いに政策提言力量を形成しながら一致できる政策を作り上げている。こうした取り組みが保障されることで、「障害者のことは障害者抜きで決めないで」というばかりではなく、障害者が政策づくりの主体となり「障害者のことはまず障害者で」という体制もできてくるであろう。

2. 障害者総合支援法等の国・自治体の役割と障害者参加

ここでは1節の理念を受けて、障害者法制の主たるもの、障害者基本法と障害者総合支援法における国と自治体の役割および障害者参加の法制度上の仕組みと課題を述べる。

A. 障害者基本法における国・地方公共団体の役割

［1］国と地方公共団体の役割

障害者基本法は、6条で「国と地方公共団体」は、同法の目的を「総合的かつ計画的に実施する」と行政の役割を定義している。そして、**1節B.［1］**で紹介したように、「国と地方公共団体」がすべき具体的な施策を総合的に言及している。

その特徴は、第1に、6条で行政の「実施」を一般的義務にしているが、具体的な実施条項では「○○を講じなければならない」としているのはわずかであり、多くは「必要な施策を講じなければならない」「努めな

障害者基本法の理念と目的
「基本的人権を享有するかけがえのない個人として尊重」（1条）理念
「障害者の自立及び社会参加の支援」（1条）目的

ければならない」等々、促進する責務・努力義務になっていることである。障害者権利条約は、国の「確保」を各条項で一般的義務にしているが、それと比べて大きく後退している。

　第2に、同法12条で国の「財政上の措置」責任を謳っているが（実際はその責任は縮小されてきている）、具体的な実施条項ではすべて「国と地方公共団体」が並列して実施責任となっている。明らかに国の財政保障責任をあいまいにし、地方公共団体への国の財政保障があってこそ生きてくる地方公共団体の裁量ある実施責任を軽視している。

［2］障害者政策委員会、「合議制の機関」の機能と役割

　障害者基本法は、施策実施の障害者参加について、「障害者その他の関係者の意見を聴き、その意見を尊重するように努めなければならない」と「国と地方公共団体」の責務を述べている。「障害者週間」では「団体等との緊密な連携」が謳われているが、ここのみである。障害者権利条約4条3項のように全実施条項で「緊密に協議」「積極的に関与」とすべきであろう。 <!-- 障害者基本法10条2項 / 障害者基本法9条 -->

　障害者および関係団体が施策に主体として関わることができるのは、「政策委員会」のみである。政策委員会は、内閣府に置かれ、障害者基本計画の策定・実施に関して、調査審議し（資料の提出、意見の表明、説明その他が要請できる）、内閣総理大臣または関係各大臣に意見を述べ、必要な場合は勧告もできる。そしてこの委員は、内閣総理大臣が「障害者、障害者の自立及び社会参加に関する事業に従事する者並びに学識経験のある者のうちから」任命する。2011（平成23）年の法改定で創設された制度である。障害者基本計画に関することに限定されるが、調査権限、勧告権があるなど、参加をより実質的なものにしている。 <!-- 障害者基本法32条 -->

　なお同様な地方公共団体の委員会については、条例で「合議制の機関」を都道府県は「置く」、市町村は「置くことができる」としている。役割は、障害者計画作成・修正時に限定されず、「施策の総合的かつ計画的な推進について必要な事項を調査審議し、及びその施策の実施状況を監視すること」としている。政策委員会のような勧告権限はなく、諮問機関的位置づけとなっている。ただし委員構成については「障害者の意見を聴き障害者の実情を踏まえた調査審議を行うことができることとなるよう、配慮されなければならない」と、自治体の裁量に委ねている。自治体で参加充実を図り、活用していくことが要請される。 <!-- 障害者基本法36条 -->

B. 障害者総合支援法における国・地方公共団体の役割

[1] 国の役割は地方公共団体への助言

障害者総合支援法は基本理念を有する法だが、主には障害福祉サービスの給付と地域生活支援事業の実施を定めたサービス法の性格を持つ。したがってサービス等の身近な実施から条文は展開されている。

行政の責務も、第1に市町村があり、「自立支援給付及び地域生活支援事業を総合的かつ計画的に行うこと」と明確にされている。次に都道府県は「市町村に対する必要な助言、情報の提供その他の援助を行うこと」とし、最後に国は「市町村及び都道府県に対する必要な助言、情報の提供その他の援助」が責務として規定されている。なお、事業における役割分担、都道府県の広域的、専門的な事業の市町村との分担等についてはここでは取り上げない（**第5章6節〜10節参照**）。

確かに身近なサービスの実施主体は市町村である。しかし、特に国の責務はそれへの助言等だけでよいのであろうか。国と地方公共団体の給付費の負担割合は規定されているが、障害者の権利確保という視点からの国の財政保障責任について、少なくとも基本理念で明らかにすべきであろう。

[2] 障害福祉計画における「協議会」の機能と役割

同法では、サービス利用時における障害者参加について、意思疎通者への便宜供与を市町村の責務とし、「障害者等の意思決定の支援に配慮する」こと、「常に障害者等の立場に立って効果的に行うよう努めなければならない」ことを事業者の責務としている。サービス利用時における障害者参加への配慮責務は明確にされている。しかし施策への参加は明確ではない。

国（厚生労働大臣）は「自立支援給付及び地域生活支援事業の円滑な実施を確保するための基本的な指針」を作成する責務があり、その作成・変更時は「あらかじめ、障害者等及びその家族その他の関係者の意見を反映させるために必要な措置を講ずるものとする」とあるが、その機関等については法上の規定がない。しかも市町村と都道府県は、その「基本指針を踏まえて」障害福祉計画を作成しなければならない。

市町村は、そのうえで、「関係機関等」で構成される「協議会」（任意設置）あるいは前述 A.［2］の「合議制の機関」（任意設置）に「意見を聴くように努めなければならない」。都道府県についても「合議制の機関」が必置になるだけで他は同様である。

国の基本指針作成過程への障害者参加が明確にされておらず、しかもそ

障害者総合支援法の基本理念
障害者総合支援法1条の2に規定

障害者総合支援法における行政の役割
障害者総合支援法2条の1項、2項、3項

障害福祉サービスの給付費の負担割合
基本は、国・都道府県・市町村が、5・2.5・2.5となっている。

意思疎通者への便宜供与
「意思疎通について支援が必要な障害者等が障害福祉サービスを円滑に利用することができるよう必要な便宜を供与する」
（障害者総合支援法2条1項の3）

障害者総合支援法42条1項

自立支援給付及び地域生活支援事業の円滑な実施を確保するための基本的な指針
障害者総合支援法87条。一般には基本指針と称されている。

障害者総合支援法88条、89条

障害者総合支援法の「関係機関等」
「関係機関、関係団体並びに障害者等及びその家族並びに障害者等の福祉、医療、教育又は雇用に関連する職場に従事する者その他の関係者」
（障害者総合支援法89条の3）

障害者総合支援法89条

障害者総合支援法88条8項

うして策定された基本指針を踏まえて地方公共団体は障害福祉計画を作成し、かつそこへの障害者参加も市町村の裁量に委ねられている。

身近にあるサービスの整備計画であるだけに障害者参加が重要になるが、障害者基本計画、障害者計画に比べてもそれは軽視されている。

3. 障害者基本法の障害者計画と障害者総合支援法の障害福祉計画

A. 障害者基本法による障害者計画

障害者基本計画は、障害者基本法による国の「障害者のための施策に関する基本的な計画」である。地方公共団体の場合は、それを「障害者計画」としている。ここではその2つを障害者計画と言う。後述B.の障害福祉計画との基本的な相違は、障害者基本法が言及する総合的な分野の施策に関するものが障害者計画であり、その一部である障害福祉サービス等を担うのが障害福祉計画である。

障害者基本法11条

➡ p.200
本章1節B.〔1〕参照。

障害者計画は、国とすべての地方公共団体に作成が義務づけられ、作成・変更時は各首長が国会、議会に報告しなければならない。国の障害者基本計画のみ、国会への年次報告が課せられている。なお障害者計画の策定過程等の障害者・関係団体参加は、**第2節A.〔2〕**で述べてきた。

障害者基本法13条

これまで、国の障害者施策に関する基本的な計画は、「障害者対策に関する長期計画（1983〔昭和58〕～1992〔平成4〕年）」「障害者対策に関する新長期計画（1993〔平成5〕～2002〔平成14〕年）」（2003〔平成15〕年障害者基本法成立を受けてこの計画が第一次基本計画に位置づけられた）、「第二次障害者基本計画（2003〔平成15〕～2012〔平成24〕年）」を経て、現行の「第三次障害者基本計画（2013〔平成25〕～2017〔平成29〕年）に至っている。なお第四次（2018〔平成30〕～2022〔平成34〕年は現在審議中である。

現行の第三次障害者基本計画は、障害者権利条約批准を控えた、障害者基本法改定、障害者差別解消法成立を受けた、障害種別を超えた生活ニーズに着目した生活のしづらさ調査結果をもとにした、障害者制度改革推進会議および政策委員会の意見を受けたものの具体化として期待された。しかしその内容は、この間のサービス対象の拡大、新たな分野をこれまでのものに加えただけのものであり、重点施策もなく、数値目標もこれまでの

伸び率を多くの点で下回るなど、期待外れであった。2013（平成25）年度以後の施策展開がそれを明らかにしていよう。

B. 障害者総合支援法による障害福祉計画・障害児福祉計画

障害福祉計画は、障害者総合支援法による「自立支援給付及び地域生活支援事業の円滑な実施を確保するための基本的な指針」である。

前述第2節B.[2] で述べたように国が基本指針を作成し、市町村と都道府県は「それに即した」障害福祉計画の作成が義務づけられている。障害者計画のような議会報告はない。3年を期間とし、第1期（2006〔平成18〕～ 2008〔平成20〕年）、第2期（2009〔平成21〕～ 2011〔平成23〕年）、第3期（2012〔平成24〕～ 2014〔平成26〕年）、第4期（2015〔平成27〕～ 2017〔平成29〕年）を経て、現在第5期（2018〔平成30〕～ 2020〔平成32〕年）の基本指針が提起された段階である。第5期からは「障害福祉計画」と「障害児福祉計画」の作成となる。なお策定、実施における障害者・関係団体参加は第2節B.[2] で述べてきた。

市町村障害福祉計画および障害児福祉計画は、①障害福祉サービス、相談支援事業および地域生活支援事業の提供体制の確保に関わる目標、②各年度における指定障害福祉サービス、指定地域相談支援または指定計画相談支援の種類ごとの必要な量の見込み、③地域生活支援事業の種類ごとの実施、が必須事項で法定化され、②の見込み量確保の方策、前掲第2節B.[2] の「関係機関等」との連携が「定めるように努める」事項にされている（88条2項、3項）。都道府県障害福祉計画も同様に規定されている。

第5期の基本指針は、重点となる成果目標に「施設入所者の地域生活への移行」「精神障害にも対応した地域包括ケアシステムの構築」「地域生活支援拠点等の整備」「福祉施設から一般就労への移行」「障害児支援の提供体制への整備等」を挙げているが、これまでの項目が一部見直された程度で、大きな変化は障害児福祉計画の新設ぐらいである。数値目標もこれまでの実績から維持ないし後退となっているが、その理由などは明らかにされていない。第1節C.[3] で述べた「生活のしづらさなどに関する調査」結果からみても障害者のニーズ実態とかけはなれたものと言わざるを得ない。今回が初となる障害児福祉計画についても目標項目・数値ともに貧弱と言わざるを得ない。今後に地方公共団体でどれだけ豊かなものにしていくのか、重要な課題となっている。

障害福祉計画
障害者総合支援法5章で規定

障害児福祉計画
障害児の福祉サービスも新たに加わる。
➡ p.195
第9章4節 A. 参照。

障害者総合支援法88条2項、3項および児童福祉法の障害児支援関係

関係機関等
障害者総合支援法89条の3。
➡ p.208
欄外キーワード参照。

第5期の基本指針
厚生労働省告示「基本的な指針」による。2017年最終改正版。

4. 自立支援協議会(地方公共団体の「協議会」)

　自立支援協議会は、障害者自立支援法成立に伴って作られた調査審議の協議会であるが、法定されていないにもかかわらず厚生労働省によって都道府県、障害福祉圏域、市町村単位に設置が促進されたものである。したがって機能や役割は多様であるが、多くは障害福祉サービスや地域生活支援事業の事業者あるいはその職員の連絡調整、協議の場とされてきた。専門部会を設け、処遇困難事例のサービス調整など実績を積み上げてきているところもあった。

　この実績から法定化が言われ、2012（平成24）年障害者総合支援法89条の3に「協議会」が盛り込まれる。任意設置ではあるが地方公共団体の設置によるものとなった。「関係機関等」で構成され、障害福祉計画の策定・変更時に意見を述べる他、「地域における障害者等への支援体制に関する課題について情報を共有し、関係機関等の連携の緊密化を図るとともに、地域の実情に応じた体制の整備について協議を行う」協議会となった。

　第1節B.［3］で述べてきたように、この協議会の構成員、障害者・家族・事業者・職員等は、障害者を真ん中に連帯共同できる関係にある。しかも障害者の実態と支援ニーズに最も近い人たちである。専門部会を組織し処遇困難事例への各々の事業所の強みを生かした取り組み、障害福祉計画への意見だけではなく地域における支援体制に関する行政要求をまとめて行政と折衝し、自治体単独事業を具体化している事例も出てきている。障害者の権利保障にむけて、事業ごとの枠を超え、階層等の枠を超え、地域の枠を超え、緊密な連携を図り、交流や力量向上の研修、サービス調整だけではなく、提供体制整備を行政に働きかけていく協議会の役割の充実も期待される。

総合支援法の関係機関等
➡ p.208
本章2節B.［2］の欄外キーワード参照。

浅田訴訟が求める介護とは

　浅田達雄さんは、介護保険の不申請を理由に、岡山市から65歳の誕生日3日前に「障害者自立支援法（現・総合支援法）による福祉サービス介護を全て打ち切る」という処分を受けました。

　彼は、岡山市が私に「死ね」の処分をしたと2015（平成27）年3月に岡山県に審査請求を行い、同年7月、「①処分庁（岡山市）の処分は不当、②既に原処分の一部取り消し新支給決定あり。」と請求を棄却されました。

　彼はこれを不服として、9月「法の下の平等の侵害」「生存権の侵害」「岡山市の行政権の逸脱濫用」であると提訴に踏み切りました。

　彼は、介護を受けなければ重度障害者が生存できないこと、介護が生存権の一部であること、65歳になると介護保険を強制され支援法介護に劣る介護支給と1割の金銭負担を「差別」と訴えました。以後口頭弁論は21回、2018（平成30）年2月に判決となる予定です。

　浅田さんや支援する会は、被告の処分の違法性・妥当性の有無の判断になぜ裁判が長引くのかと、①65歳で差別された浅田達雄さんの生存権、平等権が守られ、②岡山市が再び障害者の生殺与奪の暴挙を行わないよう、③障害者のまっとうな願いが司法によって支えられる早期結審を全国に訴える点字・墨字・インターネット署名を集めています。

　原告団は、裁判所に、浅田さんの1日を描いたビデオを提出し、精査され、憲法、障害者の権利条約、障害者基本法、障害者総合支援法の理念に基づく判決を1日も早く下されることを求め、署名活動と併せて、裁判のあり方に一石を投じています。

　裁判は、現行の介護制度が、障害者を社会的存在であり、社会参加も含めて「必要に応じて必要な介護」に近づいている支援法介護と居宅内で「食う、出す、入浴、着替え」に限定した介護保険による2種類の介護があることを明らかにしてきました。浅田さんは65歳になっても福祉サービスだけで介護が受けられるように、年齢による差別の解消と2種類の介護制度のあり方のおかしさを投げかけています。

　読者のみなさんは、この2つの制度をどのように考えられますか。

（障害者の生活と権利を守る岡山県連絡協議会　吉野一正）

第11章 障害者福祉現場で働く職員

　機能障害がある人たちが、日常生活、社会生活において、人間らしくかつその人らしい自立した生活を営んでいくためには、社会福祉の各種の法律に基づき提供される社会サービスが必要なことが多く、必要に応じた社会サービスの提供を受けることができる。こうした社会サービスの提供を直接的、間接的に行うのが、社会福祉現場で働く職員である。
　本章では、こうした社会福祉現場で働く職員の福祉労働固有の価値と、それぞれの資格、報酬や労働条件の現状や課題について、多職種との連携や地域におけるボランティアとの関係も含めて学習をする。

1

　障害福祉現場における福祉サービス毎の職員配置基準、労働実態を学ぶとともに、厳しい事業運営と運動の必要性について学ぶ。

2

　障害者支援に関わる資格である相談支援専門員、サービス管理責任者、サービス提供責任者の職務内容および資格取得要件について学ぶ。

3

　社会福祉士の資格制度化の背景、資格取得の要件、社会的役割と社会的使命について学ぶ。

4

　機能障害のある人たちの生活を保障するために、社会福祉の専門職だけではなく、医療や教育などの専門職との連携や民生委員やボランティアなどの地域住民とのネットーワーク形成の必要性と課題について学ぶ。

1. 障害者福祉における実践

A. サービスごとの職員配置基準

障害者総合支援法

　2014（平成26）年4月に完全施行された「障害者総合支援法」の障害福祉サービスの職員配置基準は、「障害者の日常生活及び社会生活を総合的に支援するための法律に基づく指定障害福祉サービスの事業等の人員、設備及び運営に関する基準」（平成18年9月29日厚生労働省令第171号）に基づき定められている。紙幅の都合により全体を示すことはできないため、ここでは「生活介護」について、表11-1-1として例示しておく。表で読み取れるように、職員配置基準の枠組みは、利用者数の増加と利用者の障害支援区分が高くなるごとに人員配置が厚くなる仕組みとなっている。

表11-1-1　生活介護の職員配置基準

対象	障害支援区分が4（50歳以上の者は区分3）以上の者
医師	利用者に対して日常生活上の健康管理および療養上の指導を行うために必要な数
看護職員	生活介護の単位ごとに、1人以上
理学療法士または作業療法士	生活介護の単位ごとに、利用者に対して日常生活を営むのに必要な機能の減退を防止するための訓練を行う場合に、生活介護の単位ごとに、当該訓練を行うために必要な数
生活支援員	生活介護の単位ごとに、1人以上（1人以上は常勤）
＊看護職員、理学療法士または作業療法士および生活支援員の総数は、生活介護の単位ごとに、常勤換算で、①から③までに掲げる平均障害支援区分に応じ、それぞれ①から③までに掲げる数および④に掲げる数を合計した数以上 ①平均障害支援区分が4未満：利用者（厚生労働大臣が定める者を除く。②および③において同じ）を6で除した数 ②平均障害支援区分が4以上5未満：利用者数を5で除した数 ③平均障害支援区分が5以上：利用者数を3で除した数 ④厚生労働大臣が定める者である利用者の数を10で除した数	
サービス管理責任者	利用者数60人以下：1人以上 利用者数61人以上：1人に、利用者数が60人を超えて40またはその端数を増すごとに1人を加えて得た数以上 ＊1人以上は常勤

出典）『障害者総合支援法事業者ハンドブック―指定基準編2017年版』中央法規出版，2017，pp.222-223. に筆者加筆

B. 障害福祉サービスごとの職員種別内訳

障害福祉サービス事業は、**表11-1-2**の通り、事業ごとにさまざまな従業者の配置が規定されている。従業者の規定では、職種規定と職務規定とが混在している。医師や看護職員、理学療法士、作業療法士に関する配置基準は国家資格を有する職種規定であるものの、それ以外の従事者は熱意や実務経験を要件とし、業務内容を示した職務規定となっている。たとえば、世話人や生活支援員の要件は、「障害者の福祉の増進に熱意があり、障害者の日常生活を適切に支援する能力を有する者」[1]とし、就労支援員は、「職場実習のあっせん、求職活動の支援及び就職後の職場定着のための支援等、障害者に関する就労支援の経験を有した者が行うことが望ましい」[2]となっている。

職種規定と職務規程
職種とは、医師、看護職、ソーシャルワーカー（＝社会福祉士）のように固有の学問的基盤に基づき、所定の科目の履修と単位取得、所定の実習を経て、国家試験の合格により、社会的に承認を得られる専門職のことである。一方、職務とは、明示された業務の内容のことであり、職種とは異なる。

表11-1-2　障害福祉サービスの主な事業に配置されている従業者

事業名 \ 従業者	居宅介護	重度訪問介護	同行援護及び行動援護	療養介護	生活介護	重度障害者等包括支援	自立訓練（機能訓練）	自立訓練（生活訓練）	就労移行支援	就労継続支援A型	就労継続支援B型	共同生活援助
サービス管理責任者				○	○		○	○	○	○	○	○
サービス提供責任者	○	○	○			○						
生活支援員				○	○		○	○	○	○	○	
職業指導員									○	○	○	
就労支援員									○			
地域移行支援員								*△				
医師				○	○							
看護職員				○	○	○						
理学療法士または作業療法士				○	○							
世話人												○
管理者	○	○	○	○	○	○	○	○	○	○	○	○

注）＊宿泊型自立訓練を行う場合、地域移行支援員を配置
出典）「障害者の日常生活及び社会生活を総合的に支援するための法律に基づく指定障害福祉サービスの事業等の人員、設備及び運営に関する基準」平成18年9月29日厚生労働省令第171号をもとに筆者作成

C. 労働条件の実態

ヒューマンサービスと呼ばれる対人援助の職業は、社会福祉従事者以外にも、教員や看護職等がある。国は、これら社会に必要不可欠な対人援助職に対して、労働条件の整備や職場定着促進を促す施策を講じている。

教員には「これからの学校教育を担う教員の資質能力の向上について」

（中央教育審議会答申、2015〔平成27〕年12月）、看護職には「看護師等の人材確保の促進に関する法律」（2015〔平成27〕年5月）がある。社会福祉従事者についても、2014（平成26）年6月に「介護・障害福祉従事者の人材確保のための介護・障害福祉従事者の処遇改善に関する法律」が特別措置法として成立した。附帯決議では、労働条件や賃金の改善だけではなく、キャリアパスの確立についても検討することが求められた。

　この特別措置法が成立した背景には、介護・障害福祉従事者の賃金が他業種と比較して低位であり、人材確保が喫緊の課題であったからである。具体的施策として、資質向上のための計画や研修実施等のキャリアパスが確立している事業所等には、報酬額に職員の処遇改善の加算を受けられる仕組みを導入した。また、2012（平成24）年度から社会福祉士のキャリアパスと位置づけた「認定社会福祉士制度」を民間が認定することとなった。

　一方で、「社会福祉施設職員等退職手当共済制度」は改正され、2016（平成28）年4月1日以降に採用された職員については、イコールフッティングを根拠に国庫補助金がカットされた。

D. 今なお続く厳しい事業運営と求められる運動の広がり

　障害者総合支援法による報酬額は、1単位を10円とし、事業ごとに単価が設定され、地域区分（1級地から16級地）に応じた割合を乗じた額となる。生活保護の級地と同様に都市部ほど高い設定となっている。報酬単価は、障害支援区分や事業の利用定員等により細かく規定されている。この報酬額の支払い方式は、2006（平成18）年の障害者自立支援法施行後から実施され、結果として多くの事業所が大減収となった。2018（平成30）年度からは事業報酬額の大幅な見直しもされる。さらに、職員配置基準は、非正規・正規職員を問わず必要とされる職員を定める「常勤換算方式」を採用したことから、障害福祉事業所は、事業継続のために非正規の比率を上げざるを得ない状況となった。この常勤換算方式については、2011（平成23）年8月の「障害者総合福祉法の骨格に関する総合福祉部会の提言（通称：骨格提言）」において廃止が謳われたものの未だに続いている。

　人材を育て確保していくためには、日払い等の報酬の支払方式を見直し、安定的な経営を行い、職員のキャリアパスを確立していく必要がある。公共性の高い社会福祉事業に、競争原理が持ち込まれつつある。社会福祉事業の危機である。骨格提言に立ち返り、本来の社会福祉事業のあり方を取り戻すために、領域を超えた幅広い運動の展開が今求められている。

特別措置法
現行法で対応できない事態が生じたときに、期間や目的を限定し特別に作られる法律。この法律では、2015（平成27）年4月1日までに賃金水準や処遇改善について、財源確保とともに検討することとされた。

キャリアパス
Career Path
キャリアアップしていく仕組みのこと。会社における課員、主任、係長、課長補佐、課長等、職位を上げていく仕組みのこと。介護・福祉従事者は、キャリアパスがないことが、低賃金の問題ともされている。

認定社会福祉士・認定上級社会福祉士
一定の実務経験を有した社会福祉士が所定の研修を受講することで認定社会福祉士認証・認定機構から付与される。
http://www.jacsw.or.jp/ninteikikou/index.html

社会福祉施設職員等退職手当共済制度
社会福祉法人の福祉施設職員の身分の安定を図る目的で、国、都道府県、社会福祉法人が3分の1ずつ負担し独立行政法人福祉医療機構が運営している。2016（平成28）年4月1日以降に採用された職員は、社会福祉法人が3分の3負担することとなった。

イコールフッティング
株式会社等の民間企業も福祉事業を経営しており、公益法人である社会福祉法人も民間企業と同じ土俵に足並みを揃えるという意味。

2. 障害者支援に関わる専門職の役割

本節では、「障害者総合支援法」の指定事業所における「相談支援専門員」「サービス管理責任者」「サービス提供責任者」について解説する。

A. 相談支援専門員

[1] 法的根拠

相談支援専門員は、「障害者の日常生活及び社会生活を総合的に支援するための法律に基づく指定地域相談支援の事業の人員及び運営に関する基準」（平成24年厚生労働省令第27号）3条2項、および「障害者の日常生活及び社会生活を総合的に支援するための法律に基づく指定計画相談支援の事業の人員及び運営に関する基準」（平成24年厚生労働省令第28号）3条の規定に基づき、相談支援事業所従事者のうち1人は相談支援専門員を必置とすることが定められている。

> 相談支援専門員

[2] 相談支援の体系および職務

相談支援事業は、以下の3つに分けられる。1つは地域生活支援事業として実施される基本相談支援であり（障害者総合支援法77条3項）、2つめは、サービス個別給付（地域相談支援給付費や計画相談支援給付費）として実施されるサービス等利用計画の相談（〔サービス利用支援、継続サービス利用支援〕51条の17）、そして3つめが地域移行支援・地域定着支援の相談（〔地域移行支援、地域定着支援〕51条の14）である。

> 地域生活支援事業
> 基本相談支援
> サービス等利用計画の相談
> 地域移行支援・地域定着支援の相談

指定特定相談支援事業者と障害児相談支援事業者の指定は市町村長が行い、特定一般相談支援事業者の指定は都道府県知事が行う。指定特定相談支援事業者は計画相談支援と基本相談支援を行い、特定一般相談支援事業者は地域相談支援と基本相談支援を行うことになっている。詳細は、図11-2-1の通り。相談支援専門員はこれら「基本相談支援」、「計画相談支援」、「地域相談支援」の相談支援従事者として位置づけられている。

「基本相談支援」、「計画相談支援」、「地域相談支援」の説明および相談支援専門員の職務については、**第5章7節**を参照されたい。

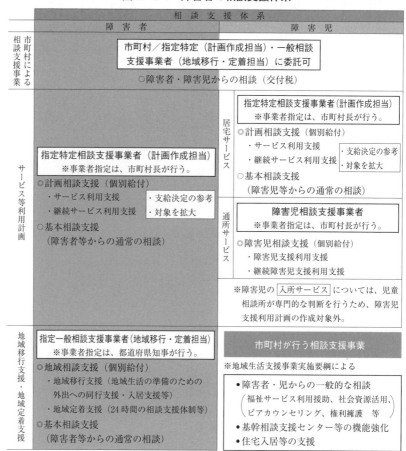

図 11-2-1　障害者の相談支援体系

出典）「障害者総合支援法とは…（改訂第2版）」東京都社会福祉協議会，2015，p.18，一部抜粋

［3］相談支援専門員の要件

　相談支援専門員の要件は、2012（平成24）年の厚生労働省告示第226号「指定地域相談支援の提供に当たる者として厚生労働大臣が定めるもの」および同年厚生労働省告示第227号「指定計画相談支援の提供に当たる者として厚生労働大臣が定めるもの」に規定されている。一定の実務経験を有していることと都道府県知事が行う5日間で31.5時間の「相談支援従事者初任者研修」の受講を要件としている。また、「相談支援従事者初任者研修」の受講後、18時間の「相談支援従事者現任研修」を5年に1回以上受講することが義務づけられている。

（傍注）相談支援従事者初任者研修／相談支援従事者現任研修

B. サービス管理責任者

[1] 法的根拠

　サービス管理責任者は、「障害者の日常生活及び社会生活を総合的に支援するための法律に基づく指定障害福祉サービスの事業等の人員、設備及び運営に関する基準」（平成18年9月29日厚生労働省令第171号）に基づき、**表11-1-2**の通り、「療養介護」、「生活介護」、「自立訓練」、「就労移行支援」、「就労継続支援A型」、「就労継続支援B型」、「共同生活援助」の事業に対してサービス管理責任者が必置とされている。

[2] 職務

　サービス管理責任者は、利用者または障害児の保護者の日常生活全般の状況および希望等を踏まえ、「個別支援計画」の作成と「モニタリング」、「個別支援計画の変更」を行う。作成した「個別支援計画」は、利用者およびその同居家族にその内容を説明するとともに、当該個別支援計画を交付しなければならない。ここでいう「個別支援計画」とは、福祉サービス事業が生活介護の場合「生活介護計画」、就労移行支援の場合「就労移行支援計画」、等々それぞれの事業における支援計画のことを言う。支給決定から事業毎の「個別支援計画」の作成、「モニタリング」、「個別支援計画の変更」の流れは、**図11-2-2**を参照されたい。また、サービス管理責任者は、関係する機関との調整や従業者に対する技術指導等のサービス内容の管理も行う。

個別支援計画

モニタリング

[3] サービス管理責任者の要件

　サービス管理責任者の要件は、2006（平成18）年9月29日厚生労働省告示第544号「指定障害福祉サービスの提供に係るサービス管理を行う者として厚生労働大臣が定めるもの等」において規定されている。サービス管理責任者となるためには、**図11-2-3**の通り、一定の実務経験を有していること、先述した「相談支援従事者初任者研修の講義部分（2日間）」を修了していることと、都道府県知事が行う19時間の「サービス管理責任者研修」を修了しなければならない。

サービス管理責任者研修

図11-2-2 相談からサービス利用までの手続き

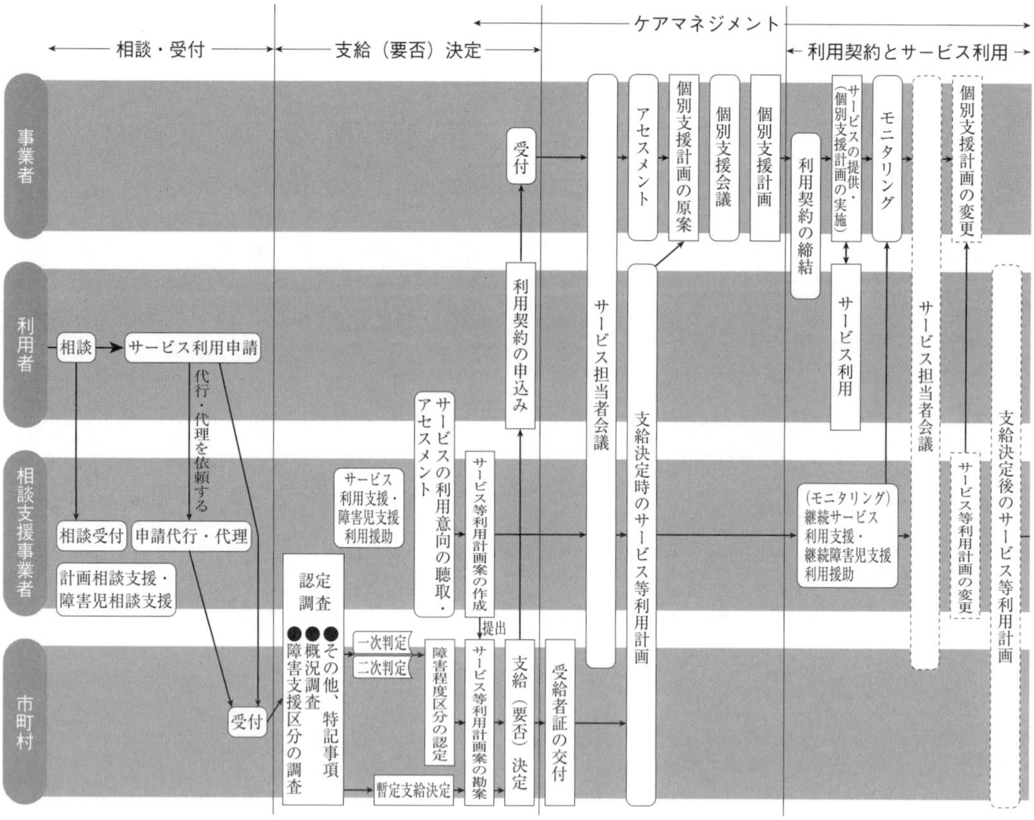

出典）「障害者総合支援法とは…（改訂第2版）」東京都社会福祉協議会，2015，pp.14-15．一部抜粋

図11-2-3 サービス管理責任者の要件

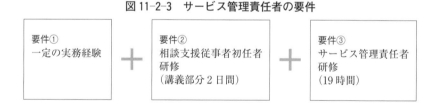

要件①　一定の実務経験　＋　要件②　相談支援従事者初任者研修（講義部分2日間）　＋　要件③　サービス管理責任者研修（19時間）

C. サービス提供責任者

[1] 法的根拠

サービス提供責任者は、「障害者の日常生活及び社会生活を総合的に支援するための法律に基づく指定障害福祉サービスの事業等の人員、設備及び運営に関する基準」（平成18年9月29日厚生労働省令第171号）に基づき、**表11-1-2**の通り、「居宅介護」、「重度訪問介護」、「同行援護」、「行動援護」、「重度障害者等包括支援」の訪問系事業で必置とされている。

居宅介護

重度訪問介護

同行援護

行動援護

重度障害者等包括支援

[2] 職務

　サービス提供責任者は、先述した訪問系事業以外の福祉事業に必置とされるサービス管理責任者と同様に、利用者または障害児の保護者の日常生活全般の状況および希望等を踏まえ、「個別支援計画」の作成と「モニタリング」、「個別支援計画の変更」を行う。ここで言う「個別支援計画」とは、「居宅介護」であれば「居宅介護計画」、重度障害者等包括支援サービスであれば、「重度障害者等包括支援サービス利用計画」となる。「モニタリング」および「個別支援計画の変更」においても、非訪問系事業におけるサービス管理責任者と同様の業務を行う。

　また、サービス提供責任者は関係機関との調整や、従業者に対する技術指導等のサービス内容の管理も行う。

個別支援計画

モニタリング

[3] サービス提供責任者の要件

　「居宅介護」「行動援護」「重度訪問介護」「同行援護」「重度障害者等包括支援」事業におけるサービス提供責任者の要件は、介護福祉士、実務者研修修了者、居宅介護職員初任者研修修了者等が定められている。さらに、「行動援護」は、行動援護従業者養成研修等修了者で、知的障害者または精神障害者の直接支援に5年以上従事した経験があること、「同行援護」では同行援護従事者養成研修の修了が要件となっている。

3. 障害者福祉における国家資格とその社会的役割

　1953（昭和28）年に「日本医療ソーシャルワーク協会」、1960（昭和35）年に「日本ソーシャルワーカー協会」、1964（昭和39）年に「日本精神医学ソーシャルワーカー協会」が結成された。これらに共通する設立の意図は、ソーシャルワーカーとしての専門性を高め、「専門職」としての社会的承認を得ることを目標とした。

　本節では、障害者福祉における中心的な国家資格である社会福祉士の資格制度化の背景、資格取得の要件、社会的役割と社会的使命について触れておきたい。

A. 資格制度化の背景

　昭和30年代から始まった高度経済成長の結果、労働者の都市への集中と農村の過疎の問題が顕在化してきた。都市、農村にかかわらず核家族化は進行し、それまで地縁や血縁を中心に対応していた生活問題に対して、近隣や家族だけでは対応することが困難になってきた。

　このような社会的背景から、厚生省（現在の厚生労働省）は、1970（昭和45）年「社会福祉施設緊急整備5か年計画」の中で、保育所、老人福祉施設、重度身体障害児者施設を重点整備施設として挙げた。以降、社会福祉施設・従事者数は増大していくことになる。社会福祉需要の増加と社会福祉従事者数の急増を背景に、1971（昭和46）年には「社会福祉専門職員の充実強化方策としての『社会福祉士法』制定試案」が公表された。

　その後、福祉専門職としての資格制度化に向けた議論は、関係職能団体、日本社会事業学校連盟、全国社会福祉協議会等も議論に巻き込みながら、1987（昭和62）年に「社会福祉士及び介護福祉士法」は成立した。厚生省は法案の提出理由を、以下4点で説明している。①「高齢化と福祉ニードへの専門的な対応」、②「国際化と福祉専門家の養成」、③「福祉関係者の人材の確保と資質の向上」、④「シルバー・サービスの動向と資格制度の必要性」である。

　2007（平成19）年に、「社会福祉士及び介護福祉士法」は改正された。法施行後20年の間に、2000（平成12）年の「介護保険」制度導入や社会福祉基礎構造改革、2003（平成15）年の「障害者支援費制度」の実施および2006（平成18）年の「障害者自立支援法」の施行など、介護や社会福祉を取り巻く状況は大きく変化した。それに伴い社会福祉士もサービスの利用支援、成年後見、権利擁護等の新たな業務を担うようになってきた。そこで改正法では、社会福祉士の「定義規定」「義務規定」「資格取得方法」「社会福祉士の任用・活用の促進」について、変更が加えられた。

　「社会福祉士」は法律上の名称であり、福祉現場により職名は異なる。たとえば、福祉事務所ではケースワーカー、障害者施設では生活支援員、社会福祉協議会ではコミュニティソーシャルワーカー、医療機関では医療ソーシャルワーカー（MSW）などと呼ばれている。ただし、所属機関における職務や職名は異なっていても、社会福祉学を学問的基盤としたソーシャルワーカーという同一の職種である。

障害者支援費制度

障害者自立支援法

職名としてのケースワーカー、生活支援員、コミュニティソーシャルワーカー、MSW等は、社会福祉士資格を要件としているわけではないものの、近年社会福祉士資格取得を採用要件としているところが多い。

B. 資格取得の要件

　公共性の高い、社会に不可欠なソーシャルワーカーとしての社会福祉士資格取得には、①選択系科目は一部あるものの、780時間に及ぶ18の指定科目を履修し単位を取得すること、②420時間の実習・演習（180時間以上の福祉現場における実習と90時間の実習指導、150時間の演習）を修了し単位を取得すること（1年以上の実務経験者は実習が免除される）、③社会福祉士国家試験に合格し登録すること、この3つの条件すべてが必要である。これらの資格取得課程は、教員（国家試験を除く）や看護職も同様のプロセスである。

　このような課程を経て取得する社会福祉士資格であるが、障害福祉現場における現行制度では、社会福祉士の必置規定はないに等しい。**表11-1-2**でも明らかなように、制度的には、サービス管理責任者、相談支援専門員の方が、資格要件として重視されている。これらの資格は、社会福祉士の資格取得課程と異なり、きわめて短期間の研修受講のみで付与される資格である。短期間であるがゆえに、研修内容も現行制度の理解と制度運用の手続き等、実務を中心としたものとなっている。加えて、生活支援員、職業指導員等の学問的基盤や実習経験が問われない職名を次々と創設させている。行き過ぎた規制緩和である。抑制的な財政出動の中でサービスの総量を増やしていくために、つまり福祉事業補助金削減のために、社会福祉士という国家資格に屋上屋を架す安易な職名の制度化と言えよう。

　しかしながら、サービス管理責任者や相談支援専門員、生活支援員等の職に就いている者の中には、社会福祉士資格を有する者も少なくない。そうであるならば、職種として社会福祉士の配置を必置とし、常勤換算方式を廃止する等、国家資格取得者の配置を促進し、安定した事業運営ができるように制度を再設計していく必要がある。

社会福祉士資格取得ルート図
www.sssc.or.jp/shakai/shikaku/route.html
社会福祉士資格を取得するためには、ネット資料のような方法がある。

C. 社会的役割と社会的使命

　パールマンの「6つのP」のうちの1つ"professional person"（「専門職」と訳されている）のprofessionalの動詞"profess"には、「公言する」という含意がある。つまり、ソーシャルワーカー（＝社会福祉士）に求められているのは、個別の問題解決を図るという援助者役割だけではない。実践の中で見えてくる制度政策の問題から目を背けることなく、問題点を社会へ「公言する」使命がある。マニュアルに従うだけの実務家ではなく、制度政策を改良していく実践家が求められているのである。さらに言えば、

パールマン
Perlman, Helen Harris
1905～2004

6つのP
Problem（問題）
Place（場所）
Person（人）
Process（過程）
Provisions（制度）
Professional person（専門職）

ミクロレベルにおける「何をするか」という具体的な援助者役割だけではなく、社会や制度との関連性から事象を構造的に捉える「どう見るか」というアセスメント力が最も求められている社会的役割なのである。

その社会的役割を果たすためには、「おかしいな」を感じられるセンサーを持っていなければならない。なぜ、当事者が障害支援区分認定過程に参画できないのか。なぜ、現場は、非正規職員の比率が高くなってきているのか。働きに行っているのに、なぜ、就労継続支援事業所に利用料を支払う必要があるのか。このように「おかしいな」と感じられる"ちから"を関わりの中から育てていくことが重要である。歴史的に社会福祉実践は、サービスにつなぐことや、支援計画を作ることだけではなかった。この「おかしいな」を社会的な問題に昇華させ、利用者や市民とともに、その解決を目指し取り組んできた運動の中にこそ、社会福祉実践の本質がある。

窪田暁子は、「why を知らずに How to を知っている人間をつくったのでは、真の意味で実践的な力を身に着けたことにはならない」[3] と社会福祉専門教育における重要な視点を指摘している。

本書を通して社会福祉を学ぶ学生には、講義科目での学びと実践現場での学びを往復させ、制度矛盾の最も表出する実践現場で「おかしいな」を言語化できるようになって欲しいと願っている。そして、障害当事者や家族の自己実現を支援するために、ソーシャルワーカーはマクロ政策にどのように働きかけてきたのか。障害者自立支援法違憲訴訟等、これまでの実践や運動をひもといて調べてみるといい。利用者の人権を擁護し、制度矛盾を克服する社会福祉実践のエッセンスは、歴史の中にきっとあるはずである。国家資格認定制度の現状について「プラティカルな知識に偏重して、社会福祉の理論・歴史といった科学性を担保する学習が軽視される傾向が見られる」[4] と高島進が指摘しているように、歴史や思想を抜きにした実践も学問もあり得ないのである。

> **障害者自立支援法違憲訴訟**
> 2008（平成20）年10月に応益負担を採用した障害者自立支援法は、憲法で保障された生存権や幸福追求権を侵害し、憲法違反であるとした訴訟。2010（平成22）年1月には、裁判所の和解勧告に従い、被告国と障害者自立支援法違憲訴訟の原告団・弁護団との間で、「基本合意」が結ばれた。

注）
(1) 「障害者自立支援法に基づく指定障害福祉サービスの事業等の人員、設備及び運営に関する基準について」厚生労働省社会・援護局障害保健福祉部長通知，平成18年12月6日付障発第1206001号，p.57．
(2) 前掲 (2)，p.69．
(3) 窪田暁子「社会福祉の専門性とその向上の条件」『社会福祉研究』41，鉄道弘済会，1987，p.70．
(4) 高島進「『福祉国家』と社会福祉サービス—スウェーデンと日本の比較」『日本福祉大学社会福祉論集』109，日本福祉大学，2003，pp.31-32

4. 多職種連携とネットワーク

A. 多職種の連携・協働

[1] 目的と背景

2007（平成19）年に改正された「社会福祉士及び介護福祉士法」の中では、「福祉サービス及びこれに関連する保健医療サービスその他のサービスが総合的かつ適切に提供されるよう、地域に即した創意と工夫を行いつつ、福祉サービス関係者等との連携を保たなければならない」（47条）と規定されている。これは、社会福祉士同士だけでなく、さまざまな職種と連携して業務にあたらなければならないことを示している。

多職種連携（Interprofessional Work; IPW）の必要性、さらに専門職養成の段階での連携教育（Interprofessional Education; IPE）の必要性も認識されるようになっている。

保健医療福祉サービスは、その知識や技術の進歩によって大きく前進し、拡充されてきた。多くの職種の専門職が生まれ、専門領域を確立する中で、それぞれの専門性の視点からのアプローチを主張、強調する傾向を克服する必要がある。利用者のニーズに寄り添いながら多様な専門職が互いの専門領域の手法を尊重しつつ連携し協働することにより、自らの専門領域が持つ可能性と限界を明らかにすることができ、さらにそれゆえに相互に補完し合いながら提供できるサービスが向上し、その質を高めることが可能となる。

複雑で多様な社会生活上の問題を抱える人びとの支援のためには、職員間の連携、あるいは異なる専門職間での連携は不可欠である。医師や看護師等の医療・保健分野の専門職との連携に加えて、児童虐待への対応やクライエントの権利擁護の活動などにおける警察や弁護士などの司法関係職種との連携、スクールソーシャルワークにおける学校教員等との連携・協働によるチームアプローチが求められている。さらに地域における自立生活支援のためには、専門職同士だけでなく、近隣住民や民生委員、ボランティア等多様な社会資源の連携を図るネットワーキングも必要である。

[2] コーディネーション（連携）

社会福祉におけるコーディネーションとは、目的の達成のために社会資

傍注：社会福祉士及び介護福祉士法

傍注：社会資源

源の「連携」「協働」「連絡調整」を図ることを意味する。

クライエントのニーズに応えるべく、生活問題の解決・改善、QOLの実現を目指して、必要なときに適切に速やかに社会資源を利用者に提供できるよう、チームアプローチによる効果的・効率的な専門職間の連携、連絡調整、サービスの統合を図る。保健医療福祉の専門職間の連携だけでなく、近隣やボランティアなどのインフォーマルサポートなども含めることもある。さらに既存の社会資源だけでなく、クライエントの利益に必要な支援を新たに開発し、ソーシャルサポートネットワークの構築を図る。

> ソーシャルサポートネットワーク

コーディネーションは、複数のサービス提供機関の共同作業であり、それぞれの機関が共通の援助計画のもとで望ましい結果に向けた共同作業を形成していくよう働きかけることである。

こうしたコーディネート機能が必要とされる背景には、地域ケア、地域生活支援が重視されてきたことにある。利用者のニーズと社会資源を結びつけ、各種の社会資源間のコーディネートを行うことは、利用者が地域で暮らし続けるために不可欠の支援である。施設ケアにおいても、施設外の社会資源を含めた調整が求められている。

クライエントの状況やニーズに応じた援助を可能にする協力体制を各関係者に働きかけ、援助目標を共有しながら各自の役割や責任を明確にしたうえで、相互の信頼関係を前提に連携・協働して援助活動を進めていくことは、社会福祉士の重要な機能である。

[3] チームアプローチ

多職種連携によるチームアプローチは、利用者を中心に、複数の専門職の相互作用を基盤とする協働によって利用者の生活を支援する活動である。

利用者の保健医療福祉ニーズに対し、個々の専門職の視点だけでなく、チームとしての視点を重視し、生活の質（QOL）の改善・向上を目指した支援という共通の価値観が共有される。

> パートナーシップ

日常的な情報伝達の場面や合意形成のためのカンファレンスの場面、サービス提供場面などで、協働が行われている。チームメンバーはパートナーシップを持ち、相互に尊重し、支援し、情報を共有する。パートナーシップは、多職種連携に必要とされるコミュニケーション能力の一部であり、関係者と信頼関係を築き、対等な関係を維持する姿勢・態度である。つまり、相手を尊重する態度を示す、協働を促進する態度を示す、自分の役割を果たし協働の相手に貢献する、自分の権限を相手に委譲する、などである。パートナーシップを形成することにより、チームメンバー一人ひとりの持つ力以上のチーム力が形成されるという成果が得られる。

利用者に関する情報、サービス内容、チームメンバーの状況など、支援に関連する情報をすべて共有することは不可能である。協働するためにどのような情報が必要なのかを判断し共有する。また、自職種で使っている専門用語が、他の分野では使われない用語であったり、同じ用語でも意味合いが異なったりすることもある。わかりやすく伝わりやすい情報の共有を図る。

自立生活支援には、本人の意思表示、自己決定というプロセスが不可欠である。しかし、障害等により自らの意思を十分に表現できなかったり、周りに対する遠慮から本心とは異なる選択がなされたりする場合もある。利用者の真のニーズを把握し、そのニーズに基づいた支援となるために、社会福祉士は意思決定支援を行い、この視点をチーム内で共有する必要がある。

B. 国際生活機能分類（ICF）の活用

現在、医療保健福祉の現場では、利用者・患者の多様なニーズに対応するために、関係する専門職の密な連携と協働によるチームアプローチが必須となっている。ここで必要となるのが共通言語である。2001（平成13）年にWHOにより定義された国際生活機能分類（ICF）のねらいの1つに、この分類を共通言語として活用することにより、本人、家族、各専門職が共通理解を持つことが挙げられている。また、利用者の自立生活支援を展開するには、利用者をトータルに理解し、総合的・統合的に支援することが必要となる。

国際生活機能分類(ICF)
➡ p.5
図1-1-2参照。

現在、医療保健福祉の各分野における支援内容および共通理解においてはICFが活用されている。医療分野では、一般的に幅広く利用可能なICFのコアセットが特定の疾患のために開発され、現在までに16セット発表されている。リハビリテーション分野では、「リハビリテーション総合実施計画書」「リハビリテーション実施計画書」に取り入れられ、診療報酬の算定要件となっている。厚生労働省は2007（平成19）年に「活動と参加の基準（暫定案）」で評価基準を具体的に示し、評価方法についてフローチャートを取り入れ、実用的な評価を可能とした。

リハビリテーション

職業リハビリテーションにおいては国際会議でコアセットが決定された。特別支援教育においては、18歳未満を対象にICFの初の派生分類として2007年に発表されたICF-CY（ICF-Children & Youth Version 国際生活機能分類・児童版）が活用されている。介護保険分野では、介護支援専門員基本テキストや2001（平成13）年の指導者研修会において、ICFが採

用され、2003（平成15）年には通所リハビリテーションの介護報酬の算定条件である計画作成において用いられた。2008（平成20）年の制度改正では、ケアプランの立案に導入された。このように、各領域によってICFの活用状況に差がみられるのが現状であるが、着実に活用範囲は拡大しており、今後も拡大することが予想される。

ノーマライゼーション
ユニバーサルデザイン　ノーマライゼーション、ユニバーサルデザイン、機会均等化、差別禁止と権利擁護、地域で普通に暮らす、社会参加など、取り組みの焦点が本人を変えることから、環境を変えることへと向いてきていることより、病気や障害への取り組みと同時に、環境を変える取り組みがより重要になってきている。ICFを活用することにより、チームにおける社会福祉士の役割を明確にし、「参加」「環境」への働きかけが期待されていることを自覚する助けになると考える。

　専門職、援助者の主導でなく、利用者主導でその主体的な生活を支援するためには、利用者の持てる能力、可能性、強さを引き出すストレングスの視点を持ち、環境との調整を図っていけるようその能力を発揮できるように支援する、エンパワメント概念に基づいた支援を展開する必要がある。

　利用者がどのような生活、人生を望んでいるのか、どのような支援を求めているのかといった利用者の意思を最大限に尊重し、自己決定、自己選択を可能にする支援を行うためには、チームにおける社会福祉の視点が重要となる。

C. ネットワーキング

[1] ネットワーキングの目的と社会福祉士の役割

　地域自立生活支援とは、本人の人生観を尊重しながら主体的な生活を送るために必要な支援を、本人の取り巻く社会関係を踏まえ、地域のネットワークによって行うことである。地域を基盤とした個別支援や地域支援の統合のために、さまざまな人や資源を結びつけるネットワーキングの技術が、社会福祉士には求められている。

　保健医療福祉の専門職および専門機関のネットワークだけでなく、近隣やボランティアなどのインフォーマルサポートなどを含めた地域ぐるみのソーシャルサポートネットワークの構築を図ることも求められる。

　社会福祉士は、ネットワークの構築とその有効な運用を促す働きが期待されており、地域全体の社会資源に精通していることなどが求められる。利用者の視点での社会資源の改善、地域における新たな社会資源の開発、住民の組織化など、地域全体の福祉の推進のための機能も求められると同

時に、個人や集団の訴えを代弁し、その権利を擁護していく役割も持つ。地域の偏見や差別意識のために社会的に抑圧された状態にある人びとがいる場合には、住民への啓発活動や制度的な取り組みを促し、誰もが地域社会の一員としての権利と機会が保障される社会への変革を促していく機能が求められる。

[2] ミクロから、メゾ、マクロへの展開

ネットワークには、個別レベルと地域レベルがあり、ニーズや支援の方向性によって、ネットワークのメンバーは異なる。メンバーの役割を明確にしておくためには、それぞれが果たしている機能のアセスメントが必要である。また、構築したネットワークを維持・調整していくためには、情報共有の仕組みを明確にしておくことが求められる。具体的には活動の記録様式や情報伝達の流れ、またインフォーマルな人びとが含まれている場合には、クライエントのプライバシーへの配慮等についてルールを明確にしておく必要がある。

個別支援会議では、多様な関係機関等が集まり、課題解決に向けた支援の内容やそれぞれの機関等の役割、今後の支援の方向性を確認する。援助の目標、方法など共通の基盤に立つことが重要となる。ニーズの変化や新たなニーズに伴い随時開催するための連絡調整が必要となる。個別支援会議で、チーム内の合意形成や役割調整を確保していくことである。相談支援専門員には、このようなチームアプローチを可能とする調整の能力が求められている。

> 個別支援会議

また、個人のニーズと地域の社会資源をつなぐにあたり、社会資源の改善等を働きかけたり、ニーズに応じた社会資源が不足している場合は社会資源の開発を提言していくことが重要となる。社会資源の開発のためには、個人のニーズが地域のニーズとして受け止められることが必要となり、これは地域のネットワークにつながる活動となる。その際、地域自立支援協議会（以下、協議会）を活用していくことも必要となる。協議会は、障害者の地域生活支援における、共通の目的、情報を共有して具体的に協働する中核をなすものである。

> 地域自立支援協議会
> 2013（平成25）年4月、障害者総合支援法施行により、地域の実情に応じて名称を定められるよう、名称が「協議会」と改められた。

個別支援会議などで見出されるニーズを、同じような状況にある多くの利用者のニーズとして共有化する必要性を感じ、このニーズを集約し、地域の住民レベルまで広く共有していくことが求められる。つまり、個別のニーズ（ミクロレベル）から同様のニーズの集約（メゾレベル）へ、さらに地域のニーズ（マクロレベル）への展開である。地域のニーズに対して関係機関が協働して解決に向けて取り組むネットワーク構築の場として、

地域自立支援協議会が有効に活用されることが求められる。

個別支援会議で個々のニーズに対する支援体制を構築するプロセスにおいて、役割分担と協働関係が蓄積され、ネットワークの構築につながり、地域支援体制の充実につながる。個別支援会議を地域自立支援協議会のベースとなる重要な会議として捉えることが必要である。

D. 今後の課題

社会福祉士には、多様な機関や専門職との連携が今後一層期待される。新たに創設される「自立生活援助」では、一人暮らしの支援のために、医療機関、地域住民との関係、体調管理、公共料金や家賃の支払い、家事の遂行などについて、確認および助言を行い、必要に応じて医療機関、行政、家主、地域住民等との連絡調整を行う。地域自立支援の実現のために、多職種・多機関連携および地域住民を含むネットワーク構築が必要になってくる。「就労定着支援」においては、生活面の支援、企業等との連絡調整、障害者就業・生活支援センターや就労移行支援事業所、医療機関等との連絡調整を行う。これにより社会参加の実現を図る。また、高齢障害者の介護保険の円滑な利用のために、障害福祉サービス事業所が介護保険事業所になりやすくする等の見直しを行うことになっている。このような連携、ネットワーキングには、多様な知識や技術が必要となってくる。

就労定着支援

近年、福祉ニーズが複雑化・多様化しており、分野横断的に、包括的・総合的に対応していくことが求められている。また、家族や地域内の支援力が低下しているという状況の中で、高齢者、障害者、児童、生活困窮者等、すべての人が世代やその背景を問わず、共に支え合い高め合う地域社会にしていくことが求められている。

現在、各福祉分野において、支援の包括化、地域連携、ネットワーキングを推進しているが、厚生労働省は2015（平成27）年9月「新たな時代に対応した福祉の提供ビジョン」において、地域の状況に照らした共生型の地域社会に向けた、全世代・全対象型地域包括支援体制の構築を示した。

新たな時代に対応した福祉の提供ビジョン

包括的な相談支援システムでは、高齢、障害、児童、生活困窮などの分野を横断し、支援調整から資源開発まで行う。雇用や農業、教育などとも連携する。総合的な支援の提供においては、多世代交流・多機能型の福祉拠点の整備を推進している。共生型サービスは介護保険と障害福祉両方の制度に相互に共通するサービスであり、障害者が65歳以上になっても使い慣れた事業所を利用しやすくなる。また、住民主体の地域課題解決に向けて他人事を我が事に変えていくような働きかけをする、いわば地域にと

っての触媒としてソーシャルワークの機能が求められている。

　このような地域包括支援体制を可能とするためには、福祉分野横断的に対応できるコーディネート人材の育成が必要となる。社会福祉士については、複合的な課題を抱える者の支援においてその知識・技能を発揮することが期待されている。

コラム　労働組合の役割　仲間がいるって嬉しいね！

　全国福祉保育労働組合は、民間の、障害や介護等の社会福祉施設、保育園で働く職員の労働組合です。皆、福祉保育労働が好きで、生き生きと働き続けられる職場づくりを目指しています。私たちがいつも笑顔で仕事ができていれば、利用者の皆さんは不安なく落ち着いて過ごすことができます。利用者の皆さんの「こう生きたい」という願いや生活の質の向上は、ゆとりある職員配置や、長く働き続け専門性を積み重ねていく職員の存在によって支えることができます。

　それには、働く者が安心して生き生きと働き続けられる労働条件や職場環境が不可欠です。福祉保育職場は、国や自治体の制度・政策によって運営されるので、働き続けられる賃金・労働条件を目指そうと思えば、職場の中だけでは限界があります。国・自治体へ政策要求の声を届ける必要があり、そのためには福祉政策を取り巻くお金の使い方や制度、そしてその根本にある政治的課題も理解しなければなりません。

　しかし、就職したての頃は目の前の利用者さんとの関わり（日々の実践）だけで手一杯で、なかなか制度や根本の問題まで目の向くゆとりはありません。5年ほど経験を積んだ若手職員が、「現場実践を積み、最近周りに目が向くようになった」と一様に言います。

　ここで力になるのが「仲間」と「学習」です。先輩、後輩が集まる労働組合で、「もっと良い仕事がしたい」という思いをベースに、職場で感じた自信喪失や疑問を出し合って話し合います。毎年自分たちで中身を検討して開催する「労働組合講座」の企画作りの中で、若手の実践の悩みを取り上げて討議していったら、その根本には制度政策の問題が見えてきて、私たちになにができるかといった内容で学習するに至ったこともありました。

　若者・中堅・ベテラン、それぞれの今の自分にあった理解で学びが得られ、自らの福祉保育労働者としての専門性への確信が進み成長がありました。人は、自分が必要とされ、自分にも必要な仲間とともに学習し成長を実感することで、「明日からも頑張ろう」という気持ちが湧いてきます。労働組合は、それを支える大切な「場」として存在しています。

（全国福祉保育労働組合　藤原佳子）

第12章 障害者相談支援の臨床事例

　本章では、相談支援の臨床事例（複数の実際例の経験を組み合わせた創作事例）の支援のプロセスを具体的に取り上げ、実践的な理解を深め学習する。

　本章の事例は、障害者相談支援センターの相談員の立ち位置からの相談支援の臨床事例である。主にミクロレベルとメゾレベルの部分の個別の相談支援、地域のチームやネットワーク等に焦点を当てた事例である。

　日本国憲法、障害者権利条約の基本的人権を土台にして、障害者福祉の理念であるノーマライゼーション、ソーシャル・インクルージョン、リハビリテーション、発達保障、自立生活、リカバリー、エンパワメント、アドボカシー、障害のある人もない人もともに生きる共生社会、等々これまで学んできた理念や理論を具現化する視点から臨床事例を読み解いてほしい。

　事例の中で、障害のある人の自己決定とその支援、障害のある人および家族の置かれている状況、相談支援のプロセス、地域の社会資源との連携やチーム支援の実際のいくつかを具体的に知りイメージをつかむ。各章で学んだ障害福祉の実践的な理解を積み上げていく際の材料とする。

1
事例1　母親が施設入所後、長年暮らしている自宅での一人暮らしを選んだ知的障害のある人の地域生活の相談支援。

2
事例2　知的障害のある人の一人暮らしにおける消費者被害への支援と次の住まい・仕事（作業所）への相談支援。

3
事例3　脳性まひの障害の重度化が進む中で、介護者である妻の介護負担も高まり、福祉機器・ヘルパーの介助を段階的に導入した相談支援。

4
事例4　家出を繰り返し窃盗をしてしまう精神障害と知的障害を併せもった人の刑務所出所後の地域生活における相談支援。

事例 1

**母親が施設入所後、
長年暮らしている自宅での一人暮らしを選んだ
知的障害のある人の地域生活の相談支援**

氏名：山田太郎さん（仮名）
年齢：56 歳
職業：中学（障害児学級）卒業後一般就労。小さな塗装会社
障害：知的障害、療育手帳 B
経済［月額］：給料 9 万円、障害基礎年金 2 級 6 万 6000 円、
　　　　　　心身障害者扶養共済年金 2 万円
　　　　　　持ち家・貯金あり
相談経路：隣の県に住む妹→区役所障害福祉課と障害者相談支援センター

図 12-1-1　ジェノグラムと関係図

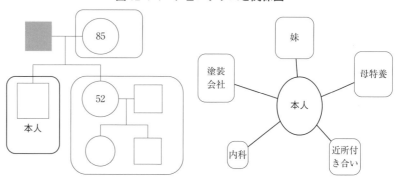

〈初回相談内容〉

　妹（52 歳）「1 年程前から病院の入退院を繰り返していた母（85 歳）が、今月家の近くの特別養護老人ホームに入所することになりました。実家でこれまで母と一緒に住んでいた兄の太郎が 1 人になってしまいます」
「このまま障害のある兄が 1 人で生活するのは難しいです。できないことはたくさんあり、私の手助けだけでは限界があります。どうしたらいいでしょうか。兄を施設に入れることはできるのでしょうか？」

〈支援開始時の太郎さんの生活の様子〉

（1）太郎さんは、父親の知り合いだった小さな塗装会社に長年勤めてい

ます。長年皆勤でほとんど休まず仕事に行っていましたが、母親が入退院する頃から、仕事で失敗が目立ち、人間関係のストレスがたまっているのか休む日が時々あるようです。
(2) 太郎さんは母親が入退院していた頃から、家では洗濯は自分でやり、食事は、スーパーで弁当を買ってきて何とかしていました。ゴミ出しも自分でやっています。1〜2週間に1回、隣の県に住む妹が家に来て、母親の病院での世話、太郎さんのお金の管理、部屋の掃除、買い物、書類の整理などをしていました。
(3) 高血圧の薬を飲んでおり月に1回、内科に通院しています。母親が元気なときは太郎さんに付き添って一緒に行っていました。今は薬を自分でもらいに行っています。
(4) 父親、母親、太郎さんは昔からの近所付き合いがありました。父親はお祭りや行事で活躍していたそうです。

〈支援の経過の中での太郎さんの願い・思い・悩み〉

「家から歩いて施設のお母さんのお見舞いに行きたい。お母さんが家にいないのでさびしいです」「塗装の仕事が得意なので定年まで頑張って働きたい」「洗濯はできる。料理や部屋の掃除片付けを覚えたい。自分の家で暮らしたい」「施設は遠くだから嫌だ（見学した後）」「病院に行くとき先生の話が難しい。だれか一緒に行ってほしい」「コンサートも行きたい。いつどこであるか知らない。予約が難しい。お母さんといつも一緒に行っていた」「相談にのってほしい」

〈支援の経過〉

(1) 自宅にて太郎さんと妹と複数回面談をする。太郎さんの思いを大切に傾聴する。妹の思いを傾聴する。状況のアセスメントを行う。地域生活のための福祉サービス等の選択肢やその情報を提供する。支援の計画を立てるため太郎さんの思い、願いに寄り添い進めていくことを話し合った。
(2) 障害支援区分認定調査の実施
(3) 支援の計画立案（サービス等利用計画）と支援の実施

①生活状況、思いの聞き取りとこれからの生活環境を考える。
②一人暮らしのために、家事援助のヘルパーさんに手伝ってもらい教えてもらうことを検討し実施してみる。
③グループホームの見学。夕食作り、他の利用者さんと食事をする。また、体験宿泊利用の検討をする。

④一般就労をしている知的障害のある人のセルフヘルプグループへの参加（地域活動センター）。

⑤余暇支援で移動支援の利用を検討する。買い物や、コンサートなど。

⑥就労の状況のアセスメントを行う。定着支援（就労・生活支援センター）の検討。

⑦金銭管理支援（自立生活支援事業の活用）。成年後見制度の検討を今後進める。

⑧通院同行支援（移動支援の利用、必要に応じて相談員同行）

⑨妹による手助けの内容の整理

(4) 区役所にて個別支援会議を複数回行う。支援課題に応じて支援者に呼びかける（本人、妹、ヘルパー事業所、就労・生活支援センター相談員、権利擁護センター相談員、区役所障害福祉課相談員、民生委員、地域の指定相談支援事業所相談支援専門員）。障害者相談支援センター相談支援専門員が会議をコーディネートする。

(5) 支援関係者と妹の支援の中で、太郎さんは住み慣れた自分の家で暮らしていきたいとの思いが出された。自分で家事も覚えていきたいと会議の場でメンバーと考えあった。妹は兄の思いを大事にしたい気持ちがあっても先のことが不安であったが、実際に具体的な支援関係者の支援の取り組みの中で、少しずつ見通しが持ててきつつある。妹の手助けや役割も見通しを持ちやっていくことが話される。

図12-1-2　支援開始後から一人暮らしの支援が始まるプロセスの地域生活支援の関係図

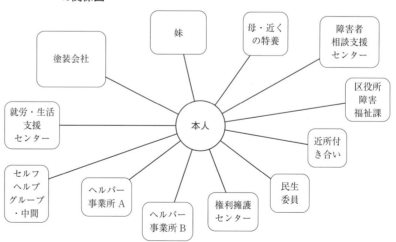

● 事例を通して考えてみよう

(1) 本人の自己決定を支える支援について考えてみよう。本人の願い、思いを想像してみよう。
(2) 支援プロセスの中での妹の思いを想像してみよう。本人の思いと家族（妹）の思いを支援関係者はどのように捉え進めようとしていたか。
(3) 障害のある人の一人暮らしを支える制度（障害福祉サービス等）や、地域の社会資源はどんなものがあり、どんな役割があるか。
(4) 本人を中心にして、個別支援会議が開催されている。前項（1）（2）（3）を踏まえて、本人を支える個別支援会議はとても重要である。コーディネートした相談員の役割やチームの役割を想像してみよう。
(5) この事例にもあるように、障害のある人と同居の親の高齢化が進んでいる状況がある。この事例では一人暮らしを実現する方向での支援だったが、一定数の最重度の障害のある方等は入所施設や精神科病院で長期間暮らしている状況がある。

　障害者基本法の3条2項に「全て障害者は、可能な限り、どこで誰と生活するかについての選択の機会が確保され、地域社会において他の人々と共生することを妨げられないこと」とされている。地域で住む場所についてどんな課題があり、どのようにこれらの課題に向き合い解決していったらいいのか考えてみよう。

事例 2

知的障害のある人の一人暮らしにおける
消費者被害への支援と
次の住まい・仕事（作業所）への相談支援

氏名：渡辺よしおさん（仮名）
年齢：56 歳
障害：知的障害、療育手帳 B
経済［月額］：障害基礎年金 2 級 6 万 6000 円、父親の残した財産約 1000 万円
相談経路：姉→区役所障害福祉課に相談

図 12-2-1　ジェノグラムと関係図

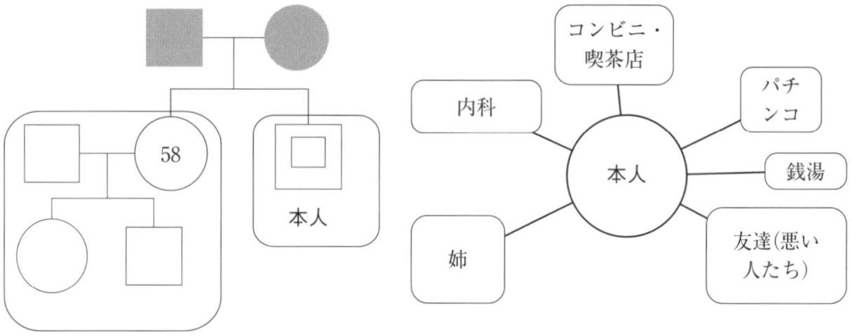

〈初回相談内容〉

　姉「父が、がんで 3 年程前から病院の入退院を繰り返していたのですが、2 週間前に亡くなりました。母は 4 年前に亡くなりました。父の入院中も弟（よしおさん）は実家に 1 人で住んでいました」「いつ頃かわかりませんが、悪い友達ができて、お金をとられているようです。弟はおごってあげたり貸していると言っていますが……だまされているのではないかと思います。どうしたらいいでしょうか？」「お金のことで弟とけんかになってしまいます。弟は知的障害があり、お金を計算できません」「また今後の弟の生活をどうしていったらいいか、悩んでいます」と区役所の障害福祉課に相談した。

〈初回相談時の姉による支援状況とよしおさんの一人暮らしの様子〉

(1) よしおさんは、入院中の父の世話を一生懸命していた。洗濯をして病院に届けていた。

(2) 長年勤めていた食品加工工場が4年前に倒産した。昼間は何もやることがなく、自転車であちこちぶらぶらしたり、家でテレビ、DVDを見たりしている。

(3) 朝は喫茶店でコーヒーとパン。昼食夕食はコンビニで買う。家の風呂は壊れていて銭湯に毎日行く。部屋を片づけようとはしているが物が散乱している。

(4) 姉は隣町（車で20分ぐらい）に住んでいて、父が入退院を繰り返す頃から1～2週に1回実家に、食材（お米・インスタント食品など）を買って届け、部屋の掃除、ゴミを袋に入れ片付けている。

(5) 銭湯やパチンコで知り合った友達が家に泊まりに来ることもあった。夜はお酒（焼酎）を飲んで寝る。ちょっと飲みすぎてしまうこともあるよう。

(6) 小さい頃から行っている近くの安藤先生（内科）に糖尿病の薬をもらっている。薬は忘れずに飲んでいる。

(7) 父の通帳、弟の通帳を姉が預かり、実家の維持経費税金、水光熱費を支払っていた。父が死去後、弟の障害年金が入っている通帳は弟に渡している。弟はカードで銀行から自分で引き出している。

(8) 姉によれば、弟はお金を計算して自分で管理することができず、気にせず使い放題で、無くなるとお金を渡せとせがむので、仕方なく食事代分と言ってその都度渡している。姉によれば父は生前、弟を甘やかしており、求めに応じて小遣いを渡していた。姉がお金を渡さないとよしおさんは怒りだしけんかになっている。

〈当初のよしおさんの願い・思い・悩み〉

よしおさん「姉さんはうるさい。誰か知らんけど（支援者とは）話したくない」「お金はお父さんの残してくれた貯金と株があるから大丈夫。それを姉さんが俺に渡さんでいかん」「友達は悪くない。とてもよくしてくれる。スナックでおごってくれる。銭湯で知り合った。とにかく姉さんは（友達のことを）何も知らんくせにうるさい」

「お母さんが死んで、お父さんも死んで俺1人になった……。葬式も終わって、親戚や姉さんが、俺のお金を取っていくのはいかん。やめてほしい」「お酒飲んでもいいだろ。飲みすぎないようにしてるから……」

〈生活歴・職歴〉

　小・中学校は普通級だった。中学卒業時に療育手帳Bを取得。中学卒業後に障害者職業訓練校に1年通い、自動車部品工場に障害者雇用で就職し約25年間働く。会社でトラブルがあり退職をする。その後、父が本人と一緒に仕事を探すが、人間関係がうまくいかず職を転々とする。障害者就業・生活支援センターの支援を受け（10年ほど前）、食品加工会社に障害者雇用で就職する。不況の折に、会社が倒産し4年前から無職となる。

〈支援開始当初の経過〉

(1) 姉とよしおさんは、お金のことになるとけんか状態であり、姉が連れてきた支援者（区役所障害福祉課職員、障害者相談支援センター相談員）とは、話しにも応じてくれない状態であった。支援者チームの当面の見立てとして本人に対して無理な働きかけはせず、関係者で見守っていき、つながり作りのきっかけを探ることとした。

(2) 姉の面談を継続的に行い、思いを傾聴し状況を見守った。年度末に福祉事務所で毎年自分で福祉乗車券の手続きを行っていたので、そこで福祉課の職員と少し話しができた。よしおさんは、「仕事をまたしてみたい」と話していた。

(3) 以前、父親にかかわっていたケアマネージャーに、本人に支援者（区役所障害福祉課・障害者相談支援センター）のことを話してもらった。「元気にしてる？　もしよかったら仕事のこととか支援センターに相談するといいよ」

(4) 相談員が季節の変わり目ごとに手紙を届けメッセージを伝え続ける。「もしよかったら、仕事探しのお手伝いができます。よしおさんは仕事をとてもがんばっていたとお姉さんから聞いています」相談センターの地図や連絡先、相談員チームの笑顔の写真付き。

(5) 初回相談から2年目に、よしおさんが「怖いから逃げてきた」と相談事務所に駆けつけてくる。携帯電話（の契約）を何十個も印鑑を押して名前を書いたとのこと。たくさんのお金の紙（請求書）が家に届いていること。だんだん無理やりやらされ、サングラスの怖い人が出てきたことが話された。警察に一緒に相談に行き、連絡したらすぐにお巡りさんが駆けつけてくれるようにした。弁護士にも一緒に相談に行った。

(6) 家には、黒い車が待ち伏せしているのに気づき、怖くて家にも戻れず。緊急避難で、遠くの施設のショートステイを利用した。その後も家の近くは怖くなり帰れなくなる。

(7) その後の経過

①弁護士が裁判で契約を取り消してもらう。②弁護士に成年後見人になってもらう。③グループホームの体験利用と、ホームの近くのA作業所（就労継続B型事業所）で、軽作業の仕事を体験する中で、友達ができ、仕事にやりがいを持つ。④怖いことから、みんなが助けてくれて、次の生活への願いも出される中で、実家から離れている町のグループホームに入居し、A作業所に通い始める。作業所の一泊旅行で温泉に行って楽しかったことを話してくれた。

図12-2-2　よしおさんがSOSを出し逃げてきてからの地域生活支援の関係図

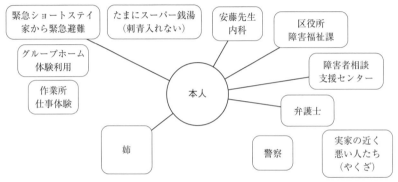

● 事例を通して考えてみよう

(1) 本人の自己決定と消費者被害の実情の中での援助のあり方を考えてみよう。
(2) 援助拒否傾向にある本人と支援者との関係づくりの工夫を考えてみよう。
(3) 近年、障害者・高齢者の消費者被害が少なくなく起こっている。消費者被害の支援について考えてみよう。また、成年後見制度の仕組みについても学習してみよう。

事例3

> 脳性まひの障害の重度化が進む中で、
> 介護者である妻の介護負担も高まり、
> 福祉機器・ヘルパーの介助を段階的に導入した相談支援

氏名：鈴木ひろしさん（仮名）
年齢：60歳
職業：自営業（印刷業）
障害：脳性まひ、身体障害者手帳1種1級、全身性の障害、言語障害
住まい：妻（さゆりさん63歳）と二人暮らし。一軒家（持家）
経済［月額］：障害基礎年金1級8万3000円、自営業の収入、住民税非課税
相談経路：本人が区役所障害福祉課に相談。指定特定相談支援事業所に相談があった。

図12-3-1　ジェノグラムと関係図

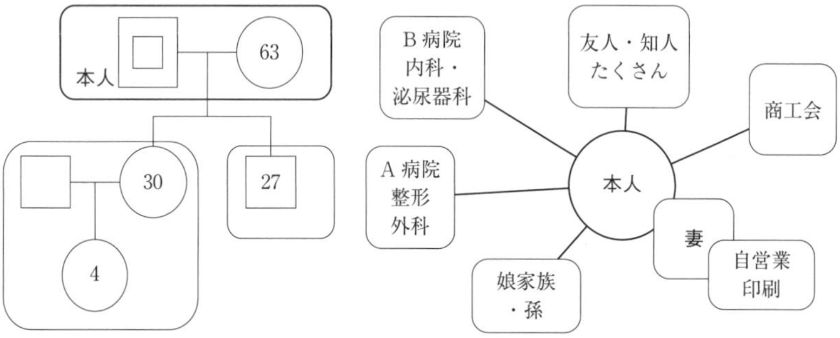

〈初回相談内容〉

　本人「私は脳性まひで身体障害1級で60歳になります。ここ数年の間に、障害が重くなってきて、体の痛みやしびれやだるさが強くなって動けなくなってきています。妻が私の介護をしていますけどとても大変です。今まで障害福祉サービスは使わないできましたが、今回ヘルパーさんに手伝ってもらうことを考えています。区役所に相談所のこと聞きました。相談にのっていただけますか」

〈支援開始時の心身機能、生活環境、介護の状況〉

（1）自力での立位と移動が困難。食事は一部介助、移乗、移動、排せつ、入浴、寝返り等は全介助。生活全体に介護が必要である。本人

は中肉中背。妻の介護が限界状況である。
(2) 機能障害は、四肢の麻痺と体の変形、緊張、筋肉の硬縮、可動域の制限、痛みしびれが強くある状態。年々障害が重くなってきており、特にここ数か月機能低下が顕著である。
(3) 家では椅子に座った生活で、トイレやお風呂場、仕事場への移動は、コロのついた椅子に介助で移乗し、介助で移動していた。身体介護のヘルパー利用と同時に、環境改善や福祉機器の導入が必要であった。

〈生活歴〉

　小中高は施設で生活していた。青年期前期は実家の家族とともに生活をしていた。その後一人暮らしをし、印刷関係の仕事をしていた。20代半ばで、さゆりさんと結婚し子ども2人を育てた。若い頃は、歩行もできて自転車も乗れた。結婚後、自宅で印刷業を妻と細々と営んでいる。若い頃から、地域の障害者運動・社会活動に参加してきた。障害者団体の役員等としても長年活動してきた。民主商工会や地域のつながりも長年大事にしてきた。友達との関係を大切にしていて、みんなに慕われている。

〈支援経過〉

(1) 初回面談は、障害者相談支援センター相談員と指定相談支援事業所の相談員で家庭に訪問し行う。認定調査を行う。聞き取りによりサービス等利用計画作成案を作成し、その後、自宅で個別支援会議開催を開催した。本人と妻と居宅支援事業所（ヘルパー）に参加してもらい、少しずつ試しながら進めることを確認した。
(2) まず朝の起床の身体介護1時間・週1回の利用からスタートした。少しずつ導入した。
(3) スタートし1か月が立つと、週1回1時間のヘルパーが、すごく良かったと体験し、さらに要望が出て、もう1つの居宅支援事業所にも加わってもらい、朝毎日ヘルパーが導入されることとなった。
(4) さらに毎日夕方の入浴介助が大変（介助していたら本人がおぼれそうになる）であることがわかり、入浴介助のヘルパー導入と、安全に入浴介助ができるためにリフトを設置導入した（A病院の理学療法士にアドバイスをもらう）。
(5) A病院（整形外科、内科、泌尿器科）に2か月に1回の通院をしている。相談員が同行し、医師と理学療法士に障害の状況や介助の仕方、リハビリの必要性等アドバイスをもらう。

(6) 4か月後には、訪問リハビリ（医療保険）、訪問看護（医療保険）、訪問マッサージ（医療保険）を導入した。身体機能の低下や体調不良（痛み、しびれ、だるさ他）があるため、体調管理、機能訓練を行う目的で導入した。本人は「少し楽になった」と話された。

(7) モニタリングのため、個別支援会議を月に1回行いながら上記の支援を進めていった。本人、妻、医療・福祉支援関係者が一堂に会し話し合う中で、本人の思い、妻の思い、生活状況、支援関係者の支援の状況を確認し合いながら支援を段階的に進めた。

(8) これまで通りボランティアにお願いして障害者団体の活動や社会活動に参加している。

(9) 現在、外出は妻やボランティアとしているが、今後は移動支援の利用を予定している。

〈モニタリングの個別支援会議でのひろしさんの願い・思い・悩み〉

「毎日ヘルパーさんが家に来てくれている。よかった。初めは、他人が家に入ることが疲れたし、その時間に合わせて生活をしなければいけないのでストレスがたまった。しかし、妻が楽になったし……。自分の体も少し楽になっている。安心している。

体が以前のように動かないので仕事はもうあまりできず、妻とぼちぼちやっている。障害者団体の会報づくり、印刷など、障害者運動や社会活動を今まで通りやっていきたい。それから、プール（体を動かすことで楽になり、リフレッシュできる）に行ったり、図書館にも行きたい。たまに演劇や歌舞伎なんかも見に行きたい。自分の趣味や好きなことやりたい。友人とお酒を飲みに行きたい。子どもや孫にも会いたい。たとえ、寝たきりとなっても、なるべく今まで通りの生活がしたい。

これからも二次障害で、障害が重くなってくるので心配している。これからも皆さんのサポートや便利な補助具があるといいと思っている」

図12-3-2 支援開始からヘルパー、福祉機器、訪問リハビリ・マッサージ、訪問看護導入後の関係図

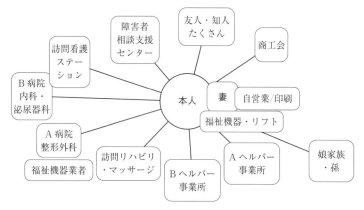

● 事例を通して考えてみよう

(1) 本人の自己決定を支える支援について考えてみよう。年齢を重ね、脳性まひの二次障害[1]で障害が重くなり、体のしびれや痛みが以前より強くなってきている。今までできていたことも狭まってきている。妻の介護負担も重くなってきている。そうした状況での本人の相談の際の思い、願いを想像してみよう。

(2) 本人の思いとともに、妻の思いを想像してみよう。

(3) 相談員は、多職種の専門家の見立てやアドバイスをどのように共有したり、どのような連携の工夫をしているか考えてみよう。

注)
(1)「二次障害」とは、脳性まひの人に見られる既存の障害（一次障害）の憎悪や、新たに出現した障害のことを指す。手足のしびれ、頸の痛み、腰痛、関節痛などの身体症状のほか、精神疲労の訴えもあり、症状は幅広くさまざまであり、30歳前後から始まることが多い。

事例4

家出を繰り返し窃盗をしてしまう精神障害と知的障害を併せもった人の刑務所出所後の地域生活における相談支援

氏名：佐藤たかおさん（仮名）
年齢：32歳
障害：知的障害、療育手帳B、出所後精神科受診し統合失調症と診断される
経済：障害基礎年金2級6万6000円
仕事：無職→就労継続B型事業所の体験実習
相談経路：保護観察所→区役所福祉課、障害者相談支援センター

図12-4-1　ジェノグラムと関係図

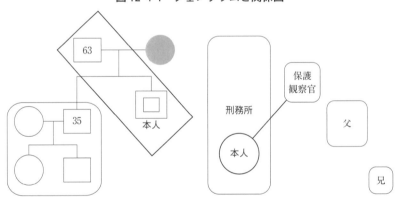

〈初回相談時　X年1月〉

　保護観察官より「現在、○△刑務所に入所中の知的障害と精神障害の疑いがある佐藤たかおさんが、5か月後のX年6月に刑期満了で刑務所を出所します。これまで窃盗を何度も繰り返しています。父と殴り合いのけんかになり、たびたび家出をしてしまう。そして食べるものに困り、コンビニでパン、お菓子、コーヒー（千数百円）を盗むといった軽微な窃盗を繰り返すといった状況があります。

　今回は執行猶予中の窃盗で、懲役○か月（1年未満）の判決を受けて服役しました。刑務所から出た後、父がいる家にも居つかない可能性が高く、家出をしたらまた食べるものに困って再犯してしまうことが心配で

す。満期で出所した後は、保護観察所は関わることができないので、福祉の関係者につないでいくことが必要になっていきます。福祉の支援を受けることができるように、住む場所としての施設や、働く場所としての障害者作業所の利用など考えていきたいのですが……。また、父親には相談できる人がいません。この前相談した方と同様に、福祉の関係者で相談にのってあげてほしい（ここ数年間で数人の刑務所出所者の方の支援を保護観察所と連携して進めた経緯あり）」

〈生活歴〉

　次男として誕生する。兄と2人兄弟。小・中学校は普通級だった。小さい頃から無口でおとなしい性格だった。専門学校に1年通った。専門学校でひどいいじめを受け、通えなくなった。18歳のときに療育手帳を取得し、障害者にとても理解のある小さいメッキ工場に障害者雇用で就職し、25歳頃まで7年間ほど働く。25歳のときに母親ががんで亡くなり、その後しばらくして仕事を辞めてしまい、5年間ほど昼間は何もせず自宅で過ごしていた。父親は60歳まで会社勤めをし定年を迎え、現在63歳。

　ここ数年、本人は家出を繰り返すようになる。家出の間どこで寝泊まりしているかわからない。コンビニの残り物の弁当をゴミ箱からあさり食べていたよう。市内のいろんなところで警察に保護され、十数回も父親に呼び出しがあったとのこと。X-2年窃盗で執行猶予判決を受ける。X-1年4月窃盗で懲役◯か月（1年未満）の判決。現在は刑務所服役中。

〈支援の経過〉

(1) 初回相談を受け、出所前のX年1月〜4月の間に複数回、個別支援会議を行う。会議は、父親、保護観察官、区役所障害福祉課職員、障害者相談支援センター相談員参加。

(2) 何回かの支援会議の中で、父親が、「（本人が）窃盗や問題を起こし、これまで何回も何回も同じことを繰り返し警察に呼び出されてきた」ことや、「家に戻ってきてもすぐ出て行っていなくなってしまう。何回言ってもなおらん。あいつはどうしようもない。取っ組み合いになる……」と話す。父親は住む場所としては施設やグループホームなどの利用を考えていた。

(3) 刑務所入所中に、出所後にすぐに障害福祉サービスを利用できるように区役所障害福祉課職員が刑務所にて障害支援区分認定調査を行う。また、父親と相談員とで刑務所に複数回、面会をした。たかおさんと支援者が顔を合わせ、これから応援することや、たかおさん

の思いを大切にし、それをもとに仕事のことをお手伝いすること、生活の場所を見学に行くことを伝える。本人は相談員にはあまり関心を向けず。本人は「それでいいよ、いいよ」と片言で同意はしているが、本意はわからない。

(4) 出所後すぐに本人と父親、区役所障害福祉課職員、障害者相談支援センター相談員で、面談を何回か行った。本人の思いの中に、仕事をしたいという気持ちがあるようだった。

　支援の計画として、まず、精神科病院に受診同行した（その後「統合失調症」と診断され、治療が始まった）。まず、2つの作業所を見学し仕事の体験をしてみることを提案。相談員が一緒に作業所に同行し見守った。無理せず短い時間での体験を積み重ねる方向で進めた。

(5) 支援を進める中で、個別支援会議を適時実施した。集まるメンバーは、A作業所、B作業所、精神科病院相談員と増えていった。罪のことも話し、2度とないように話すとともに、父親と支援関係者みんなで本人の思いを聴き、励まし、できていることを支持し、支援を組み立て試行錯誤した。本人も何回か集まる中で自分の思いを少しずつ話すようになっていった。

(6) 本人を受け入れてくれる支援事業所は限られていたが、障害者相談支援センターのこれまで積み重ねてきた支援事業者とのネットワークや、自立支援協議会、事例検討会等でのつながりの中で、たかおさんの支援を受け止めてくれる支援事業者との関係ができてきた。いくつかの作業所で体験実習をする見通しが持てた。

(7) 相談相手（区役所障害福祉課の職員や相談支援センターの相談員）ができたことや、支援関係者が集って一緒に考えてくれることで、父親は見通しや安心することができるようなり、本人への対応を変えることができてきた。以前は頭ごなしにたかおさんを怒り、時に叩いてしまうこともあったが、作業所での仕事の体験を褒めたり、見守ることができるようになってきた。

(8) たかおさんは、B作業所（就労継続B型）で箱の組み立てを体験し、この仕事をやってみたいという思いが出てきた。また、障害の重い他の利用者のお手伝いをするようになり、友だちもできた。また、他の利用者と言い合いの口げんかもあった。

(9) その後、家出をしてしまったり、作業所で他の利用者とけんかになってしまったりといろいろあるが、本人を中心に個別支援会議で定期的に集まり支援を続けている。何かあったときにはその都度支援

関係者で相談し合い、時に緊急の支援者会議を行った。

図12-4-2　刑務所出所後の地域生活支援のネットワーク

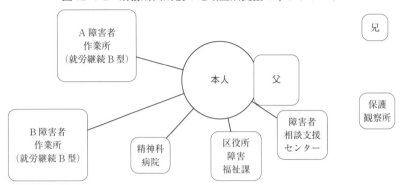

● 事例を通して考えてみよう
(1) 本人の自己決定を支える支援について考えてみよう。
(2) 父親がどこにも相談できなかった状況や、その後の支援関係者の支えについて、どのように父親の気持ちが変化していったかを考えてみよう。
(3) 罪を犯した障害のある人への地域生活支援が課題となっている。
(4) 自立支援協議会の事例検討会や地域の支援者の連携の積み重ねによってできるネットワークや地域の力について考えてみよう。

年表 1　障害者問題を巡る国際的な動き

年月	内容
1948 年	「世界人権宣言」採択（第 3 回国連総会）
1950 年	「身体障害者の社会リハビリテーション決議」採択（第 11 回国連経済社会理事会）
1955 年	ILO「障害者の職業リハビリテーションに関する勧告」（99 号勧告）採択
1959 年	デンマークで、ノーマライゼーションの理念を基調にした「1959 年法」制定
1966 年	「国際人権規約（自由権・社会権）」採択（第 21 回国連総会）
1971 年	「知的障害者の権利宣言」採択（第 26 回国連総会）
1975 年	「障害者の権利宣言」採択（第 30 回国連総会）
1980 年	WHO「国際障害分類（ICIDH）」発表
1981 年	国際障害者年（テーマ「完全参加と平等」）
1982 年	「障害者に関する世界行動計画」
1983 年	「国連障害者の十年」開始年（〜 1992 年） ILO「職業リハビリテーション及び雇用（障害者）に関する条約」（159 号条約）及び「同勧告」（168 号勧告）採択
1989 年	「児童の権利に関する条約」採択（第 44 回国連総会）
1990 年	アメリカ障害者法（ADA 法）公布
1993 年	「アジア太平洋障害者の十年」開始年（〜 2002 年）（国連アジア太平洋経済社会委員会〔ESCAP〕） 「障害者の機会均等化に関する基準規則」採択（第 48 回国連総会）
1996 年	欧州理事会において「障害者のための機会均等に関する決議」を採択
1999 年	「障害者差別撤廃米州条約」採択
2000 年	EC で「雇用均等待遇指令 2000/78/EC」発令
2001 年	WHO「国際生活機能分類（ICF）」採択 メキシコ政府提案により、障害者権利条約案の検討のための委員会設置に関する決議採択（第 56 回国連総会）
2002 年	「アジア太平洋障害者の 10 年」の延長を決定、「びわこミレニアム・フレームワーク」（2003 〜 2012 年）採択
2003 年	欧州障害者年（2004 〜 2010 年の行動計画採択）
2006 年 12 月 13 日	第 61 回国連総会本会議において障害者権利条約を採択
2007 年 3 月 30 日	障害者権利条約を署名のために開放
2007 年 9 月 28 日	日本が障害者権利条約に署名
2008 年 5 月 3 日	障害者権利条約の効力発生
2012 年	「アジア太平洋障害者の 10 年」の再延長を決定、「仁川戦略」（2013 〜 2022 年）採択
2013 年 12 月 4 日	日本で障害者権利条約締結の国会承認
2014 年 1 月 20 日	日本が障害者権利条約を批准
2016 年 6 月 30 日	日本が障害者権利条約批准国として、政府報告書を国連障害者権利委員会に提出

年表 2　日本における障害者福祉の動向

年月	内容
1874 年	恤救規則
1900 年	精神病者監護法
1917 年	軍事救護法（→ 1937 年　軍事扶助法）
1929 年	救護法
1946 年	日本国憲法公布（11 条：基本的人権、13 条：幸福追求権、14 条：平等権、25 〜 28 条：社会権などを規定）
1947 年	児童福祉法
1949 年	身体障害者福祉法
1950 年	精神衛生法
1951 年	社会福祉事業法
1960 年	精神薄弱者福祉法（→ 1999 年　知的障害者福祉法へ名称変更） 身体障害者雇用促進法
1966 年	特別児童扶養手当法（← 1964 年　重度精神薄弱児扶養手当法）
1970 年	心身障害者対策基本法
1972 年	難病対策要綱
1976 年	身体障害者雇用促進法改正（法定雇用率の努力義務から義務化、雇用納付金制度の創設）
1980 年	総理府に「国際障害者年推進本部」設置（1981 年「国際障害者年」への準備）
1982 年	「障害者対策に関する長期計画」策定（「国連障害者の十年」〔1983 年〜 1992 年〕に対応）
1986 年	「障害基礎年金」制度創設（国民年金法改正による）
1987 年	障害者雇用促進法（←身体障害者雇用促進法） 精神保健法（←精神衛生法：1984 年宇都宮病院事件を契機とした） 社会福祉士及び介護福祉士法
1990 年	福祉関係 8 法改正（身体障害者福祉法、知的障害者福祉法の改正：障害者〔2 障害〕の在宅サービスの法定化、身体障害者福祉事務の市町村一元化）
1993 年	障害者基本法（←心身障害者対策基本法：障害者範囲に精神障害者が含まれることを明確化）
1994 年	ハートビル法（高齢者、身体障害者等が円滑に利用できる特定建築物の建築の促進に関する法律）
1995 年	精神保健福祉法（「精神保健及び精神障害者福祉に関する法律」）（←精神保健法） 障害者対策推進本部「障害者プラン―ノーマライゼーション 7 か年戦略」策定（初の数値目標を掲げる）
1997 年	精神保健福祉士法「今後の障害保健福祉施策の在り方について」（中間報告） 介護保険法（2000 年施行）
2000 年	社会福祉基礎構造改革　社会福祉法（←社会福祉事業法から改称） 交通バリアフリー法（「高齢者、身体障害者等の公共交通機関を利用した移動の円滑化の促進に関する法律」）
2002 年	身体障害者補助犬法 「障害者基本計画」および「重点施策実施 5 か年計画」
2003 年	「支援費制度」導入（身体障害者、知的障害者、在宅の障害児に利用契約制度を導入）
2004 年	介護保険統合問題 障害者基本法改正 発達障害者支援法 特定障害者に対する特別障害給付金の支給に関する法律
2005 年	障害者自立支援法（2005 年の介護保険制度改革と連動） 障害者雇用促進法改正（精神障害者の雇用対策強化〔実雇用率に算入、義務雇用なし〕など）
2006 年	バリアフリー新法（「高齢者、障害者等の移動等の円滑化の促進に関する法律」）
2008 年	障害者自立支援法違憲訴訟（2010 年「基本合意」により和解）
2010 年	内閣府に「障がい者制度改革推進本部」設置
2011 年	障害者基本法改正 障害者虐待防止法 「障害者総合福祉法の骨格に関する総合福祉部会の提言―新法の制定を目指して―」（「骨格提言」）策定
2012 年	障害者総合支援法（←障害者自立支援法）
2013 年	障害者差別解消推進法（障害者差別解消法）
2014 年	障害者権利条約批准 難病医療法（難病法）（「難病の患者に対する医療等に関する法律」）
2016 年	障害者差別解消法施行

国家試験対策用語集

●解説文中の太字は重要箇所です。

アスペルガー症候群
〔Asperger syndrome〕
知的発達の遅れを伴わず、かつ、自閉症の特徴のうち言葉の発達の遅れを伴わないもの。**広汎性発達障害に分類され症状が低年齢において発現するものについて、発達障害者支援法（2条1項）で発達障害の1つとされている**。一方で、アメリカ精神医学会によって出版されている「精神障害の診断と統計マニュアル」（DSM）で2013年に出版された第5版以後では、アスペルガー症候群は削除され、自閉スペクトラム症に統合されている。

育成医療
身体に障害があり、そのままでは将来に障害が残るとみられる児童で、手術等の治療で確実に効果が期待できる者に医療を給付する制度。**従来は児童福祉法に規定されていたが、2006（平成18）年の障害者自立支援法の施行に伴い、自立支援医療費の支給対象となった**。原則としては現物給付であるが、困難と認められる場合には費用が支給される。

意思決定支援
障害者の意思を決定するための支援。障害があっても必ず意思や意向があることを大前提としたうえで、本人が意思を決めることそのものを支援したり、共同で意思を決めていくことなどを含む。障害者基本法23条を根拠とし、知的障害者福祉法や児童福祉法でも意思決定支援への配慮が規定されている。

移動支援
障害者等が円滑に外出することができるように移動を支援する事業。障害者総合支援法に規定されており、市町村による地域生活支援事業として行われるサービス。

糸賀一雄
〔1914-1968〕
1940（昭和15）年滋賀県庁に奉職。1946（昭和21）年、戦後の混乱期の中で池田太郎、田村一二の要請を受け、知的障害児等の入所・教育・医療を行う「近江学園」を創設し、園長となる。1963（昭和38）年重症心身障害児施設「びわこ学園」を創設。著書に『この子らを世の光に』（柏樹社，1965）、『福祉の思想』（日本放送出版協会，1967）がある。

医療型児童発達支援センター
2012（平成24）年の児童福祉法改正により新設された。新体系の通所施設。福祉型もある。旧体系の肢体不自由児通園施設からそのまま移行できるように人員基準等基本的な支援水準を維持している。個別支援計画に基づき、専門的な訓練（言語訓練等）を行う場合には、専門職（言語聴覚士等）の配置を必要とし、基準上「その他、必要な職員」として規定している。

医療型障害児入所施設
2012（平成24）年の児童福祉法改正により新設された。新体系の入所施設。福祉型もある。旧体系の第1種自閉症児施設、肢体不自由児施設、重症心身障害児施設からの移行が想定されている。障害ごとの旧人員基準を踏襲し、これまで通り主たる対象の障害を中心に受け入れることができる。児童発達支援管理責任者を配置する。保護、日常生活の指導、独立自活に必要な知識技能の付与および治療を行う。

医療給付制度
さまざまな公費負担医療制度の総称。公費負担の給付率が10割となっているもの（所得により一部負担の場合あり）もあり、たとえば、結核予防法の命令入所、精神保健及び精神障害者福祉に関する法律の措置入所、生活保護法の医療扶助などがある。

インクルーシブ教育
障害を理由に一般教育制度から排除されず、個人の必要に応じて合理的配慮が行われること。また、学業面および社会性の発達を最大に発揮する環境において、個別化された支援が提供されること。2006（平成18）年の国連障害者の権利条約（24条1項）に記載され、日本の障害者基本法16条では「共に教育を受けられるよう配慮」するとされている。

インテグレーション
〔integration〕
障害をもった人々を地域社会に受け入れ、障害をもつ者もそうでない者もともに参加・協力し、地域の中で生活できるよう支援していくこと。

上田　敏
〔1932-〕
日本の医学者（リハビリテーション医学）。1986（昭和61）年～1987（昭和62）年日本リハビリテーション医学会会長。1997（平成9）年～1999（平成11）年国際リハビリテーション医学会会長。著書に『リハビリテーションを考える』（青木書店，1983）がある。

ヴォルフェンスバーガー
〔Wolfensberger, Wolf 1934-2011〕
ドイツ生まれ。1950年、アメリカへ移住。知的障害の分野で、ノーマライゼーション論を展開し、臨床家・研究者・教員・行政官として活躍。

エド・ロバーツ
〔Roberts, Edward V. 1939-1995〕
1972年、カリフォルニア州バークリーで、世界で初めての障害者自立生活センター（CIL）を創設。1983年、世界障害問題研究所設立。自立生活運動のシンボル的な存在。

エンパワメント
問題を抱えるクライエントが有する潜在的な力を引き出すことによって、課題解決を図るように支援すること。

学習障害（LD）
〔learning disabilities〕
知能に遅れはなく、感覚器官、運動機能、生育環境に障害がないにもかかわらず、聞く、話す、読む、書く、計算する、推論するなどの能力のうち、特定のものの学習に困難をきたす障害。その原因として脳機能の障害が関連する可能性が示唆されている。

機会の均等化
「物理的環境、住宅と交通、社会サービスと保健サービス、教育や労働の機会、スポーツやレクリエーションの施設を含めた全ての人が利用できるようにしていくプロセス」のこと。1982（昭和57）年の国連「障害者に関する世界行動計画」10項に定義されている。

基幹相談支援センター
地域における相談支援の中核的な役割を担う機関で、2012（平成24）年4月1日の障害者自立支援法改正の施行により設置された。市町村および市町村より委託を受けた一般相談支援事業（地域移行・定着支援担当）を行う者、その他厚生労働省令で定める者（特定相談支援事業者サービス等利用計画作成担当）が設置することができる。

協議会
地域における障害者福祉の関係者が連携して支援体制の整備・構築にむけて協議する会議のこと。2012（平成24）年4月障害者自立支援法改訂の施行から自立支援協議会として法定化されたが、障害者総合支援法では地域の実情に応じて名称を変更できるよう、協議会に改められた。

共同生活援助（グループホーム）
障害者総合支援法（5条15項）の訓練等給付の支

給対象となる障害福祉サービスの1つ。2014（平成26）年4月から共同生活介護と一元化された。共同生活の援助を主とし、サービスの内容によって、介護サービスの包括型と外部サービス利用型に分けられる。

居宅介護（ホームヘルプサービス）

障害者総合支援法（5条2項）の介護給付の支給対象となる障害福祉サービスの1つ。入浴、排せつまたは食事の介護等、居宅での生活全般にわたる援助サービスを行う。

呉　秀三

〔1865-1832〕

東京帝国大学医学部教授（精神病学講座）。わが国における精神病学の創立者。『精神病者私宅監置ノ実況及ビ其統計的観察』（1918）の中で述べた「わが国十何万の精神病者はこの病を受けたるの不幸のほかに、この国に生まれたるの不幸を重ぬるものというべし」という言葉は有名。

高機能自閉症

自閉症のうち、知的発達の遅れを伴わないもののこと。中枢神経系に何らかの要因による機能不全があると推定されている。DSM-5（2013年）以後においては、自閉症スペクトラム障害に統合されている。

高次脳機能障害

交通事故等の後天的な事故によって脳に損傷を受け、その後遺症として記憶障害や知的障害等をもつようになること。

高次脳機能障害支援モデル事業

高次脳機能障害者へのサービスを実施し、その提供のあり方に関する知見を集める事業。2001（平成13）年度から実施され、2006（平成18）年10月からは都道府県が行う地域生活支援事業に位置づけられた。

行動援護

障害者総合支援法（5条5項）の障害福祉サービス（介護給付）の1つ。知的・精神障害により行動上著しい困難のあるものを対象に、行動の際に生じうる危険回避のための援護および外出時の移動支援を行う。

広汎性発達障害

発達障害者支援法で発達障害の1つとされており、全般的で不均一な発達の遅れを分類したもののこと。現在は、DSM-5（2013年）の影響から、自閉症スペクトラム障害とほぼ同一視されている。

合理的配慮

社会的障壁を取り除くために、その場や状況に応じて合理的になされる配慮。1990（平成2）年の障害をもつアメリカ人法を端緒とし、能力主義を前提とする社会において、障害者に対する必要な配慮は当然の社会的責務だとする考え方。現在では、障害者差別の禁止に関する具体的な政策で、合理的配慮の不提供も差別とされる。

国際障害者年

「障害者の社会への完全参加と平等」の実現を目指して各国が行動する年。1976（昭和51）年の第31回国連総会で、1981（昭和56）年を国際障害者年とすることが決議された。

国際障害者年行動計画

1979（昭和54）年の国連総会で決議された行動計画。「ある社会がその構成員のいくらかの人々を閉め出すような場合、それは弱くもろい社会」「障害者は、その社会の他の異なったニーズを持つ特別な集団と考えられるべきではなく、その通常の人間的なニーズを満たすのに特別の困難を持つ普通の市民」とされた。

国際障害者年日本推進協議会

1980（昭和55）年4月に国際障害者年（1981年）の成功にむけて、障害当事者（本人、家族）、施設関係者、専門職、研究者等が設立した民間団体。その後、「日本障害者協議会（JD）」へと名称変更した。

国際障害分類（ICIDH）

〔International Classification of Impairments, Disabilities, and Handicaps〕

1980（昭和55）年に世界保健機関（WHO）が発表した障害の分類。病気やけがが顕在化したものを「機能障害（インペアメント）」、実際の生活の中での活動の制約を「能力障害（ディスアビリティ）」、そのために社会的役割が果たせなくなることを「社会的不利（ハンディキャップ）」とし、障害を3つのレベルでとらえる。

国際生活機能分類（ICF）

〔International Classification of Functioning, Disability and Health〕

国際障害分類（ICIDH）を2001（平成13）年に改定したもの。「心身機能・身体構造」「活動」「参加」の否定的な側面を「機能障害（機能・形態障害）」「活動制約」「参加制限」とし、その総称を「障害」という言葉で整理。加齢や妊娠も含めた広い意味の「健康状態」について概念的枠組みを整理。「環境因子」や「個人因子」等の「背景因子」も構成要素に加え、環境と人間が双方向に影響しあうモデル。

国際リハビリテーション協会（リハビリテーション・インターナショナル）

〔RI：Rehabilitation International〕

障害者問題において国際的に活躍する国連のNGO（非政府組織）。1922（大正11）年に国際肢体不自由児福祉協会として設立、国際障害者リハビリテーション協会を経て、1959（昭和34）年に現在の名称になった。1986（昭和61）年に社会リハビリテーションを「社会生活力を高めることを目的としたプロセス」と定義。

国民健康保険団体連合会

国民健康保険法83条に規定され、国民健康保険事業および介護保険事業の普及、健全な運営および発展を図り、社会保障および国民保険の向上に寄与することを目的とした団体。都道府県の認可によって成立し、現在、すべての都道府県に設立されている。その業務内容については分野によって違いがあり、障害者の制度では、市町村から委託を受けて介護給付費等の支払業務を行うことに特化している一方で、高齢者の介護保険制度では、支払業務に加えて請求内容の審査や相談・指導・助言に関する業務

も行っている。

国民年金の免除・猶予制度

低所得などによって、国民年金保険料の納付が困難であることを前提に、保険料の全額、あるいは一部を免除・猶予する制度である。免除制度には、法定免除（一定の障害を持つ、生活保護の受給など）と申請免除（低所得）があり、猶予制度には、学生納付特例（一定所得以下の学生）と若年者納付猶予（一定所得以下の20歳代の者）がある。

国連・障害者の10年

1982（昭和57）年に国連が「障害者に関する世界行動計画」を決議した際に定めた。「障害者差別の完全撤廃」と「障害者福祉・リハビリテーションの完全実施」の実行のための、1983（昭和58）年から1992（平成4）年の10年間。

個別支援計画

障害福祉サービスを提供する事業者が、利用者ごとに個別に立てる支援計画の総称。サービス管理責任者とサービス提供責任者がその作成の責を担う。

サービス管理責任者

指定障害福祉サービスの提供に係るサービス管理を行う者として、厚生労働大臣が定める者をサービス管理責任者という。サービスの質を確保することを目的として、所定の障害福祉サービスに係る事業所に配置される。指定訪問介護事業所に配置されるサービス提供責任者とは区別される。

サービス等利用計画

障害者総合支援法における障害福祉サービスと地域相談支援の利用を希望する障害者に対して指定特定相談支援事業者が作成する総合的な計画。ただし、障害児通所支援を希望する障害児の場合、障害児通所支援が児童福祉法に規定されているため、計画相談支援も児童福祉法に規定された障害児相談支援事業として行われ、そこで作成される計画は障害児支援利用計画という。

サラマンカ声明と行動大綱

「全ての者の教育」という標語のもとに、特別ニー

ズ教育とインクルージョンという新しい考え方を示した声明。「特別なニーズ教育に関する世界大会」（1994年）で採択。

支援費制度

2003（平成15）年4月、それまで措置制度に基づいて提供されてきた福祉サービスの一部を契約に基づく提供へと移行した制度。障害者の自己決定の尊重や利用者本位のサービス提供に基本が置かれ、特にホームヘルプサービスやガイドヘルプサービスといった訪問系サービスの利用者が急増。財政的な裏づけの不十分さや精神障害者が対象とされていない等の課題によって制度維持が困難となり、2006（平成18）年4月から障害者自立支援法が施行された。

四肢および体幹機能障害

脊髄損傷や頸椎損傷の後遺症等による体幹（頸部、胸部、腹部および腰部）の機能障害のこと。体位の保持等に困難を生じる。体幹のみならず四肢にも何らかの障害が及んでいる場合が多い。

施設入所支援

障害者総合支援法による自立支援給付のうちの介護給付の1つ。施設に入所する障害者に、夜間などにおける入浴や排せつ、および食事の介護などを提供すること。

市町村障害者社会参加促進事業

市町村においてノーマライゼーションを実現し、障害者の社会参加を促進する事業。事業の実施主体の市町村は、基本事業として①コミュニケーション支援（2事業）、②情報支援（1事業）、③移動支援（2事業）、④生活支援（1事業）、⑤スポーツ振興支援（2事業）、⑥福祉機器リサイクル（1事業）、⑦知的障害者支援（2事業）、⑧精神障害者支援（3事業）の計14事業についておおむね1/2以上の事業を選択し、実施する。

市町村地域生活支援事業

地域生活支援事業における市町村の事業（都道府県のものもある）。相談支援事業、コミュニケーション支援事業、日常生活用具給付等事業、移動支援事業、地域活動支援センター機能強化事業が必須事業。

指定一般相談支援事業者、指定特定相談支援事業者

指定一般相談支援事業者は、申請によって都道府県知事や指定都市・中核市長より指定を受け、地域移行支援と地域定着支援による地域相談支援と基本相談支援を行う。指定特定相談支援事業者は、申請によって市町村長より指定を受け、サービス利用計画作成、サービス事業者などとの連絡調整などの計画相談支援と基本相談支援を行う。

指定障害福祉サービス事業者

指定障害福祉サービス事業を行おうとする者であり、障害者総合支援法の規定に基づき、行おうとするサービスの種別と事業所ごとに各都道府県知事の指定を受ける必要がある。指定は、「障害者自立支援法に基づく指定障害福祉サービスの事業等の人員、設備及び運営に関する基準」に基づいて行われ、基準を満たさない場合、指定の更新は受けられない。

児童デイサービス

障害者自立支援法に基づき、療育の観点から個別療育、集団療育を行う必要が認められる児童が、日常生活における基本的な動作の指導および集団生活への適応訓練等を行う障害福祉サービスの1つ。2012（平成24）年同法改定の施行からは、児童福祉法に基づく児童発達支援と放課後等デイサービスに分割された。

児童発達支援

身近な地域の障害児支援の専門施設（事業）として、通所利用の障害児だけでなく、地域の障害児・その家族や、保育所等の施設に通う障害児など、地域支援に対応する。対象児童は、身体障害・知的障害児または精神に障害のある児童（発達障害児を含む）。手帳の有無は問わず、児童相談所、市町村保健センター、医師などにより療育の必要性が認められた児童も対象とする。

児童発達支援事業

児童発達支援センター以外で児童発達支援を行う事

業をいう。児童発達支援センターよりも基準が緩く実施事業所が拡大している。

CBR（地域に根ざしたリハビリテーション）
〔Community Based Rehabilitation〕
地域の資源を活用して障害者のニーズに合わせたリハビリテーション・サービスを提供する方式のこと。1980年代初期にWHOによって開発され、1994年にはILO、UNESCO、WHOによって「CBRは、障害をもつすべての子どもおよび大人のリハビリテーション、機会均等化および社会統合に向けたコミュニティ開発における戦略の1つである」と定義された。

自閉症
〔autism〕
発達障害支援法に規定されている広汎性発達障害の1つ。基本的特徴は、対人関係を形成維持することへの困難さを中心とする社会性の問題、言語発達の遅れなどのコミュニケーションの問題、こだわり、の3つにまとめられる。ただし、2013（平成25）年以降は、DSM-5によって社会的コミュニケーションの問題、こだわりの2つに基本的特徴がまとめられた自閉スペクトラム症が一般化しつつある。

自閉症児親の会
1967（昭和42）年に東京親の会他5つの親の会が全国協議会を結成した組織。1993（平成元）年に全都道府県に支部をもつ社団法人日本自閉症協会となった。現在は自閉症児者に対する援護・育成および社会的な理解を深めるために活動している。

社会生活力
〔SFA: social functioning ability〕
障害者自身が、社会に現存するサービスを活用して自らのニーズを満たし、社会参加を達成する能力。サービスの利用の際に介助者の支援を受けたり、組織的に社会環境へ働きかけたりすることも含まれる。

社会的障壁
障害者が日常生活や社会生活において受ける制限をもたらす原因となる事物、制度、慣行その他一切のもの。障害者基本法（平成23年改正）にその規定があり、現在では、障害者への差別をなくすことは、社会的障壁を除去することと捉えられている。

社会福祉基礎構造改革
急速な少子高齢化、核家族化の進展、障害者の自立と社会参加の進展などによる社会福祉へのニーズ拡大、多様化に対応した社会福祉の共通基盤の見直し。福祉サービスの提供が措置から利用契約制度に変更、民間営利企業の参入、費用負担を応能負担から応益負担へ変更、権利擁護制度を導入するなど、21世紀の社会福祉の制度を利用者本位の視点で整備していくことを目的として、福祉サービス利用者と提供者の対等な関係を確立し、国民の福祉需要に応え、社会福祉法人や社会福祉事業を充実させ活性化させるための改革。

社会モデル
障害を個人の問題とする医学モデルに対し、障害を社会によって能力を発揮できなくさせられることと考える見方。

社会リハビリテーション
リハビリテーションの一分野で、障害者が生活者として主体性を発揮し、地域の社会資源を活用することにより社会参加を果たせるよう、社会生活力の習得を援助する過程。

重症心身障害児
児童福祉法で、重度の知的障害と、重度の肢体不自由が重複した児童とされていたが、同法改正（平成24〔2012〕年）で重症心身障害児施設が新しい体系に移行したため、法律上の定義はなくなった。分娩障害、低出生体重児、脳炎、感染症、ダウン症、事故などの原因による。

重症心身障害児施設
重度の知的障害および重度の肢体不自由が重複している児童を入所させて、これを保護するとともに、治療および日常生活の指導をすることを目的とした児童福祉施設の一種。2012（平成24）年の児童福祉法改正により、障害児入所支援（医療型障害児入所施設）に移行となった。

重度障害児
特別児童扶養手当法の規定する、重度の障害の状態にあるため、日常生活において常時の介護を必要とする20歳未満の障害児のこと。障害児福祉手当の支給を受ける。

重度障害者等包括支援
障害者総合支援法が規定する障害福祉サービス（介護給付）の1つ。重度の障害者が地域生活を送るうえで必要な複数のサービスを柔軟に組み合わせて利用することができるよう、居宅介護等の障害福祉サービスを包括的に提供する。

重度訪問介護
障害者総合支援法が規定する障害福祉サービス（介護給付）の1つ。常時介護を要する重度の肢体不自由者に、居宅における入浴、排せつまたは食事の介護や、移動の介護を総合的に提供する。

就労移行支援事業
障害者総合支援法が規定する障害福祉サービス（訓練等給付）の1つ。一般企業等への就労を希望する65歳未満の障害者に、一定期間、就労に必要な知識および能力の向上のために必要な訓練や職場探し、就労後の職場定着のための支援などを行う。

就労継続支援事業（A型＝雇用型、B型＝非雇用型）
障害者総合支援法に規定される障害福祉サービス（訓練等給付）の1つ。通常の事業所に雇用されることが困難な障害者に対して、就労の機会を提供するとともに、生産活動その他の活動の機会の提供を通して、その知識および能力の向上のために必要な訓練を行う。A型は雇用契約に基づき、施設内で就労の機会を提供しながら一般就労のための知識や能力の向上をはかり、B型は雇用契約は結ばないものの施設内で就労の機会や生産活動を提供しながら行う。利用期限は定められていない。また利用に際しては障害支援区分の判定を受ける必要はない。

手段的日常生活動作（IADL）
〔Instrumental Activities of Daily Living〕
電話、洗濯、買い物、交通機関の利用といった、ADLよりも高い生活動作能力を判断する尺度。ADLと併用して利用者の状態をより広く理解することが望ましい。

手話通訳事業
身体障害者福祉法に規定され、聴覚障害者等につき、手話および要約筆記等の方法により聴覚障害者等とその他の者の意思疎通を仲介するサービスを提供する事業。第二種社会福祉事業に位置づけられる。

障害基礎年金の給付額
障害の程度に応じて1級と2級があり、1級の方が障害が重いために、年金額は2級の1.25倍になる。

障害基礎年金の支給条件
国民年金に加入中に初診日がある病気・けがが原因で障害等級の1級または2級の障害者になったときに支給される国民年金。60歳以上65歳未満で日本に住んでいれば、加入をやめた後の病気・けがによるものでも受けられる。ただし、**加入期間のうち1/3以上滞納がないか、初診日のある傷病による障害の場合は直近の1年間に保険料の滞納がないことが条件**となる。なお、20歳前に初診日がある場合は、20歳に達した日またはその後に障害認定日が到来するときはその日において障害があれば障害基礎年金が支給される。ただし、この場合、所得に応じて減額や支給停止があり得る。

障害支援区分
障害者総合支援法の介護給付における障害福祉サービスの必要性を明らかにするために、障害者の心身の状態に応じて必要とされる標準的な支援の度合を総合的に示すもの。知的・身体・精神の3障害共通であり、非該当、区分1～6からなる。障害者自立支援法の障害程度区分から改められた区分。

障害児（者）地域療育等支援事業
在宅の重症心身障害児者、知的障害児者、身体障害児者を対象に、身近な地域における療育機能の充実を図り、都道府県域の療育機能との重層的な連携を図る事業。1996（平成8）年度より国庫補助事業と

して実施、2003（平成15）年度に一般財源化された。

障害児通所支援
児童福祉法における児童発達支援、医療型児童発達支援、放課後等デイサービス、保育所等訪問支援を指す。

障害児入所支援
児童福祉法における福祉型障害児入所施設、医療型障害児入所施設を指す。重度・重複障害や被虐待児への対応のほか、自立（地域生活移行）支援の充実を図る。対象児は身体障害・知的障害児または精神に障害のある児童（発達障害児を含む）。手帳の有無は問わず、児童相談所、市町村保健センター、医師などにより療育の必要性が認められた児童も対象とする。引き続き入所支援を受けなければその福祉を損なうおそれがあると認めるときは、満20歳まで利用することができる。

障害児福祉手当
特別児童扶養手当法に基づき、20歳未満の精神または身体の重度障害児に対して支給される手当。ただし、障害を支給事由とする給付（特別児童扶養手当を除く）を受けることができる者および肢体不自由児施設等に入所している者は対象外。

障害者インターナショナル（DPI）
〔Disabled People's International〕
1981（昭和56）年、障害の種別を超え設立された障害者全般の国際的当事者団体。障害者運動の国際的な広がりに多大な影響を与えた。世界本部はカナダのウィニペグ。加盟団体は世界150か国以上。

障害者基本計画
障害者基本法に基づき、政府が策定する障害者のための施策に関する基本的な計画。**都道府県は、障害者基本法を基本とし、市町村は障害者基本計画と都道府県障害者計画を基本として、それぞれ都道府県障害者計画、市町村障害者計画の策定義務を負う。**

障害者基本法
1993（平成5）年12月に「心身障害者対策基本法」が一部改正され「障害者基本法」になり、「完全参加と平等」を目指すことが明らかにされた。わが国における障害者のための施策に関する基本的事項を定めたもの。2004（平成16）年に一部を改正する法律が公布され、**差別の禁止等が基本理念として明記された。**2010（平成22）年にも改正され、ノーマライゼーション理念がより強調されている。2011（平成23）年8月の改正では障害者の定義が「障害および社会的障壁により継続的に日常生活、社会生活に相当の制限を受ける状態にあるもの」とされた。

障害者虐待防止法（障害者虐待の防止、障害者の養護者に対する支援等に関する法律）
障害者に対する虐待の禁止、障害者虐待の予防および早期発見その他の障害者虐待の防止等に関する国等の責務、障害者虐待を受けた障害者に対する保護および自立支援のための措置、養護者の負担の軽減を図ること等の養護者に対する養護者による障害者虐待の防止に資する支援のための措置等を定め、障害者の権利擁護に資することを目的として制定された法律。2011（平成23）年6月24日公布、2012（平成24）年10月1日施行。

障害者ケアマネジメント
当事者の意向を踏まえて、さまざまな地域の社会資源とニーズを適切に調整し、総合的かつ継続的なサービスの供給を確保、さらには社会資源の改善および開発を推進する援助方法。

障害者更生センター
身体障害者福祉センターの1つ。障害者更生センターは広域的利用施設として設置され、障害者とその家族が宿泊、休養できる。

障害者雇用実態調査
統計法に基づく一般調査。調査は5年ごとに実施され、障害者雇用率算定等のための資料となる。身体障害者から出発し、知的障害者さらに精神障害者と調査対象が拡大。障害者の障害の種類・程度および就業形態、職種等、就業にかかわる状況の把握を行う。

障害者雇用促進法（障害者の雇用の促進等に関する法律）
障害者の雇用の促進、職業リハビリテーション、障害者の職業生活における自立の促進等の措置を総合的に講じ、障害者の職業の安定を図ることが目的の法律。1987（昭和62）年、身体障害者雇用促進法から名称変更され、知的障害者・精神障害者を含むこととなった。職業リハビリテーションの推進や雇用納付金を伴う雇用率制度など、障害者の雇用義務等に関する規定が含まれる。

障害者雇用納付金制度
事業主が法定雇用障害者数に足らない障害者の数に応じて、納付金を納める制度。その財源で障害者雇用奨励がされる。2015（平成27）年4月から**常用雇用労働者数が100人を超える事業主に申告が義務づけられている**。また、短時間労働者も申告の対象となっている。

障害者雇用率制度
障害者雇用促進法に基づいて、事業主に対し、従業員の一定比率以上の障害者雇用を義務づけ、障害者の雇用を促進する制度。法定雇用率は、5年ごとに見直し、2013（平成25）年4月1日から一般の**民間企業は2.0％、特殊法人は2.3％、国・地方公共団体は2.3％、都道府県等の教育委員会は2.2％**である。精神障害者については雇用義務の対象ではないが、2006（平成18）年4月より障害者数に算入、2010（平成22）年7月から、算定において**短時間労働者（週の所定労働時間が20時間以上30時間未満）を0.5人としてカウントする**こととなり、2018（平成30）年度から雇用義務の対象となる。

障害者支援施設
障害者総合支援法が規定する障害福祉サービス（介護給付）の1つ。都道府県知事の指定を受けて、施設入所支援を行うとともに、施設入所支援以外の施設障害福祉サービス（生活介護、自立訓練、および就労移行支援）を行う。

障害者週間
障害者基本法（9条）で、「国民の間に広く障害者の福祉についての関心と理解を深めるとともに、障害者が社会、経済、文化その他あらゆる分野の活動に積極的に参加することを促進する」ために定めた週間。毎年12月3日から12月9日まで。国および地方公共団体には、その趣旨にふさわしい事業を実施する努力義務がある。

障害者就業・生活支援センター
障害者雇用促進法を根拠法とし、障害者の身近な地域において職業生活における自立を図ることを目的とする。就業面での支援を行う就業支援担当者と、生活面での支援を行う生活支援担当者が配置されている。社会福祉法人、特定非営利活動法人、民法34条の法人等が、都道府県知事の指定を受け、就職を希望する障害者、あるいは在職中の障害者が抱える課題に応じる業務を行う。

障害者職業センター
障害者雇用促進法を根拠法とし、障害者の職業生活における自立を促進することを目的に設置された専門機関。職業リハビリテーションに関する調査・研究等を行う障害者職業総合センター、広範囲の地域で障害者に対する職業評価、職業指導および職業講習などの支援を行う広域障害者職業センター、都道府県の区域内で支援を行う地域障害者職業センターがある。

障害者職業能力開発校
職業能力開発促進法に規定される施設。他の公共職業能力開発施設において職業訓練を受けることが困難な身体または精神に障害がある者などに対して、その能力に合致した普通職業訓練または高度職業訓練を行う。

障害者自立支援法
2005（平成17）年10月に成立し、2006（平成18）年4月（一部は10月）に施行された。**年齢や障害種別ごとに体系化されてきた従来の施設・事業の再編（3種障害の1本化、日中活動の場と生活の場に分離など）および障害者施策の一元化**、市町村を中心とする障害者福祉サービスの提供体制の整備、ケアマネジメントの導入、利用者負担原則の確立等、障害福祉施策の抜本的な改革が行われた。

障がい者制度改革推進会議

2009（平成21）年に、障害者権利条約の批准に向けた国内法の整備にむけて内閣府に設置された。当事者委員が半数以上を占め、障害者基本法の改正などの案件が検討された。

障害者総合支援法（障害者の日常生活および社会生活を総合的に支援するための法律）

障害者の日常生活および社会生活を総合的に支援するため、障害者自立支援法を改正し、障害者総合支援法が成立した。2012（平成24）年6月27日公布、2013（平成25）年4月1日施行（一部は平成26年4月1日施行）。障害者の範囲に難病等を加え、障害程度区分が障害支援区分と改められた。

障害者に関する世界行動計画

1981（昭和56）年の国際障害者年の成果を継続・発展させるため、1982（昭和57）年の第37回国際連合総会で採択されたもの。加盟国に、障害の予防とリハビリテーション、ならびに障害者の社会生活と社会の発展への完全参加と平等を実現するための効果的な対策を推進することを要請。

障害者の権利宣言

1975（昭和50）年、第30回国連総会で採択された宣言。人間としての尊厳、市民権および政治的参加権、医学的・教育的・社会的リハビリテーションを受ける権利、経済的・社会的保障を受ける権利、社会的活動・創造的活動・レクリエーション活動への参加権、差別・侮辱・搾取等の不当な取り扱いからの保護、人格や財産の保護等13項目で構成。

障害者の権利に関する条約

2001（平成13）年、第56回国連総会でメキシコが提案した「障害者の権利及び尊厳を保護・促進するための包括的・総合的な国際条約」決議案の採択後、アドホック委員会等で検討され、2006（平成18）年12月、第61回国連総会本会議で採択。障害者が人権および基本的自由を完全かつ平等に享受することを促進、保護、保障し、障害者の生まれながらの尊厳の尊重を促進。日本は2014（平成26）年1月に批准した。

障害者プラン（ノーマライゼーション7か年戦略）

1995（平成7）年、リハビリテーションとノーマライゼーションを基本理念とし、総理府（現・内閣府）障害者対策推進本部によって策定された計画。1996（平成8）年度から2002（平成14）年度の7か年の計画期間における、数値目標等の具体的な施策目標を明記した。障害のある人々が社会の構成員として地域の中でともに生活が送れることを目標としている。

障害者優先調達推進法（国等による障害者就労施設等からの物品等の調達の推進等に関する法律）

国、独立行政法人および地方公共団体が物品等を調達する際、優先的に障害者就労施設などから調達するよう努めることで、就労する障害者の自立促進に資することを目的とした法律。2012（平成24）年6月27日公布、2013（平成25）年4月1日施行。

障害をもつアメリカ人法（ADA）

〔Americans with Disabilities Act of 1990〕
1990年に制定された、障害による差別を具体的に禁止した世界で最初の法律。この法の中核となる考え方は合理的配慮の不提供も差別としたことにあると言われる。これは、1972年の公民権法改正や1973年のリハビリテーション法に明記された合理的配慮を引き継いだものである。ADAの影響を受け、その後、ヨーロッパを中心に各国で障害者差別を禁止する法が成立した。

小規模作業所

共同作業所、小規模授産所、福祉作業所等の名称で運営されていた。成人期障害者の施策や制度の不足を背景に、家族、当事者、関係者を中心に設置運動が展開。1980年代から全国各地で急増。障害者自立支援法の施行以降、生活介護、就労移行支援、就労継続支援、地域活動支援センター等への事業移行が推進されることとなった。

職業カウンセラー

職業リハビリテーションサービスを提供する専門職。障害者の職業能力を把握したうえで職業リハビリテーション計画を策定し、職業への適応性を高

め、適切な職業選択が行えるように相談等を実施する。障害者雇用促進法に基づき、障害者職業センターに配置される。

職業能力開発促進法
職業に必要な労働能力の開発や向上に関する法律。職業能力開発校は、この法律に基づき設置、運営されている。主に職業能力開発の実施目標、施策の基本、職業訓練、職業能力検定などについて規定している。

職場適応援助者（ジョブコーチ）
〔job coach〕
障害者が職場に適応するための直接援助を行う者。障害者および事業主に対して、雇用の前後を通じて障害特性を踏まえた専門的な援助を行う。わが国では、地域障害者職業センターに所属する**配置型ジョブコーチ**、社会福祉法人などに所属する**第1号ジョブコーチ**、事業主が雇用する障害者のために配置する**第2号ジョブコーチ**がある。

自立訓練（機能訓練・生活訓練）
障害者総合支援法に規定されている障害福祉サービスの1つ。障害者が自立した日常生活または社会生活を営むことができるよう、一定期間、身体機能または生活能力の向上のために必要な訓練等を行う。2017（平成29）年度現在、身体障害者を対象とする**機能訓練**と、**知的障害者および精神障害者を対象とする生活訓練**からなる。

自立支援医療
障害者総合支援法5条22項・52条以下に規定された医療費の公的支給制度。身体に障害のある児童に対する**育成医療**、身体障害者に対する**更生医療**、および精神障害者に対する**精神通院医療**の3種類からなる。障害にかかわる公費負担医療制度間での負担の不均衡を解消し、医療費の多寡と所得の多寡に応じた、公平な負担を求めるもの。

自立生活運動（IL運動）
〔independent living movement〕
1960年代、カリフォルニア大学バークレイ校の重度の障害学生が、他の学生と同じような大学生活の保障を求めて展開し、全米にひろがった運動。障害者が全面的な介助を受けていても、自己決定と選択が最大限に尊重されていれば人格的には自立しているとする「**自己決定の自立**」を主張。

自立生活センター（CIL）
〔Center for Independent Living〕
自立生活運動（IL運動）の進展のなか、その拠点として全米各地に設立されたセンター。障害者自身が運営し、障害者の自立生活を支援するサービスを提供する組織。ピアカウンセリングを重視し、自立生活プログラムを提供するとともに、障害者の権利擁護活動を展開する。

新障害者プラン（重点施策実施5か年計画）
2002（平成14）年に策定された障害者基本計画の前期5年間において、重点的に実施する施策やその達成目標、計画の推進方策を定めた国のプラン。具体的には、**活動し参加する力の向上のための施策**、**地域基盤の整備**、**精神障害者施策の充実**、**雇用・就業の確保**などの項目に基づき、達成目標を掲げている。

身体障害者更生施設
身体障害者福祉法によるリハビリテーションや職業訓練を行う施設。肢体不自由児者更生施設、視覚障害者更生施設、聴覚・言語障害者更生施設等があるが、2005（平成17）年障害者自立支援法、2012（平成24）年障害者総合支援法により新しい体系に移行した。

身体障害者更生相談所
身体障害者福祉法11条に基づき、身体障害者の更生援護の利便のため、および市町村の援護の適切な実施を支援するために設けられる機関。都道府県には必ず設置し、**身体障害者福祉司を配置しなければならない**。政令指定都市は任意設置である。身体障害者の福祉に関して必要な相談、指導、判定業務などを行う。

身体障害者相談員
都道府県・指定都市・中核市の委託を受け、身体障害者について相談・援助を行う民間の協力者。身体

障害者福祉法（12条の3）に規定されている。相談はプライバシーにかかわることが多いため、守秘義務が規定されている。

身体障害者手帳
身体障害者福祉法に規定され、同法のサービス利用対象であることを確認するための証票。申請は原則として本人であり（本人が15歳未満の場合は保護者）、障害の程度を表す等級は1級から6級まである。

身体障害者福祉司
身体障害者福祉法11条の2に規定されている。**身体障害者更生相談所には必置、市町村の福祉事務所には任意設置。身体障害者に関する専門的相談・指導にあたる。**

身体障害者福祉センター
身体障害者福祉法による身体障害者福祉センターにはA型、B型、障害者更生センターがあり、身体障害者福祉センターA型は都道府県・指定都市単位に設置、身体障害者福祉センターB型は地域の在宅の身体障害者数を勘案して設置。

身体障害者福祉法
1949（昭和24）年に制定。身体障害者の自立と社会経済活動への参加を促進するため、身体障害者を援助し、および必要に応じて保護し、もって身体障害者の福祉の増進を図ることを目的としている。また、身体障害者は、社会を構成する一員として社会、経済、文化その他あらゆる分野の活動に参加する機会を与えられるものとすることが明記されている。

身体障害者補助犬法
身体障害者補助犬とは、盲導犬、介助犬、聴導犬であり、育成および身体障害者の自立と社会参加を促進することが期待されている。2002（平成14）年5月施行。

ストレングスモデル（強み活用モデル）
〔strengths model〕
ラップ（Rapp, C. A.）とゴスチャ（Goscha, R. J.）のストレングスモデルの原則を特徴とし、**利用者の病理や欠陥ではなく個人の強みに焦点を当てた援助展開のあり方を示している。**

スペシャルオリンピックス
知的障害者の自立や社会参加を目的として、オリンピック競技種目に準じたさまざまなスポーツトレーニングとその成果の発表の場を提供している国際的なスポーツ組織。1962年にアメリカで始まる。

生活介護
障害者総合支援法の障害福祉サービス（介護給付）の1つ。常時介護が必要な障害者を対象に、主に日中の障害者支援施設等で行われる入浴や排せつ、食事の介護や創作的活動または生産活動の機会を提供。

生活の質（QOL）
〔quality of life〕
「生命の質」「生活の質」「人生の質」などと訳される。様々な生活場面を質的に捉える概念である。わが国では1970年代以降、「心の貧困」が指摘され「心の豊かさ」が強調されるようになり、福祉分野においてQOLを重視する必要性が語られている。

生活のしづらさなどに関する調査
障害児者にかかわる福祉施策の推進に必要な基礎資料を得ることを目的とする身体障害児者調査と知的障害児者調査を統合し、さらに精神障害者も対象とした調査。2011（平成23）年に行われ、在宅の障害児者の生活実態とニーズを把握することを目的とした。

精神科病院
精神疾患を治療の対象とする施設。施設によってはデイケアやグループホーム等も併設されており、入所、通所も含め、リハビリを行いながら治療をし、社会復帰を目指す。

精神障害者社会復帰促進センター
厚生労働大臣の指定を受け、精神障害者の社会復帰の促進を図るための訓練および指導等に関する研究開発等を行うセンター。精神保健福祉法による。全国を通じて1個に限り厚生労働大臣が指定する。当

初、「全国精神障害者家族会連合会（全家連）」が指定を受けていたが、2007年4月から「全国精神障害者社会復帰施設協会（全精社協）」が事業を引き継ぎ、運営している。

精神障害者生活訓練施設（援護寮）

日常生活に適応できるよう低額な料金で居室等を利用させ、精神障害者の社会復帰の促進を図るための精神保健福祉法による施設。入院治療は不要であるが、独立して日常生活を営むことが困難な精神障害者が対象。障害者自立支援法、障害者総合支援法による新しい体系に移行した。

精神障害者保健福祉手帳

精神障害をもつ者が、一定以上の障害にあることを都道府県知事が証明するもの。この手帳を所持することにより、税金の減額・免除をはじめとするさまざまな優遇制度が受けられる。平成7年の精神保健福祉法制定時に創設された。障害等級は1～3級。有効期間は2年（更新可）。申請の窓口は市町村となっており、申請は初診日から6か月以降、家族等の申請代行が認められている。

精神保健福祉センター

1965（昭和40）年の精神衛生法改正時に創設され、現在は精神保健福祉法によって設置が定められている。精神保健福祉に関する技術的側面における中核行政機関。設置主体は都道府県および政令指定都市。①精神保健福祉に関する知識の普及や研究調査、②複雑または困難な精神保健福祉相談および指導、③精神医療審査会の事務局、④精神障害者保健福祉手帳および自立支援医療費（精神医療分）の判定等の業務を行う。

精神保健福祉相談員

保健所および精神保健福祉センターに、精神障害者やその家族の相談に応じ、指導する役割として配置されている（精神保健福祉法）。都道府県知事等によって任命される。

精神保健福祉法（精神保健及び精神障害者福祉に関する法律）

精神障害者の医療および保護を行い、障害者自立支援法と相まって、社会復帰の促進および自立と社会経済活動への参加の促進に必要な援助を行い、発生予防、その他国民の精神保健の向上を図ることを目的とした法律。1995（平成7）年に福祉法となった。

成年後見制度利用支援事業

2001（平成13）年から実施された厚生労働省の事業で、2012（平成24）年から市町村地域生活支援事業の必須事業になる。利用対象者について成年後見等開始審判申立に要する費用および成年後見人等の報酬の一部または全部が助成される。

成年後見人

精神上の障害で事理弁識能力を欠く常況にある者を保護する者（民法7～9・858・859条、**複数でも法人でも可能**）。本人、配偶者、4親等内の親族、検察官、**市町村長**、他の類型の法定後見人・監督人、任意後見受任者等の請求により、家庭裁判所の後見開始の審判を経て、要保護者は成年被後見人となる。**財産に関する法律行為**は成年後見人がすべて代理し、法律行為も**日常生活に関する行為以外は取消せる**。現実の介護行為までは職務に含まれない。

世界人権宣言

〔Universal Declaration of Human Rights〕
人権および自由を尊重し確保するために、「すべての人民とすべての国とが達成すべき共通の基準」を宣言したもの。1948年12月10日の第3回国連総会において採択。1950年の第5回国連総会において、毎年12月10日を「人権デー」として、世界中で記念行事を行うことが決議された。

世界保健機関（WHO）

1948年発足の国際連合における専門機関の1つ。「全ての人々が可能な最高の健康水準に到達すること」を目的とする。参加各国から拠出される分担金により運営されるが、日本はアメリカに次ぐ多額の分担金を拠出するとともに、人材も提供している。

全国肢体不自由児父母の会連合会

戦後各地で発足した肢体不自由児父母の会組織を結集した全国組織。1961（昭和36）年結成。

全国重症心身障害児（者）を守る会

1964（昭和39）年に発足した親の会が母体の団体。1966（昭和41）年に社会福祉法人格を取得。療育施設等を受託、施設対策と在宅対策の運動を進めながら、親の意識の啓発と連携を具体的活動内容としている。

全国難聴者・中途失聴者団体連合会

全国の難聴者・中途失聴者に対する施策の充実普及、難聴者等に対する社会の理解を促進させるとともに、難聴者等のコミュニケーション手段等に関する調査研究を行い、障害者の社会的地位の向上と福祉の増進および社会参加の促進に寄与することが目的の団体。1989（平成元）年に現在の名称に変更、1991（平成3）年に社団法人化。

全日本手をつなぐ育成会連合会

1952（昭和27）年に精神薄弱児育成会として発足、1959（昭和34）年に社会福祉法人全日本精神薄弱児育成会、1995（平成7）年全国手をつなぐ育成会、2014（平成26）年社会福祉法人格を返上し、任意団体となって現在の名称となった。精神薄弱者福祉法（現・知的障害者福祉法）の成立に大きな役割を果たした。

全日本ろうあ連盟

聴覚障害がある当事者の団体。1947（昭和22）年5月、群馬県の伊香保温泉に100人のろう者が集まり、発足。発足当時の会員は4,800名であった。1990（平成2）年には世界ろう者会議を日本で開催した。

相談支援専門員

指定相談支援事業者において、専ら相談支援提供の職務にあたる者として厚生労働大臣が認めた者。計画相談支援、地域相談支援、障害児相談支援、基本相談支援を行う。

ソーシャル・インクルージョン（社会的包摂）

〔social inclusion〕

すべての人々を、その属性（性別、年齢、身体的・精神的状況、宗教的・文化的背景、経済状況等）にかかわらず、孤立、孤独、排除、摩擦などから守り、社会の構成員として包み込み、支えあう理念をいう。なお、この理念は、日本社会福祉士会の倫理網領（2005年）で、「社会に対する倫理責任」の1つとして唱えられている。

ソロモン

〔Solomon, Barbara〕

1976年に『黒人のエンパワーメント』においてエンパワーメント（empowerment）の概念をソーシャルワーク分野にはじめて導入した。エンパワメントを「スティグマ化された集団に属していることで生じているパワーの欠如状態を減らすために、クライエントの活動にたずさわる過程」と定義。

脱施設化

施設入所者をグループホームや自立生活、家族との生活を中心とした地域生活に移行する取り組みのこと。ノーマライゼーションの提唱や自立生活運動とともに展開。

田中昌人

〔1932-2005〕

障害児教育学者。全国障害者問題研究会の委員長を長きにわたりつとめる。「発達保障」という概念を軸として、障害児教育の指揮・研究に努めた。著書に『講座発達保障への道』（全国障害者問題研究会出版部，1974）。

短期入所（ショートステイ）

障害者総合支援法の障害福祉サービス（介護給付）の1つ。介護者の病気や介護疲れ等の理由によって自宅外での介護が短期的に必要となった場合に、障害者支援施設、児童福祉施設その他に短期間の入所をさせ、必要な支援を行うサービス。

地域活動支援センター

障害者総合支援法による市町村の地域生活支援事業の1つ。利用者（障害児者）に対して、地域で自立した日常生活または社会生活を送ることができるよう支援するものであり、通所により創作的活動や生産的活動の機会の提供や社会との交流促進を図る。

地域生活支援拠点事業
障害者の重度化・高齢化や親亡き後を見据え、相談、体験の機会、緊急時の対応等の必要な機能を備えた事業。第4期障害福祉計画からその整備を進めることとされた。

地域生活支援事業
地域の利用者の状況に応じて、サービスを効果的・効率的に提供するための事業。障害者総合支援法77条以下で規定されている。都道府県が実施主体の都道府県地域生活支援事業と、市町村が実施主体の市町村地域生活支援事業がある。

知的障害
1990年代まで行政用語では精神薄弱。医学における精神遅滞とほぼ同義語。知的障害者福祉法にはその定義が明記されていない。療育手帳の交付基準として、①平均以下の知的機能（IQ70以下）、②適応行動水準の低さ（年齢基準と比べて）、③18歳未満の発症、の3項目が満たされた場合と示されている。

知的障害児（者）基礎調査
在宅の知的障害児者のニーズ把握や知的障害児者施策の推進を目的として、5年に1度実施してきた調査。2011（平成23）年から全障害者（児）を対象とした「生活のしづらさなどに関する調査」となった。

知的障害者／知的障害児
知的障害が認められる18歳以上の人が知的障害者であり、18歳未満の人が知的障害児である。

知的障害者更生相談所
知的障害者福祉法12条に基づき、知的障害者の福祉に関する業務を行う機関。都道府県には必ず設置し、知的障害者福祉司を配置しなければならない。政令指定都市は任意設置である。18歳以上の知的障害者の医学的、心理学的および職能的判定・指導、相談のほか、市町村福祉事務所が知的障害に関して実施している各種相談の指導など、専門的・技術的支援を提供している。

知的障害者職親
知的障害者を事業経営者が一定期間（原則1年間）預かり、生活指導および技能習得訓練を行う委託制度（知的障害者福祉法）。知的障害者の雇用促進と職場における定着性を高めることが目的。職親になることを希望する者のうち、援護の実施機関が適当と認めた者を職親として登録する。福祉事務所長が職親に委託措置をとり、委託料が支給される。

知的障害者相談員
知的障害者の福祉の増進を図るため、知的障害者またはその保護者の相談に応じ、知的障害者の更生のために必要な援助を行う民間の協力者であり、都道府県知事および市町村長から委託された者のこと（知的障害者福祉法）。守秘義務が課せられている。

知的障害者の権利宣言
1971（昭和46）年に国連総会において宣言。教育、訓練、リハビリテーションおよび指導を受ける権利、有意義な職業に就く権利、資格を有する後見人を与えられる権利、搾取、乱用および虐待から保護される権利等がある。

知的障害者福祉法
知的障害者の自立と社会経済活動への参加を促進するため、知的障害者を援助するとともに必要な保護を行うことで福祉を図ることが目的の法律。1960（昭和35）年に公布。1999（平成10）年に精神薄弱者福祉法から名称変更となった。ただし、「知的障害」ならびに「知的障害者」について法律上定義されていない。

注意欠陥／多動性障害（AD/HD）
〔Attention-Deficit/Hyperactivity Disorder〕
課題の持続が難しく1つの活動に集中できず、気が散りやすい注意の障害とじっとしていなければならない状況でも過度に落ち着きがない多動を示す脳機能の障害のこと。発達障害者支援法（2条1項）で発達障害の1つとされている。DSM-5（2013年）では、注意欠如・多動症／注意欠如・多動性障害と訳されている。

聴導犬
聴覚障害者のために、電話の呼び出し音等を聞き分け、その者に必要な情報を伝え、および必要に応じ音源への誘導を行う犬。

聴導犬訓練事業
聴導犬の訓練を行うとともに、聴覚障害者に対し、聴導犬の利用に必要な訓練を行う事業。2002（平成14）年に身体障害者福祉法に事業として位置づけられ、第二種社会福祉事業となった。

デフリンピック
国際ろう者スポーツ委員会が主催する聴覚障害者のための総合スポーツ大会。4年に一度行われ、1924年にフランスで始まる。

同行援護
障害者総合支援法の障害福祉サービス（介護給付）の1つ。視覚障害児者を対象とする行動支援である。以前は、市町村地域生活支援事業の移動支援によって行われていたが、2011（平成23）年10月1日から自立支援給付の対象となった。身体介護を伴わない場合、障害支援区分の認定は必要ない。

特定疾患／難病
特定疾患とは、難治性疾患克服研究事業で指定された130疾患（2015〔平成27〕年現在）を指す。脊椎小脳変性症、重症筋無力症、**筋萎縮性側索硬化症、パーキンソン病**、クローン病、ベーチェット病などがある。難病は、難病対策要綱において①原因不明、治療法が未確立であり、しかも後遺症を残す恐れがある、②慢性的経過をたどり、経済的問題だけでなく介護等による家族の負担も大きい疾病、と定義されている。

特定障害者に対する特別障害給付金の支給に関する法律
国民年金任意加入対象で加入していなかった期間に初めて受診した傷病によって障害基礎年金1・2級に相当する状態にあり、障害基礎年金を受給していない者に特別障害給付金を支給するもの（2005〔平成17〕）年制定）。財源は全額国庫負担とし、所得制限がある。

特別支援教育
障害のある幼児・児童・生徒の自立や社会参加に向けた主体的な取り組みのために、その一人ひとりの教育的ニーズに柔軟に対応し、生活や学習上の困難を改善または克服するための適切な指導および必要な支援を行うこと。2007（平成19）年施行の「学校教育法の一部を改正する法律」において制度化。

特別児童扶養手当法
精神または身体に障害を有する児童の福祉の増進を図ることを目的に1964（昭和39）年に制定された法。特別児童扶養手当、児童福祉手当、特別障害者手当について規定。

特別障害給付金
国民年金制度の発展過程において生じた特別な事情に配慮して、障害基礎年金等を受給していない障害者に対する特別な福祉的措置として2005（平成17）年度に制定された。現在、**障害基礎年金1、2級相当の障害に該当する者として認定を受けた者が対象**となっている。

特別障害者手当
20歳以上の在宅で生活する重度障害者（特別障害者）を対象に支給される手当。障害者の所得保障の一環として、「特別児童扶養手当法」に規定され、1986（昭和61）年から実施された。本人や扶養義務者の所得に応じて支給制限がある。

都道府県地域生活支援事業
地域生活支援事業における都道府県のもの（市町村のものもある）。専門性の高い相談支援事業、広域的な支援事業を必須とし、サービス・相談支援者、指導者育成事業、その他の任意事業がある。地域の特性に合わせて柔軟に、また、効率的・効果的に実施することとされている。

ニィリエ
〔Nirje, Bengt 1924-2006〕
大学卒業後、アナーキスト新聞の編集長、赤十字難民キャンプ（ハンガリー革命）、社会福祉担当官、

脳性小児まひ者援護団体事務局長、知的障害児者連盟事務局長兼オンブズマン、県社会福祉部長を歴任。1985年「新援護法」制定に尽力。「ノーマライゼーションの育ての父」。彼が唱えたノーマライゼーション8つの原則は世界的に有名。

二次的障害

医学的な対応が求められる疾病および外傷に伴う一時的障害をもとに生じる障害のこと。運動をしていなかったことによる廃用症候群や不適切な運動による誤用症候群等がある。また、一時的障害に対する不適切な治療などによって、新たな障害が付加された状態。

日常生活自立支援事業

認知症高齢者や知的障害者、精神障害者等、判断能力が十分でない人の地域自立生活を支えるための事業。社会福祉法によって規定された**福祉サービス利用援助事業**の1つで、都道府県・指定都市社会福祉協議会によって運営される。2007（平成19）年4月より、「地域福祉権利擁護事業」から名称を変更し、「日常生活自立支援事業」となった。

日常生活動作（ADL）

〔activities of daily living〕
日常的に簡単に行える動作に関する能力判定尺度。移動、食事、入浴、衣服の着脱などで具体的な尺度とその内容を示す。

日常生活用具・補装具給付等事業

在宅障害児者の日常生活の便宜を図ることを目的とし、浴槽、訓練用ベッド等の日常生活用具・車いすなどの補装具を給付または貸与する事業。障害者自立支援法、障害者総合支援法では、日常生活用具給付事業は市町村の地域生活支援事業となり、補装具は自立支援給付の1つ、補装具費支給制度となった。障害の程度、年齢により、給付等の要件が異なる。

日本肢体不自由児協会

1948（昭和23）年発足。肢体不自由児が最も恵まれた環境にいられるよう、家族と社会の間にたって家族を支援し、社会を啓発する等の事業を行っている団体。早期の訓練と良い環境のために家族や社会の暖かい愛情と理解、適切な治療や訓練を支援する。

日本障害者協議会（JD）

〔Japan Council on Disability〕
「国際障害者年日本推進協議会」を出発点とし、「国連・障害者の十年（1983〜1992）」の終了を機に名称を「日本障害者協議会（JD）」に変更。障害問題の解決にむけて社会的に発言し、特に**障害当事者の立場から障害者施策に関する総合的な調査・研究や提言の策定等を実施**。

日本知的障害者福祉協会

知的障害者の福祉増進を図り、人間としての尊厳が守られ、豊かな人生を自己実現できるように支援する団体。1934（昭和9）年結成。知的障害施設の療育・援助活動についての指導、知的障害児者福祉に関する行政機関・団体との協力等を行っている。

日本盲人連合会

視覚障害者を主体とする団体により構成され、視覚障害者福祉の向上を目指し、組織的な活動を展開している団体。1948（昭和23）年結成。結成時から「盲人福祉法」の制定運動を展開し、翌年の身体障害者福祉法成立への推進力となった。

ノーマライゼーション

1960年代の北欧に由来する社会福祉の理念。社会的弱者が他の人々と等しく生活し活動することを望ましいとする考え方であり、デンマークでは、「知的障害者親の会」が施設生活の改善を要求し（1953年）、バンク–ミケルセンによりノーマライゼーションの理念を盛り込んだ「1959年法（精神遅滞者ケア法）」に結実した。

発達障害

発達障害者支援法において「自閉症、アスペルガー症候群その他の広汎性発達障害、学習障害、注意欠陥多動性障害その他これに類する脳機能の障害であってその症状が通常低年齢において発現するもの」と定義された。

発達障害者支援センター
発達障害者およびその家族の相談対応や助言、専門的な発達支援および就労の支援、関係機関等に対し発達障害についての情報提供および研修、関係機関等との連絡調整等、発達障害児者の支援を総合的に行う地域の拠点（発達障害者支援法）。

発達障害者支援法
発達障害者の心理機能の適正な発達および円滑な社会生活の促進のために生活全般にわたる支援によって福祉の増進を図ることを目的としている。2004（平成16）年公布、翌年4月施行。2016（平成28）年6月改正。

発達保障の原則
環境や働きかけによってどんな子どもたちでも必ず発達するものであるという糸賀一雄の考え方を継承し、田中昌人が整理した原則。障害の有無によって最初からあきらめることなく、その個人なりの残存能力や成長の可能性を信じ、見出す姿勢が重要であるというもの。障害者教育に強い影響を与えた。

パラリンピック
国際パラリンピック委員会が主催する障害者スポーツ大会。4年に一度、オリンピックの終了直後に同じ場所で開催される。1960年から開催された。

バリアフリー
一般的には建造物や道路等における高齢者や障害者等の利用に配慮された設計のことを指すが、福祉的には物理的なもののみならず、社会的・制度的側面、障害者等に対する無理解や偏見などの心理的側面を含めた、高齢者や障害者等が社会参加したときに障害となるすべてのものの除去を指す。1995（平成7）年の「障害者プラン～ノーマライゼーション7か年戦略～」、2002（平成14）年の「障害者基本計画」でバリアフリー社会の実現を目指す方向が示された。

バンク-ミケルセン
〔Bank-Mikkelsen, Neils Erik 1919-1990〕
第2次世界大戦中は、デンマークで反ナチスのレジスタンス活動を行い、投獄される。記者生活を経て、社会省に入省。障害者福祉担当となる。「ノーマライゼーションの生みの父」。

ピアカウンセリング
〔peer counseling〕
職場や学校などで仲間同士で行うカウンセリングのこと。ピアとは「仲間」を意味し、クライエントにより近くにいる人間がカウンセリングを行うことで気やすく話せる、話が通じやすい等の利点がある。

PCP（ひとを中心に据えた計画づくり）
〔Person-Centered Planning〕
アメリカを中心に展開・実践されており、ノーマライゼーションを概念として捉えるのではなく、地域で実際に展開していくための具体的な手法とする点が注目されている。本人の選択・興味・必要が優先される。

福祉型児童発達支援センター
2012（平成24）年の児童福祉法改正により新設された（医療型もある）。旧体系の知的障害児通園施設、難聴幼児通園施設からの移行が想定されている。日常生活における基本的な動作の指導、知識技能の付与、集団生活への適応訓練その他の厚生労働省令で定める便宜を供与する「児童発達支援」を行う。

福祉型障害児入所施設
2012（平成24）年の児童福祉法改正により新設された（医療型もある）。旧体系の知的障害児施設、第2種自閉症児施設、盲ろうあ児施設、肢体不自由児療護施設からの移行が想定されている。各施設の従来の人員基準等を踏襲し、これまで通り主たる対象の障害を中心に受け入れることができる。児童発達支援管理責任者を配置する。

福祉ホーム
住居を必要としている人に低額な料金で居室等を提供するとともに、日常生活に必要な支援を行う施設のこと。障害者総合支援法の市町村地域生活支援事業の中の任意事業に位置づけられている。

福祉用具法（福祉用具の研究開発及び普及の促進に関する法律）

福祉用具の開発および普及を促進し、産業技術の向上を目指すことを目的とする法律で、福祉用具研究開発への助成は、財団法人テクノエイド協会、独立行政法人新エネルギー・産業技術総合開発機構（NEDO）が行っている。

不服申し立て制度

障害者総合支援法では、市町村が行う福祉サービスや相談支援の処分（決定など）に不服があるときは、都道府県知事に対して審査請求をすることができる。なお処分があった日から60日以内にする必要がある。

保育所等訪問支援

児童福祉法における児童発達支援の1つ。障害児が集団生活を営む施設を訪問し、当該施設における障害児以外の児童との集団生活への適応のための専門的な支援その他の便宜を供与する。①障害児本人に対する支援（集団生活適応のための訓練等）、②訪問先施設のスタッフに対する支援（支援方法の指導等）がある。

放課後等デイサービス

障害のある学齢期児童に放課後や長期休暇中における生活能力の向上のための訓練等を継続的に提供するサービス。2012（平成24）年の児童福祉法の改正によってできた。

法定雇用率　➡　障害者雇用率制度

保護施設

生活保護法に基づいて、地域生活が困難と判断された人々、授産が必要とされた人々などに対して設置された施設である。5種類の施設がある。①救護施設（著しい障害があるために日常生活を営むことが困難な要保護者を入所させる）、②更生施設（身体上または精神上の理由により養護および生活指導を必要とする要保護者を入所させる）、③医療保護施設（医療を必要とする要保護者に医療の給付を行う）、④授産施設（身体上又は精神上の理由によりまたは世帯の事情により就業能力の限られている要保護者に対して、就労または技能の修得のために必要な機会および便宜を与えて、その自立を助長する）、⑤宿所提供施設（住居のない要保護者世帯に対して、住宅扶助を行う）がある。

補装具費支給制度

補装具の給付に関する制度。かつては、児童福祉法、身体障害者福祉法によって現物給付されていたが、障害者自立支援法により、補装具の交付・修理または購入・修理費用の支給を合わせて、補装具費の支給（金銭給付）となった（障害者総合支援法も引き継ぐ）。費用は原則1割負担。

メインストリーミング（主流化）

障害児（者）の残された機能を最大限に生かし、障害のない同世代の仲間と可能な限り一緒に学び成長していくことが双方にとって大切であるとする考え方。主流化・本流化教育と訳され、主にアメリカで使用される。

盲ろうあ児施設

盲児（強度の弱視児を含む）やろうあ児（強度の難聴児を含む）を入所させ保護するとともに、独立自活に必要な指導または援助をすることを目的とした児童福祉法による児童福祉施設。2012（平成24）年の児童福祉法改正により、福祉型障害児入所施設に移行となった。

ユニバーサルデザイン

障害者のみならずすべての人に使いやすい物品や環境などのデザインのことを指す。アメリカのロン・メイス（R. L. Mace）によって提唱された。

養育医療

母子保健法に基づく医療費助成制度。出生児体重が2000g以下の低体重児や未熟児、または周産期における重篤な合併症をもった乳児が主な対象となる。適用は指定医療機関に限られており、医療費の助成額は世帯の収入状況により異なる。

リハビリテーション

〔rehabilitation〕

傷病の後遺症の機能回復、障害児者や高齢者に対し、「全人間的復権」を目標に QOL を高めること。WHO においてリハビリテーションは、医学・職業・教育・社会の4つに分類されている。援助方法にも分類があり、治療的援助・代償的援助・社会環境改善・心理的援助などがある。

療育指導
心身に障害のある児童や疾病により長期療養の必要な児童等の診査を行い、療育の指導を行うこと（児童福祉法19条）。身体機能に障害をもつ、またはその恐れのある児童を早期に発見し、適切な治療上の指導を行い、または福祉の保障を講ずること。

療育手帳
1971（昭和46）年の厚生事務次官通知（1991〔平成3〕年に一部改正）を根拠とし、知的障害児者に対して一貫した指導・相談を行うことや各種の援護措置を円滑に実施するという目的で交付。**申請は住所地の市町村長に行い**、児童相談所または知的障害者更生相談所において知的障害であると判定された者に対して、**都道府県知事および政令指定都市の市長が手帳を交付する**。　➡　**知的障害**の項参照。

療養介護
障害者総合支援法の障害福祉サービス（介護給付）の1つ。医療を要し常時介護を要する障害者に対し、病院等の施設での機能訓練、療養上の管理、看護、医学的管理下における介護および日常生活上の支援のことを指す。

社会福祉士シリーズ 14　障害者に対する支援と障害者自立支援制度［第4版］

索引

（太字で表示した頁には用語解説があります）

あ〜お

IADL（手段的日常生活動作）	258
IL運動（自立生活運動）	18, 20, 81, **262**
ILO（国際労働機関）	164
ICIDH（国際障害分類）	4, **254**
ICF（国際生活機能分類）	3, 4, 227, **255**
アクセシビリティ	21, 74
アジア太平洋障害者の十年	70
アスペルガー症候群	47, 103, **252**
アセスメント	235
アドボカシー（権利擁護）	20, 150
アフリカ障害者の十年	70
アメリカ独立宣言	11
アラブ障害者の十年	70
安楽死法	2
ESCAP（国連アジア太平洋経済社会委員会）	70
医学モデル	6, 68, 73, 139
育成医療	142, **252**
医師意見書	140
石井亮一	77
意思決定支援	**252**
意思疎通者への便宜供与	208
一次判定	140
1割負担	140
一般相談支援事業者	146
移動支援	57, **252**
糸賀一雄	16, **252**
命の選別	24
医療型個別減免	131, 140
医療型児童発達支援	196
医療型児童発達支援センター	**252**
医療型障害児入所施設	197, **252**
医療観察法	106
医療給付制度	**253**
医療保護入院	101
インクルーシブ教育	**253**
インクルーシブ社会	74, 182
インクルージョン	74
仁川戦略	70
インテグレーション	**253**
ヴィゴツキー　Vygotsky, Lev Semenovich	16
ウェクスラー　Wechsler, David	40
上田敏	18, **253**
ウェルビーイング	92
ヴォルフェンスバーガー　Wolfensberger, Wolf	15, **253**
宇都宮事件	180
宇都宮病院事件	13, 99, 114, 180
上乗せ	152
運営適正化委員会	150
AD/HD（注意欠陥／多動性障害）	48, 103, **266**
ADA（障害をもつアメリカ人法）	19, 70, 118, **261**
ADL（日常生活動作）	19, **268**
エド・ロバーツ　Roberts, Edward V.	18, **253**
LD（学習障害）	48, 103, **253**
嚥下障害	60
援護寮（精神障害者生活訓練施設）	**264**
冤罪事件	180
援助者役割	223
エンパワメント	228, **253**
応益負担	122, 140, 151
応急入院	101
欧州障害者年	70
応能負担	82, 122, 125, 140
近江学園	16

か〜こ

介護給付	133, 138
介護給付費	131
介護扶助	154
介護保険	22
介護保険給付と総合支援法地域生活支援事業の優先関係	153
介護保険制度	31
介護保険相当障害福祉サービス	153
介護保険統合問題	122

介護保険法………………………… 152	国の財政保障責任……………… 200	高齢者障害者に対する負担軽減
介護保険優先原則………… 123, 152	暮らしの場の条件………………55	……………………………… 140
介護保険利用料の無料化……… 153	グループホーム（共同生活援助）	高齢者・障害者に配慮した電気通信
介助犬……………………………95	…… 55, 136, 137, 139, 140, 253	アクセシビリティガイドライン
改正児童福祉法………………… 112	呉秀三………………… 13, 99, 254	……………………………… 181
学習障害（LD）……… 48, 103, 253	軍事救護法………………………78	高齢障害者……………………… 153
学生無年金障害者訴訟………… 176	訓練等給付………………… 133, 139	高齢障害者の負担軽減………… 153
活動［ICF］……………………… 4	訓練等給付費…………………… 131	高齢障害者問題…………………58
環境因子…………………………5	訓練・労働評価項目…………… 139	国際障害者年
患者調査………………………… 205	計画相談支援………… 146, 217, 218	…… 15, 60, 69, 81, 94, 254
間接差別…………………………73	計画相談支援給付費…………… 131	国際障害者年行動計画………… 254
完全参加と平等…………………69	経過的福祉手当………………… 171	国際障害者年日本推進協議会… 254
機会の均等化…………………… 253	経済的自立……………………… 167	国際障害分類（ICIDH）…… 4, 254
基幹相談支援センター…… 125, 253	継続サービス利用支援………… 146	国際人権規約………………… 11, 68
基準該当療養介護医療費……… 132	継続障害児支援利用援助……… 147	国際生活機能分類（ICF）
機能訓練………………………… 135	欠格条項…………………… 93, 179	……………………… 3, 4, 227, 255
基本合意…………………… 124, 140	欠格条項撤廃運動……………… 179	国際リハビリテーション協会
基本合意文書……………… 139, 152	権利擁護（アドボカシー）	（リハビリテーション・インター
基本相談支援……………… 146, 217	……………………… 20, 150	ナショナル）………………… 255
基本的人権………………………11	公営住宅の優先入居制度……… 183	国際労働機関（ILO）………… 164
義務的経費……………………… 123	高額障害福祉サービス等給付費	国民健康保険…………………… 154
キャリアパス…………………… 216	……………………… 131, 140	国民健康保険団体連合会……… 255
救護法……………………………78	合議制の機関…………………… 207	国民年金の免除・猶予制度…… 255
QOL（生活の質）……… 18, 19, 263	高機能自閉症…………………… 254	国連アジア太平洋経済社会委員会
境界層該当者…………………… 140	公共の福祉………………………12	（ESCAP）……………………70
協議会…………………… 208, 229, 253	高次脳機能障害………………… 254	国連憲章…………………………11
協議調整モデル………………… 139	高次脳機能障害支援モデル事業	国連・障害者権利条約………… 178
共生型サービス…………… 66, 153	……………………………… 254	国連・障害者の10年
共生社会…………………… 21, 182	更生医療………………………… 142	…………………… 69, 81, 89, 255
共同作業所づくり運動………… 202	厚生科学審議会疾病対策部会難病	個人因子…………………………5
共同生活援助（グループホーム）	対策委員会………………… 108	骨格提言…… 125, 126, 139, 152, 205
…… 55, 136, 137, 139, 140, 253	工賃向上計画支援事業………… 160	国庫負担基準……………………57
居住地原則……………………… 137	工賃倍増5か年計画…………… 160	子ども・子育て支援法………… 106
居住地特例……………………… 137	交通バリアフリー法…………… 185	子どもの権利条約…………… 11, 69
居宅介護（ホームヘルプサービス）	行動援護…… 134, 152, 197, 221, 254	この子らを世の光に………………16
…………… 133, 197, 221, 254	高等教育………………………… 186	個別給付………………………… 123
緊急措置入院…………………… 101	広汎性発達障害…………… 47, 254	個別支援計画…… 139, 219, 221, 255
国等による障害者就労施設等からの	拷問等禁止条約…………………11	雇用均等待遇指令（2000/78/EC）
物品等の調達の推進等に関する	合理的配慮…… 12, 53, 73, 74, 139,	………………………………70
法律（障害者優先調達推進法）	158, 162, 163, 187, 254	ゴールトン
…………………… 158, 163, 261	高齢化……………………………28	Galton, Francis………………13

さ〜そ

- 最近接発達領域……16
- 在宅障害者……56
- 在宅の身体障害児・者実態調査……205
- 在日韓国・朝鮮人無年金障害者訴訟……176
- 裁量的経費……123
- 堺事件……180
- サービス管理責任者……217, 219, 255
- サービス管理責任者研修……219
- サービス担当者会議……139
- サービス提供責任者……217, 220, 221
- サービス等利用計画……138, 255
- サービス等利用計画案……139
- サービス利用支援……146
- 差別……114
- 差別禁止……163
- サラマンカ声明と行動大綱……255
- 参加[ICF]……4
- サン・グループ事件……114
- 暫定的支給決定……139
- 参入事業体の規制緩和……202
- CIL（自立生活センター）……262
- JD（日本障害者協議会）……268
- 支援費制度……22, 81, 122, 256
- 支援を受けた意思決定……74
- 支給決定……137
- 支給決定の例外……137
- 支給決定プロセス……137
- 事業者の実施責任……200
- 四肢および体幹機能障害……256
- 自助・共助・互助・公助……23
- 施設コンフリクト……183
- 施設入所支援……135, 256
- 私宅監置……13, 99
- 視聴覚障害者向け放送普及行政の指針……186
- 市町村障害者虐待防止センター……116
- 市町村障害者社会参加促進事業……256
- 市町村障害福祉計画……210
- 市町村地域生活支援事業……148, 256
- 指定一般相談支援事業者、指定特定相談支援事業者……256
- 指定障害福祉サービス事業者……256
- 指定相談支援事業所……138
- 指定特定相談支援事業者……217, 256
- 指定難病……111
- 自動車運転の欠格条項……188
- 児童デイサービス……256
- 児童の権利に関する条約……191
- 児童発達支援……196, 256
- 児童発達支援事業……195, 196, 256
- 児童発達支援センター……105, 195, 196
- 児童福祉法……96, 97, 105, 193
- CBR（地域に根ざしたリハビリテーション）……257
- 自閉症……47, 103, 257
- 自閉症児親の会……257
- 自閉症スペクトラム障害……48
- 字幕・解説番組等制作費の一部助成……186
- 社会経済的基本権……11
- 社会参加……57
- 社会支援雇用……163
- 社会資源……55, 225, 228, 237
- 社会生活力……257
- 社会的雇用……163
- 社会的事業所……163
- 社会的障壁……3, 7, 103, 257
- 社会的包摂（ソーシャル・インクルージョン）……16, 265
- 社会的役割……224
- 社会における障害者の完全統合に向けて―世界行動計画の継続……69
- 社会福祉基礎構造改革……22, 122, 257
- 社会福祉士……221, 222
- 社会福祉士及び介護福祉士法……222, 225
- 社会福祉施設職員等退職手当共済制度……216
- 社会福祉施設等調査……157, 160
- 社会福祉法人……201
- 社会福祉法人制度改革［2016（平成28）年3月］……65
- 社会復帰……106
- 社会復帰調整官……107
- 社会防衛思想……12
- 社会保障制度改革国民会議……109
- 社会保障制度審議会勧告「社会保障体制の再構築」……22
- 社会保障と税の一体改革……170
- 社会モデル……6, 68, 74, 118, 139, 187, 257
- 社会役割の有価値化（ソーシャルロールバロリゼーション）……15
- 社会リハビリテーション……257
- 自由権的基本権……11
- 重症心身障害児……257
- 重症心身障害児施設……257
- 就職促進指導官……158
- 重点施策実施5か年計画（新障害者プラン）……262
- 重度障害児……171, 258
- 重度障害者等包括支援……134, 197, 258
- 重度訪問介護……57, 133, 258
- 就労移行支援……135, 152
- 就労移行支援事業……158, 160, 258
- 就労継続支援……152
- 就労継続支援事業（A型＝雇用型、B型＝非雇用型）……136, 139, 157, 158, 160, 162, 258
- 就労定着支援……137
- 主たる介護者……54
- 手段的日常生活動作（IADL）……258
- 恤救規則……77

出生前診断……………………………24
主流化（メインストリーミング）
　………………………………… **270**
手話通訳事業………………………**258**
障害学…………………………………73
障害基礎年金………………… 167, 168
障害基礎年金の給付額………… **258**
障害基礎年金の支給条件……… **258**
障害（補償）給付………………… 172
障害共済年金……………………… 169
障害厚生年金……………………… 169
障害支援区分………… 139, 197, 224, **258**
障害支援区分認定………………… 138
障害支援区分認定調査…… 138, 247
障害支援区分の調査項目………… 141
障害児支援………………… 152, 190
障害児支援利用援助……………… 147
障害児支援利用計画案…………… 197
障害児（者）地域療育等支援事業
　………………………………… **258**
障害児相談支援…………………… 146
障害児相談支援事業……………… 197
障害児相談支援事業者…………… 146
障害児通所支援……… 193, 197, **259**
障害児入所支援…………………… **259**
障害児入所施設…………………… 197
障害児福祉計画…………… 195, 210
障害児福祉手当…………… 171, **259**
障害者アート…………………………63
障害者インターナショナル（DPI）
　………………………………… **259**
障害者基礎年金の子の加算………62
障害者基本計画……… 81, 207, **259**
障害者基本法………… 7, 71, 81, 86,
　　　　　　　　118, 190, 204, **259**
障害者虐待防止法（障害者虐待の
　防止、障害者の養護者に対する
　支援等に関する法律）…… 114, **259**
障害者ケアマネジメント……… **259**
障害者計画………………… 81, 209
障害者権利委員会……………………75

障害者権利条約…… 10, 11, 36, 55,
　　　　　58, 61, 70, 71, 82, 86,
　　　　　102, 103, 114, 162, 203
障害者更生センター…………… **259**
障害者雇用実態調査…………… **259**
障害者雇用集計……………………… 205
障害者雇用促進法（障害者の雇用の
　促進等に関する法律）
　………………… 71, 156, 157, 162, **260**
障害者雇用調整金………………… 158
障害者雇用納付金………………… 158
障害者雇用納付金制度………… **260**
障害者雇用率制度……………… **260**
障害者差別解消推進法（障害者差別
　解消法）…… 71, 82, 162, 181, 187
障害者差別撤廃米州条約…………70
障害者支援施設………………… **260**
障害者支援費制度………………… 222
障害者週間………………… 182, **260**
障害者就業・生活支援センター
　………………………………… **260**
障害者職業センター…………… **260**
障害者職業能力開発校………… **260**
障害者自立支援法
　…… 42, 81, 97, 105, 122, 222, **260**
障害者自立支援法違憲訴訟
　………………………… 124, 140, 224
障害者自立支援法円滑施行特別対策
　………………………………………… 124
障害者自立支援法訴訟団……… 152
障害者自立支援法の抜本的な見直し
　に向けた緊急措置……………… 124
障害者自立支援法廃止の障害者運動
　……………………………………… 203
障がい者制度改革推進会議
　…………………… 71, 86, 125, 151, **261**
障がい者制度改革推進本部
　…………………………… 71, 86, 125

障がい者制度改革推進本部等におけ
　る検討を踏まえて障害保健福祉施
　策を見直すまでの間において障害
　者等の地域生活を支援するための
　関係法律の整備に関する法律
　……………………………………… 125
障害者制度改革の推進のための基本
　的な方向（第一次意見）………86
障害者制度改革の推進のための基本
　的な方向（第二次意見）………86
障害者総合支援法（障害者の日常生
　活及び社会生活を総合的に支援す
　るための法律）
　………… 9, 33, 56, 63, 71, 82, 92,
　　　　　97, 102, 122, 126, 133, 152,
　　　　　160, 194, 197, 214, 217, **261**
障害者総合支援法に優先される法律
　……………………………………… 152
障害者対策に関する新長期計画
　……………………………………… 209
障害者対策に関する長期計画
　………………………… 81, 90, 209
障害者手帳……………………… 137
障害者等に係る欠格事由の適正化等
　を図るための医師法等の一部を改
　正する法律……………………… 179
障害者に関する世界行動計画
　……………………………… 69, **261**
障害者の機会均等化に関する
　基準規則……………………………69
障害者の権利宣言……… 15, 69, **261**
障害者の権利に関する条約
　………………………………… 191, **261**
障害者プラン（ノーマライゼー
　ション7か年戦略）………… **261**
障害者優先調達推進法（国等による
　障害者就労施設等からの物品等の
　調達の推進等に関する法律）
　………………………… 158, 163, **261**
障害受容………………………………61
障害手当金………………………… 169

障害程度区分 139	自立支援協議会 211	生活支援システム 55
障害等級 168	自立生活運動（IL 運動）	生活の質（QOL） 18, 19, **263**
障害年金 167, 176	18, 20, 81, **262**	生活のしづらさなどに関する調査
障害年金生活者支援給付金 170	自立生活援助 137	34, 41, 156, 205, **263**
障害福祉計画 123, 208	自立生活センター（CIL） **262**	生活の場と社会参加の場の分離 55
障害福祉サービス 133	新型出生前診断 24	生活福祉資金貸付制度 175
障害をもつアメリカ人法（ADA）	審査請求 139	生活保護 153, 167, 173
19, 70, 118, **261**	審査請求前置主義 151	生活保護基準 62
障害を理由とした差別 158	人種差別撤廃条約 11	生活保護受給世帯の国民健康保険
「障害を理由とする差別の禁止に	新障害者プラン（重点施策実施	加入 154
関する法制」についての差別禁止	5か年計画） **262**	生活保護法の要介護認定 154
部会の意見 12	心身機能／身体構造［ICF］ 4	政策委員会 207
償還払い方式 145	心身障害 68	政治的基本権 11
小規模作業所 **261**	心身障害者対策基本法 80, 86, 89	精神衛生法 99
常勤換算方式 123	心神喪失者等医療観察法 13	精神科病院 **263**
小児慢性特定疾患事業 112	申請主義 137	精神障害者 43
小児慢性特定疾病児童等自立支援	身体障害児・者等実態調査 34	精神障害者社会復帰促進センター
事業 113	身体障害者 33	**263**
傷病（補償）年金 173	身体障害者更生施設 **262**	精神障害者生活訓練施設（援護寮）
職業カウンセラー **261**	身体障害者更生相談所 95, **262**	**264**
職業能力開発促進法 **262**	身体障害者雇用促進法 79	精神障害者保健福祉手帳
職業リハビリテーション法 67	身体障害者相談員 **262**	29, 44, 100, **264**
職種規定 215	身体障害者手帳 29, 32, **263**	精神通院医療 143
職場適応援助者（ジョブコーチ）	身体障害者手帳所持者 34	精神通院医療費公費負担制度 142
159, **262**	身体障害者の社会リハビリ	精神薄弱者福祉法（現・知的障害者
触法精神障害者 182	テーション 68	福祉法） 79, 97
職務規定 215	身体障害者福祉司 78, 95, **263**	精神病院法 99
女性差別撤廃条約 11	身体障害者福祉センター **263**	精神病者監護法 99
ショートステイ（短期入所）	身体障害者福祉法	精神保健参与員 107
54, 134, 197, **265**	8, 40, 78, 94, **263**	精神保健審判員 107
自立訓練（機能訓練・生活訓練）	身体障害者補助犬法 95, **263**	精神保健判定医 107
135, 152, **262**	心的外傷（PTSD） 18	精神保健福祉センター 101, **264**
自立支援医療 142, **262**	ストレングス 228	精神保健福祉相談員 **264**
自立支援医療受給者証 143	ストレングスモデル	精神保健福祉法（精神保健及び精神
自立支援医療費 131	（強み活用モデル） 20, **263**	障害者福祉に関する法律）
自立支援給付 130, 131	スペシャルオリンピックス **263**	9, 13, 43, **264**
自立支援給付及び地域生活支援事業	生活介護 134, **263**	精神保健法 13, 99
の円滑な実施を確保するための	生活介護事業所 158	生存権 200
基本的な指針 208	生活機能 4	制度の谷間（谷間の障害） 63
自立支援給付を支給できる5つの	生活訓練 135, 152	成年後見制度 74
ケース 152	生活支援員 215, 222	

成年後見制度利用支援事業 …… 125, **264**	**た～と**	知的障害児（者）基礎調査 …… 39, **266**
成年後見人 …… **264**	第1号被保険者 …… 152	知的障害児・者等実態調査 …… 34, 205
性別役割意識 …… 61	代行決定 …… 74	知的障害者／知的障害児 …… **266**
世界人権宣言 …… 11, 68, **264**	第三次障害者基本計画 …… 209	知的障害者更生相談所 …… 98, **266**
世界保健機関（WHO） …… **264**	第三者評価 …… 22	知的障害者職親 …… **266**
セーフティネット …… 167	第2号被保険者 …… 152	知的障害者相談員 …… 98, **266**
セルフヘルプ・グループ …… 20	第二次障害者基本計画 …… 209	知的障害者の権利宣言 …… 15, 68, **266**
世話人 …… 215	代理受領方式 …… 145	知的障害者福祉司 …… 98
全国肢体不自由児父母の会連合会 …… **264**	ダーウィン Darwin, Charles Robert …… 13	知的障害者福祉法 …… 8, 39, 79, 96, 97, **266**
全国重症心身障害児（者）を守る会 …… **265**	滝乃川学園 …… 77	注意欠陥／多動性障害（AD/HD） …… 48, 103, **266**
全国障害者問題研究会（全障研） …… 80	脱施設化 …… **265**	聴導犬 …… 95, **267**
全国難聴者・中途失聴者団体連合会 …… **265**	縦割り行政の弊害 …… 93	聴導犬訓練事業 …… **267**
全国福祉保育労働組合 …… 232	田中昌人 …… 16, **265**	直接差別 …… 73
戦傷軍人リハビリテーション法 …67	谷間の障害（制度の谷間） …… 63	通級による指導 …… 198
全日本手をつなぐ育成会連合会 …… **265**	WHO（世界保健機関） …… **264**	強み活用モデル（ストレングスモデル） …… 20, **263**
全日本ろうあ連盟 …… **265**	短期入所（ショートステイ） …… 134, 197, **265**	DPI（障害者インターナショナル） …… 259
総合福祉部会 …… 152	地域移行 …… 42, 142	デフリンピック …… **267**
総合リハビリテーション …… 18	地域移行支援 …… 146	てんかん …… 188
相談支援 …… 146	地域活動支援センター …… 158, **265**	同行援護 …… 125, 133, 137, 152, 197, **267**
相談支援給付 …… 217	地域共生社会実現本部 …… 23	統合モデル …… 6
相談支援従事者現任研修 …… 218	地域公益事業 …… 65	特定一般相談支援事業者 …… 217
相談支援従事者初任者研修 …… 218	地域障害者職業センター …… 159	特定疾患／難病 …… **267**
相談支援専門員 …… 217, 218, **265**	地域自立支援協議会 …… 229	特定疾病 …… 152
相馬事件 …… 99	地域生活 …… 21	特定障害者 …… 170
ソーシャル・インクルージョン（社会的包摂） …… 16, **265**	地域生活支援拠点事業 …… **266**	特定障害者特別給付費 …… 131, 140
ソーシャルサポートネットワーク …… 226, 228	地域生活支援事業 …… 130, 148, 217, **266**	特定障害者に対する特別障害給付金の支給に関する法律 …… **267**
ソーシャルロールバロリゼーション（社会役割の有価値化） …… 15	地域生活定着支援センター …… 63	特定相談支援事業者 …… 146
措置制度 …… 21	地域相談支援 …… 125, 146, 217, 218	特定入所障害児食費等給付費 …… 140
措置入院 …… 101, 107	地域相談支援給付費 …… 131	特別支援学級 …… 198
ソロモン Solomon, Barbara …… **265**	地域定着支援 …… 147	特別支援学校 …… 161, 198
	地域に根ざしたリハビリテーション（CBR） …… 257	特別支援教育 …… 198, **267**
	地域包括ケアシステムを強化するための介護保険法等の一部を改正する法 …… 64	特別児童扶養手当 …… 171, 190
	地域リハビリテーション …… 18	特別児童扶養手当法 …… 171, **267**
	知的障害 …… **266**	

特別障害給付金……………170, **267**
特別障害者……………………171
特別障害者手当…………171, **267**
特別措置法……………………216
特別の措置……………………74
独立行政法人高齢・障害・求職者
　雇用支援機構………………159
特例介護給付費………………131
特例訓練等給付費……………131
特例計画相談支援給付費……131
特例地域相談支援給付費……131
特例特定障害者特別給付費…131
都道府県障害者権利擁護センター
　…………………………………116
都道府県地域生活支援事業
　…………………………148, **267**

な～の

ナチュラルサポート……………160
難病／特定疾患………………**267**
難病医療提供体制整備事業…53
難病医療法（難病法）……50, 109
難病患者等居宅生活支援事業…53
難病情報センター………………53
難病相談支援センター…………53
難病対策………………………51
難病対策要綱…………………50
ニィリエ
　Nirje, Bengt ………14, **267**
二次的障害…………………**268**
二次判定……………………140
ニーズ…………………………56
日常生活自立支援事業……**268**
日常生活動作（ADL）……19, **268**
日常生活用具・補装具給付等事業
　………………………………**268**
日本国憲法………………11, 86
日本肢体不自由児協会……**268**
日本障害者協議会（JD）……**268**
日本知的障害者福祉協会…**268**
日本盲人連合会……………**268**

乳幼児健診（乳幼児健康診査）
　………………………………192
任意入院………………………101
認定社会福祉士制度…………216
認定調査員………………138, 140
認定調査項目…………………140
ネットワーキング……225, 228, 230
能力主義………………………3
ノーマライゼーション
　………………14, 68, 89, 228, **268**
ノーマライゼーション7か年戦略
　（障害者プラン）……………261

は～ほ

配置型ジョブコーチ……………159
廃兵院法………………………78
PASS…………………………15
PASSING……………………15
発達障害…7, 47, 180, 193, 198, **268**
発達障害者支援センター
　…………………104, 106, **269**
発達障害者支援法
　……………30, 47, 102, 193, **269**
発達保障の原則……………**269**
ハートビル法…………………185
パラリンピック………………**269**
バリアフリー………21, 61, 184, **269**
バリアフリー新法……………185
パールマン
　Perlman, Helen Harris……223
ハローワーク…………………158
バンク-ミケルセン
　Bank-Mikkelsen, Neils Erik
　………………………14, **269**
万人のための社会……………69
ピアカウンセリング…………**269**
PCP（ひとを中心に据えた
　計画づくり）………………**269**
非正規職員……………………224
PTSD（心的外傷）……………18

ビネー
　Binet, Alfred ………………40
ピープルファースト……………19
びわこ学園……………………16
びわこミレニアム・フレームワーク
　（BMF）………………………70
福祉型児童発達支援センター…**269**
福祉型障害児入所施設………**269**
福祉サービス第三者評価事業…150
福祉八法改正…………………81
福祉ホーム……………………**269**
福祉用具法（福祉用具の研究開発
　及び普及の促進に関する法律）
　………………………………**270**
不治の病………………………2
負担軽減措置…………………174
不服申し立て制度……………**270**
フランス革命……………………11
保育所等訪問支援………197, **270**
放課後等デイサービス
　……………………195, 196, **270**
放送法…………………………185
法治国家………………………86
法定雇用率………156, 157, **270**
法的能力………………………74
訪問型ジョブコーチ……………159
保護雇用………………………162
保護施設…………………174, **270**
保護者制度……………………100
母子保健法……………………192
補助犬…………………………95
補装具…………………………144
補装具費………………………131
補装具費支給制度………144, **270**
補足給付…………………131, 140
補足性の原理…………………154
ホームヘルパー制度…………62
ホームヘルプサービス（居宅介護）
　……………133, 197, 221, **254**

ま〜も

- 6つのP ……………………… 223
- 無年金障害者 ………… 166, 170, 176
- メイス
  - Mace, Ronald ……………… 184
- メインストリーミング（主流化）
  ……………………………… **270**
- メリットクラシー ………………… 3
- 盲導犬 ……………………………95
- 盲ろうあ児施設 ………………… **270**
- 目的指向的リハビリテーション …18
- モニタリング …… 139, 219, 221, 244

や〜よ

- 優生思想 ………………… 2, 12, 89
- ユニバーサルデザイン
  ……………… 21, 181, 228, **270**
- ユニバーサルデザイン7原則… 184
- 養育医療 ……………………… **270**
- 要介護・要支援状態 …………… 152
- 養護学校義務制 ………………… 17
- 余暇活動 …………………………62
- 横出し ………………………… 152

ら〜ろ

- ライシャワー
  - Reischauer, Edwin Oldfather
    ………………………… 13, 80, 99
- ライシャワー事件 ………… 13, 80
- ラベリング理論 …………………15
- リカバリー …………………………18
- リハビリテーション
  ……………………… 16, 17, 94, **270**
- リハビリテーション・インターナショナル（国際リハビリテーション協会）……………… 255
- 療育指導 ……………………… **271**
- 療育手帳 ……………… 29, 98, **271**
- 療育手帳制度 ……………………41
- 利用契約制度 …………… 22, 202
- 利用者負担 ……………………… 140
- 利用者負担減免 ………………… 140
- 療養介護 ……………… 134, **271**
- 療養介護医療費 ………………… 131
- 療養生活環境整備事業 ………… 111
- 臨調・行政改革路線 ……………23
- 累犯障害者 …………………… 182
- 累犯障害者問題 …………………63
- レジリエンス（resilience）………18
- 労働組合 ……………………… 232

わ

- 我が事・丸ごと ……………………23
- 「我が事・丸ごと」地域共生社会
  ……………………………………54
- 「我が事・丸ごと」地域共生社会実現本部 ……………………………64
- 私たち抜きに私たちのことを決めないで（nothing about us without us）………… 71, 200

福祉臨床シリーズ編集委員会

小林光俊	（こばやし みつとし）	学校法人 敬心学園　理事長、全国専修学校各種学校総連合会　会長
坂野憲司	（さかの けんじ）	日本福祉教育専門学校精神保健福祉研究科　講師
原　葉子	（はら ようこ）	日本福祉教育専門学校社会福祉士養成科　専任講師
東　康祐	（ひがし やすひろ）	日本福祉教育専門学校社会福祉士養成学科　専任講師
福田幸夫	（ふくだ さちお）	静岡福祉大学社会福祉学部　教授
増田康弘	（ますだ やすひろ）	帝京平成大学現代ライフ学部　専任講師
柳澤孝主	（やなぎさわ たかしゅ）	東京保健医療専門職大学リハビリテーション学部　教授

責任編集　　　　　　　　　　　　　　　　　　　　　　　　　　　執筆分担

峰島　厚	（みねしま あつし）	日本障害者センター　理事長
		……………………はじめに、第1章1節A、第2章4節、国家試験対策用語集
木全和巳	（きまた かずみ）	日本福祉大学社会福祉学部　教授
		…………………第1章2節、コラム、第2章2節D、第4章1節、2節D
冨永健太郎	（とみなが けんたろう）	日本社会事業大学社会福祉学部　講師
		…………第2章3節E-G、第5章1-2節、コラム、第7章2節、年表2

執筆者（五十音順）　　　　　　　　　　　　　　　　　　　　　　執筆分担

家平　悟	（いえひら さとる）	障害者の生活と権利を守る全国連絡協議会　事務局次長………第2章3節B
磯野　博	（いその ひろし）	静岡福祉医療専門学校総合福祉学科　学科長／無年金障害者の会　幹事
		……………………………………………………第7章1-2節、コラム
井上泰司	（いのうえ たいじ）	特定非営利活動法人 大阪障害者センター　理事長…………第8章1-2節
井上吉郎	（いのうえ よしろう）	WEBマガジン・福祉広場　編集長………………………………第2章3節C
岡本裕子	（おかもと ひろこ）	障害者支援施設 かしの木の里　支援員………………………………第10章
荻原康一	（おぎはら こういち）	元 日本福祉教育専門学校社会福祉士養成科　学科長
		…………………………………………第5章1-2節、第7章2節、年表2
小田　史	（おだ ふみ）	大阪健康福祉短期大学介護福祉学科　教授………………………第1章1節B
片桐正善	（かたぎり まさよし）	日本福祉教育専門学校社会福祉士養成科　専任講師
		…………………………………第5章3節、5-8節、国家試験対策用語集
小森淳子	（こもり じゅんこ）	岐阜協立大学　非常勤講師………………………………………第2章3節D
塩満　卓	（しおみつ たかし）	佛教大学社会福祉学部　准教授…………………………………第11章1-3節

280

執筆者（続き）

執筆分担

氏名	よみ	所属	執筆分担
塩見洋介	(しおみ ようすけ)	特定非営利活動法人 大阪障害者センター 事務局長	第2章1節
清水俊朗	(しみず としあき)	全国福祉保育労働組合 中央副執行委員長	第6章コラム
白井誠一朗	(しらい せいいちろう)	障害者の生活保障を要求する連絡会議 幹事／認定NPO法人DPI日本会議 事務局次長	第2章2節E、第4章2節F
杉本豊和	(すぎもと とよかず)	白梅学園大学子ども学部 教授	第2章2節C、第4章2節C
髙木博史	(たかぎ ひろし)	岐阜協立大学経済学部 教授	第3章2節、コラム
高橋義久	(たかはし よしひさ)	（社福）ゆたか福祉会 ゆたか作業所 生活支援員	第12章
田倉さやか	(たくら さやか)	元 日本福祉大学社会福祉学部（障害学生支援センター）助教	第2章2節D、第4章2節D
趙 没名	(ちょう めいみん)	佛教大学社会福祉学部 非常勤講師	第1章1節C
遠山真世	(とおやま まさよ)	高知県立大学社会福祉学部 准教授	第6章
中内福成	(なかうち よししげ)	元 障害者の生活と権利を守る全国連絡協議会 会長（2020年1月逝去）	第2章3節A
長澤紀美子	(ながさわ きみこ)	高知県立大学社会福祉学部 教授	第3章1節、年表1
濵畑芳和	(はまばた よしかず)	立正大学社会福祉学部 准教授	第4章2節E、3節、第5章9節
福井典子	(ふくい のりこ)	元 日本障害者協議会 理事／元（公社）日本てんかん協会 理事	第8章コラム
藤林清仁	(ふじばやし きよひと)	同朋大学社会福祉学部 講師	第9章
藤原佳子	(ふじわら よしこ)	元 全国福祉保育労働組合東海地方本部 書記次長	第11章コラム
松永千惠子	(まつなが ちえこ)	国際医療福祉大学医療福祉学部 教授	第2章2節B、第4章2節B
山口佳子	(やまぐち よしこ)	国際医療福祉大学医療福祉学部 准教授	第11章4節
山﨑光弘	(やまざき みつひろ)	特定非営利活動法人 日本障害者センター 事務局次長	第5章4節、10節
吉田仁美	(よしだ ひとみ)	日本大学文理学部 准教授	第2章2節A、第4章2節A、第8章3節
吉野一正	(よしの かずまさ)	障害者の生活と権利を守る岡山県連絡協議会 事務局長	第10章コラム

障害者に対する支援と障害者自立支援制度［第4版］
――障害者福祉制度・障害者福祉サービス
【社会福祉士シリーズ14】

2009（平成21）年1月30日	初　版1刷発行
2013（平成25）年2月15日	第2版1刷発行
2015（平成27）年3月10日	第3版1刷発行
2018（平成30）年3月15日	第4版1刷発行
2021（令和3）年2月28日	同　4刷発行

編　者　峰島　厚・木全和巳・冨永健太郎
発行者　鯉渕友南
発行所　株式会社 弘文堂　101-0062　東京都千代田区神田駿河台1の7
　　　　TEL 03(3294)4801　振替 00120-6-53909
　　　　https://www.koubundou.co.jp
装　丁　水木喜美男
印　刷　三美印刷
製　本　井上製本所

Ⓒ 2018 Atsushi Mineshima, et al. Printed in Japan
[JCOPY]〈(社) 出版者著作権管理機構　委託出版物〉
本書の無断複写は著作権法上での例外を除き禁じられています。複写される場合は、
そのつど事前に、(社) 出版者著作権管理機構（電話 03-5244-5088、FAX 03-5244-
5089、e-mail: info@jcopy.or.jp）の許諾を得てください。
また本書を代行業者等の第三者に依頼してスキャンやデジタル化することは、たと
え個人や家庭内の利用であっても一切認められておりません。

ISBN978-4-335-61187-2

平成21年度からスタートした新たな教育カリキュラムに対応。

社会福祉士シリーズ

全22巻 好評発売中!

20年ぶりの社会福祉士養成のカリキュラム見直しが、真に時代の要請に応えるものになるよう、編集しています!

福祉臨床シリーズ編集委員会編

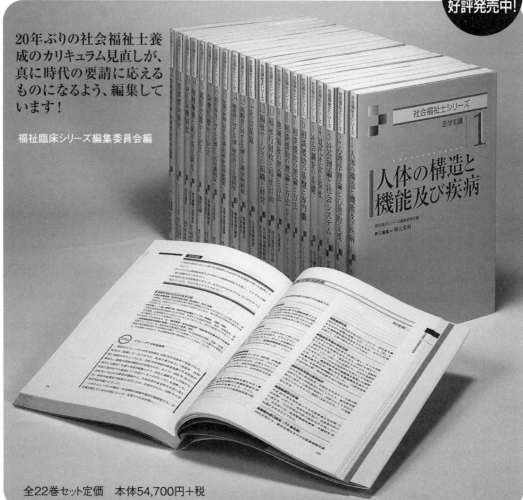

全22巻セット定価　本体54,700円+税

社会福祉士シリーズの特徴

　今日の社会は、大きな変動に見舞われています。人々が生活している社会環境および自然環境は、世界全体の社会経済的な動きと連動しながら激変しつつあります。それらの一端は、少子高齢化の進行、地域社会の崩壊と家庭の変質などの現象として現れています。これらの変動にともなって、人々の生活上の問題は噴出し、社会福祉の担う使命は、拡大しつつあるといえます。

　本シリーズの目標は、第一に、たえず変動し拡大する社会福祉の臨床現場の視点から、対人援助のあり方、地域福祉や社会福祉制度・政策までをトータルに把握し、それらの相互関連を描き出すことです。そのことによって、社会福祉を学ぶ者が、社会福祉問題の全体関連性を理解できるようになることを意図しています。

　第二に、社会福祉士の新カリキュラムに合致した科目編成により、社会福祉問題の拡大に対応できるマンパワーの養成に貢献することを目標としています。20年ぶりの社会福祉士養成のカリキュラム見直しが、真に時代の要請に応えるものになるため、本シリーズは社会福祉の臨床現場の視点に焦点を合わせ続け、教育現場と臨床現場との乖離を埋めることを意図しました。

　本シリーズが、臨床現場の矛盾や葛藤・魅力を伝えることができ、社会福祉士の専門性の向上に寄与できれば幸いです。

編集者一同

国家試験科目全巻に「国家試験対策用語集」を収録。

福祉臨床シリーズ編集委員会編

1. **人体の構造と機能及び疾病**［第4版］… 朝元美利 編　252頁　定価（本体2500円＋税）
   ── 医学知識 ──
   ISBN978-4-335-61184-1

2. **心理学理論と心理的支援**［第3版］… 岡田　斉 編　288頁　定価（本体2500円＋税）
   ── 心理学 ──
   ISBN978-4-335-61185-8

3. **社会理論と社会システム**［第3版］… 久門道利・杉座秀親 編　296頁　定価（本体2500円＋税）
   ── 社会学 ──
   ISBN978-4-335-61190-2

4. **現代社会と福祉**［第5版］… 福田幸夫・長岩嘉文 編　264頁　定価（本体2500円＋税）
   ── 社会福祉・福祉政策 ──
   ISBN978-4-335-61192-6

5. **社会調査の基礎**［第4版］… 宮本和彦・梶原隆之・山村　豊 編　244頁　定価（本体2500円＋税）
   ── 社会調査・社会福祉調査 ──
   ISBN978-4-335-61193-3

6. **相談援助の基盤と専門職**［第4版］… 柳澤孝主・坂野憲司 編　264頁　定価（本体2500円＋税）
   ── ソーシャルワーク ──
   ISBN978-4-335-61199-5

7. **相談援助の理論と方法 I**［第3版］… 柳澤孝主・坂野憲司 編　208頁　定価（本体2400円＋税）
   ── ソーシャルワーク ──
   ISBN978-4-335-61200-8

8. **相談援助の理論と方法 II**［第3版］… 柳澤孝主・坂野憲司 編　288頁　定価（本体2500円＋税）
   ── ソーシャルワーク ──
   ISBN978-4-335-61201-5

9. **地域福祉の理論と方法**［第3版］… 山本美香 編　288頁　定価（本体2500円＋税）
   ── 地域福祉 ──
   ISBN978-4-335-61177-3

10. **福祉行財政と福祉計画**［第4版］… 池村正道 編　240頁　定価（本体2500円＋税）
    ── 社会福祉行財政・福祉計画 ──
    ISBN978-4-335-61205-3

11. **福祉サービスの組織と経営**［第3版］… 三田寺裕治・西岡　修 編　288頁　定価（本体2500円＋税）
    ── 社会福祉運営管理・社会福祉施設経営 ──
    ISBN978-4-335-61194-0

12. **社会保障**［第6版］… 阿部裕二 編　288頁　定価（本体2500円＋税）
    ── 社会保障制度・社会保障サービス ──
    ISBN978-4-335-61195-7

13. **高齢者に対する支援と介護保険制度**［第5版］… 東　康祐・原　葉子 編　296頁　定価（本体2500円＋税）
    ── 高齢者福祉・介護福祉 ──
    ISBN978-4-335-61196-4

14. **障害者に対する支援と障害者自立支援制度**［第4版］… 峰島　厚・木全和巳・冨永健太郎 編　300頁　定価（本体2500円＋税）
    ── 障害者福祉制度・障害者福祉サービス ──
    ISBN978-4-335-61187-2

15. **児童や家庭に対する支援と児童・家庭福祉制度**［第4版］… 八重樫牧子・原　葉子 編　244頁　定価（本体2500円＋税）
    ── 児童・家庭福祉制度・児童・家庭福祉サービス ──
    ISBN978-4-335-61202-2

16. **低所得者に対する支援と生活保護制度**［第5版］… 伊藤秀一 編　264頁　定価（本体2500円＋税）
    ── 公的扶助 ──
    ISBN978-4-335-61197-1

17. **保健医療サービス**［第4版］… 佐久間淳・幡山久美子 編　272頁　定価（本体2500円＋税）
    ── 保健医療制度・医療福祉 ──
    ISBN978-4-335-61198-8

18. **就労支援サービス**［第4版］… 桐原宏行 編　208頁　定価（本体2400円＋税）
    ── 雇用支援・雇用政策 ──
    ISBN978-4-335-61203-9

19. **権利擁護と成年後見制度**［第4版］… 福田幸夫・森　長秀 編　296頁　定価（本体2500円＋税）
    ── 権利擁護と成年後見・民法総論 ──
    ISBN978-4-335-61188-9

20. **更生保護制度**［第3版］… 森　長秀 編　216頁　定価（本体2400円＋税）
    ── 司法福祉 ──
    ISBN978-4-335-61183-4

21. **相談援助演習**［第4版］… 谷川和昭・柳澤孝主 編　280頁　定価（本体2500円＋税）
    ── ソーシャルワーク演習 ──
    ISBN978-4-335-61204-6

22. **相談援助実習・相談援助実習指導**［第3版］… 早坂聡久・増田公香 編　258頁　定価（本体2500円＋税）
    ── ソーシャルワーク現場実習・ソーシャルワーク実習指導 ──
    ISBN978-4-335-61189-6

平成24年度からスタートした新たな教育カリキュラムに対応。

精神保健福祉士シリーズ

全22巻

福祉臨床シリーズ編集委員会編

共通科目 / 専門科目

精神保健福祉士シリーズの特徴

I 新カリキュラムに準拠しながら、ソーシャルワークの観点が貫かれていること

本シリーズは、新しい精神保健福祉士の養成カリキュラムに準拠し、できるだけ精神保健福祉士の養成機関で使いやすい編集を行っています。

また、それだけではなく、精神科ソーシャルワークの視点から、臨床現場の仕事のおもしろさや大変さ、今後の課題などを盛り込み、現場の精神保健福祉士や関連職種の方、当事者や家族の方にも役に立つシリーズになるよう工夫しています。

II 各学問領域の背景を明確化すること

新しい精神保健福祉士の養成カリキュラムは、旧カリキュラムが精神医学や精神保健学など、主に学問体系の分類に基づいて科目が構成されていたのに対して、精神科リハビリテーション学が相談援助の展開に位置づけられるなど、主に知識や技術の体系によって分類されています。

精神科ソーシャルワークの領域は多くの学問分野が相互に乗り入れる領域のため、複数の学問領域から実践技術を取り入れています。

しかし、それぞれの学問分野には、独自の価値や理念が存在しています。

精神科ソーシャルワーカーは、一方でソーシャルワーク独自の技術と他分野から取り入れた技術とを峻別しながら、一方で他分野の技術をソーシャルワークの価値と理念のもとに統合していく必要があります。

したがって、本シリーズでは種々の理論や援助技術の学問背景をできるだけ明確にしながら紹介していきます。

編集者一同

好評発売中! 国家試験科目全巻に「キーワード集」を収録。

福祉臨床シリーズ編集委員会編

専門科目 全11巻　11巻 揃価（28,500円＋税）

1. **精神疾患とその治療**［第2版］… 寺田善弘 編　B5判　256頁　定価（本体2700円＋税）
   ── 精神医学 ──　ISBN978-4-335-61118-6

2. **精神保健の課題と支援**［第2版］… 松久保章・坂野憲司・舟木敏子 編　B5判　264頁　定価（本体2700円＋税）
   ── 精神保健学 ──　ISBN978-4-335-61114-8

3. **精神保健福祉相談援助の基盤（基礎）**… 柳澤孝主 編　B5判　186頁　定価（本体2400円＋税）
   ── 精神保健福祉援助技術総論　ソーシャルワークの価値・理念 ──　ISBN978-4-335-61103-2

4. **精神保健福祉相談援助の基盤（専門）**［第2版］… 柳澤孝主 編　B5判　192頁　定価（本体2400円＋税）
   ── 精神保健福祉援助技術総論　ソーシャルワークの理論・実践 ──　ISBN978-4-335-61119-3

5. **精神保健福祉の理論と相談援助の展開Ⅰ**［第2版］… 古屋龍太 編　B5判　288頁　定価（本体2700円＋税）
   ── 精神保健福祉援助技術各論　精神科リハビリテーション ──　ISBN978-4-335-61115-5

6. **精神保健福祉の理論と相談援助の展開Ⅱ**［第2版］… 坂野憲司 編　B5判　240頁　定価（本体2400円＋税）
   ── 精神保健福祉援助技術各論　ソーシャルワークの展開 ──　ISBN978-4-335-61116-2

7. **精神保健福祉に関する制度とサービス**［第3版］… 古屋龍太 編　B5判　264頁　定価（本体2700円＋税）
   ── 精神保健福祉論　サービスシステム論 ──　ISBN978-4-335-61120-9

8. **精神障害者の生活支援システム**［第3版］… 上野容子・宮﨑まさ江 編　B5判　276頁　定価（本体2700円＋税）
   ── 精神保健福祉論　支援システム論 ──　ISBN978-4-335-61122-3

9. **精神保健福祉援助演習（基礎）**［第2版］… 坂野憲司・福冨　律・森山拓也 編　B5判　184頁　定価（本体2400円＋税）
   ── 精神保健福祉援助演習　理論編 ──　ISBN978-4-335-61121-6

10. **精神保健福祉援助演習（専門）**［第3版］… 坂野憲司・福冨　律 編　B5判　260頁　定価（本体2700円＋税）
    ── 精神保健福祉援助演習　事例編 ──　ISBN978-4-335-61124-7

11. **精神保健福祉援助実習**［第2版］… 河合美子 編　B5判　248頁　定価（本体2700円＋税）
    ── 精神保健福祉援助実習指導　精神保健福祉援助実習 ──　ISBN978-4-335-61123-0

共通科目 全11巻　11巻 揃価（27,500円＋税）

社会福祉士シリーズとの共通科目となります。
● ＝ 2020年1～3月　改訂

1. **人体の構造と機能及び疾病**［第4版］… 朝元美利 編　252頁　定価（本体2500円＋税）
   ── 医学知識 ──　ISBN978-4-335-61184-1

2. **心理学理論と心理的支援**［第3版］… 岡田　斉 編　288頁　定価（本体2500円＋税）
   ── 心理学 ──　ISBN978-4-335-61185-8

3. **社会理論と社会システム**［第3版］… 久門道利・杉座秀親 編　296頁　定価（本体2500円＋税）
   ── 社会学 ──　ISBN978-4-335-61190-2

4. **現代社会と福祉**［第5版］… 福田幸夫・長岩嘉文 編　260頁　定価（本体2500円＋税）
   ── 社会福祉・福祉政策 ──　ISBN978-4-335-61192-6

9. **地域福祉の理論と方法**［第3版］… 山本美香 編　272頁　定価（本体2500円＋税）
   ── 地域福祉 ──　ISBN978-4-335-61177-3

10. **福祉行財政と福祉計画**［第4版］… 池村正道 編　244頁　定価（本体2500円＋税）
    ── 社会福祉行財政・福祉計画 ──　ISBN978-4-335-61205-3

12. **社会保障**［第6版］… 阿部裕二 編　276頁　定価（本体2500円＋税）
    ── 社会保障制度・社会保障サービス ──　ISBN978-4-335-61195-7

14. **障害者に対する支援と障害者自立支援制度**［第4版］… 峰島　厚・木全和巳・冨永健太郎 編　300頁　定価（本体2500円＋税）
    ── 障害者福祉制度・障害者福祉サービス ──　ISBN978-4-335-61187-2

16. **低所得者に対する支援と生活保護制度**［第5版］… 伊藤秀一 編　264頁　定価（本体2500円＋税）
    ── 公的扶助 ──　ISBN978-4-335-61197-1

17. **保健医療サービス**［第4版］… 佐久間淳・幡山久美子 編　272頁　定価（本体2500円＋税）
    ── 保健医療制度・医療福祉 ──　ISBN978-4-335-61198-8

19. **権利擁護と成年後見制度**［第4版］… 福田幸夫・森　長秀 編　296頁　定価（本体2500円＋税）
    ── 権利擁護と成年後見・民法総論 ──　ISBN978-4-335-61188-9